·风湿病中医临床诊疗丛书·

总主编 王承德

骨质疏松

分 册

主 编 高明利

中国中医药出版社
·北京·

图书在版编目（CIP）数据

风湿病中医临床诊疗丛书 . 骨质疏松分册 / 王承德总主编；高明利主编 . —北京：中国中医药出版社，2019.8（2019.10重印）

ISBN 978 - 7 - 5132 - 5543 - 1

Ⅰ . ①风…　Ⅱ . ①王…　②高…　Ⅲ . ①风湿性疾病—中医诊断学 ②风湿性疾病—中医治疗法　③骨质疏松—中医诊断学　④骨质疏松—中医治疗法　Ⅳ . ① R259.932.1

中国版本图书馆 CIP 数据核字（2019）第 071819 号

中国中医药出版社出版

北京经济技术开发区科创十三街 31 号院二区 8 号楼

邮政编码　100176

传真　010-64405750

河北省武强县画业有限责任公司印刷

各地新华书店经销

开本 710×1000　1/16　印张 19.75　字数 278 千字

2019 年 8 月第 1 版　2019 年 10 月第 2 次印刷

书号　ISBN 978 - 7 - 5132 - 5543 - 1

定价　69.00 元

网址　www.cptcm.com

社 长 热 线　010-64405720

购 书 热 线　010-89535836

维 权 打 假　010-64405753

微信服务号　zgzyycbs

微商城网址　https://kdt.im/LIdUGr

官 方 微 博　http://e.weibo.com/cptcm

天猫旗舰店网址　https://zgzyycbs.tmall.com

如有印装质量问题请与本社出版部联系（010-64405510）

母小真（中国中医科学院广安门医院）

刘宏潇（中国中医科学院广安门医院）

汤小虎（云南中医药大学第一附属医院）

许正锦（厦门市中医院）

李兆福（云南中医药大学）

吴沅皞（天津中医药大学第一附属医院）

何夏秀（中国中医科学院广安门医院）

邱明山（厦门市中医院）

沙正华（国家中医药管理局对台港澳中医药交流合作中心）

张可可（江苏卫生健康职业学院）

张沛然（中日友好医院）

陈薇薇（上海市中医医院）

林　海（中国中医科学院广安门医院）

郑新春（上海市光华中西医结合医院）

胡　艳（首都医科大学附属北京儿童医院）

顾冬梅（南通良春中医医院）

唐华燕（上海市中医医院）

唐晓颇（中国中医科学院广安门医院）

黄传兵（安徽中医药大学第一附属医院）

蒋　恬（南通良春中医医院）

程　鹏（上海中医药大学附属光华医院）

焦　娟（中国中医科学院广安门医院）

谢志军（浙江中医药大学）

谢冠群（浙江中医药大学）

甄小芳（首都医科大学附属北京儿童医院）

薛　斌（天津中医药大学第一附属医院）

魏淑风（北京市房山区中医医院）

编写办公室

主　任　马桂琴

工作人员　黄雪琪　黄兆甲　沙正华　黄莉敏　国雪丽

路 序

　　风湿病学是古老而年轻的学科,《黄帝内经》有"痹论"专篇,将风湿病进行了完整系统的论述和分类,奠定了风湿病的理论基石;《金匮要略》有风湿之名,风湿病名正而言顺。历代医家对风湿病的病因、病机、治则、方剂、治法循而揭之,多有发挥,独擅其长,各领风骚。

　　在党和国家的中医药政策的扶持下,中医药文化迎来了天时、地利、人和振兴发展的大好时机,这是中医药之幸、国家之幸、人民之幸也。中医风湿病学应乘势而上,顺势而为,也迎来发展的春天。

　　余业岐黄七十余年,对风湿痹病研究颇深,每遇因病致残者,深感回天乏力,幸近四十年科技进步,诊疗技术和医疗条件大为改善,中医风湿病诊疗的水平也在发展中得以提高,而对风湿病的全面继承和系统研究则始于20世纪80年代初期。1981年在我和赵金铎、谢海洲等老专家倡导下,中国中医科学院广安门医院成立了最早以研究中医风湿病为主要方向的科室即"内科研究室",集广安门医院老、中、青中医之精英,开展深入系统的风湿病研究;1983年9月,在大同成立中华全国中医内科学会痹症学组;1989年在江西庐山成立全国痹病专业委员会;1995年11月在无锡成立中国中医药学会(现为中华中医药学会)风湿病分会。在我和焦树德先生的推动下,中医风湿病的研究距今已近四十载,期间,我相继创立了燥痹、产后痹、痛风等风湿病的病名,阐释了其理论渊源并示以辨证心法及有效方药;我还主持修订了风湿病二级病名如五脏痹、五体痹等诊疗规范,明确其概念、诊断及疗效评定标准,丰富了中医风湿病的理论内涵,为中医风湿病学的标准化、规范化奠定了基础。在我的参与和推动下,研发了风湿病系列的中成药,如尪痹冲剂、湿热痹冲剂、寒湿痹冲剂、瘀血痹冲剂、寒热错杂痹冲剂等,临床一直沿用至今,经多年临床观察,其疗效安全满意。我就任风湿病分会主任委员期间，主持、举办了多次国内外风湿病学术会议，并筹办了多期中医风湿病高研班，大大地促进了风湿病的学术交流和学科的进步与发展。

王承德是我招来的研究生，从工作分配到风湿病分会，一直在我门下且当我的秘书，我对其精心培养，并推荐他为风湿病分会主任委员。自王承德同志担任第二届、第三届中华中医药学会风湿病分会主任委员以来，风湿病学界学术氛围浓厚，学术活动丰富，全国同道在整理、继承的基础上不断进行探索和创新研究。"据经以洞其理，验病而司其义"，按尊崇经典、注重临床、传承创新的思路，参照标准化、规范化的要求，在"十一五""十二五""十三五"全国重点专科——风湿病专科建设成绩卓著，中西结合，融会新知，完善了中医风湿病学的学术体系。

承德同志授业于谢海洲先生门下，尽得其传，对焦树德先生、朱良春先生、王为兰先生的经验亦颇多继承，谦虚向学，勇于实践，精勤不倦。这次由他领导编撰的《风湿病中医临床诊疗丛书》囊括了最常见的风湿病中 17 个病种，每种病独立成册；各分册都循统一体例，谋篇布局，从中医的历史沿革、病因病机、治则方药，到西医的病因病理、诊断治疗，以及中西医康复护理、专家经验荟萃和现代研究，中西贯通，病证结合，反映了当今中医风湿病学界的最新学术进展；按照《黄帝内经》五脏痹－五体痹的方法论去认识各种西医诊断的风湿病，进行辨证施治。其立论严谨，条理分明，实用有效，体现了中医辨治风湿病的最高学术水平。《风湿病中医临床诊疗丛书》将付梓面世，这是我们中医药事业之幸事，风湿病患者之福音。

余九旬老叟，心乐之而为序。

国医大师　路志正
岁在戊戌，戊午秋月

王 序

风湿之病，由来已久，常见多发，缠顽难愈，医者棘手之世界难题。中医对风湿病的认识远远早于西医，如《黄帝内经》著有"痹论"和"周痹"专篇，对风湿病的病因病机、疾病分类、临床表现、治则方药、转归预后等都有系统、全面、深刻的阐述；明确地提出五体痹（皮、肉、筋、脉、骨）和五脏痹（肺、脾、肝、心、肾），详细地论述了五体痹久治不愈内舍其合，而引起五脏痹。中医学早就认识到风湿病引起的内脏损害，更了不起的是，中医的痹病包括了现代西医的绝大部分疾病。汉代张仲景《金匮要略》首立风湿之病，历代医家各有发挥，如丹溪湿热论，叶天士温热论，吴鞠通湿温论，路志正燥痹论，焦树德尪痹论，谢海洲扶正治痹，朱良春顽痹论等，他们各有发挥和论述，其医理之精道，治法之多样，方药之专宏，内容之翔实，真是精彩纷呈，各领风骚。

中医风湿病学是中医药宝库中一朵秀丽的奇葩，也是最具特色和优势的学科之一。

承德是我的学生，是谢海洲老师的高足，也是路志正老师、焦树德老师的门生。多年来我很关心和培养他，许多学术活动让他参加，如我是中华中医药学会急诊分会主任委员，他是秘书长，在我们的共同努力下，急诊分会从无到有，由小到大，从弱到强，队伍逐渐壮大，学术不断提高，影响越来越大，改变了中医慢郎中的形象。

多年来，承德跟随路老、焦老从事风湿病分会的工作，在二老的带领下，风湿病分会不论在学科建设、人才培养、学术研究、学术交流、国际交流等方面都取得了显著的成绩。承德又接路老的班，担任了风湿病分会主任委员。

承德近期组织全国中医风湿病著名专家学者，耗时 3 年之久，几经易稿，编辑了《风湿病中医临床诊疗丛书》，计 17 个病种，各病独立成册，编写体例新颖，汇集中西医，突出辨证治疗和各种治法，总结古今名家治疗经验是该书的重点所在。该丛书全面、系统地总结、归纳了中医风湿病历代医家和近年研究概况、学术进展，是风湿病集大成之巨著，资料翔实，内容丰富，经验宝贵。

丛书的面世正是中医风湿病各界砥砺前行的见证，可谓近代中医学发展的一簇茁壮新枝，是中医学之幸事，风湿病之福音，可喜可贺！欣慰之至，乐之为序。

中国工程院院士

王永炎

中国中医科学院名誉院长

戊戌年秋月

晁 序

昔人云，不为良相即为良医。相之良则安天下，医之良则救黎庶。庙堂之与江湖，虽上下有别，隐显各殊，然用心一也，视事深虑，不敢轻慢，医者当谨思之，慎审之，余深以为然。

《黄帝内经·素问》凡八十一篇，通天道，顺四时，理人事。其中有大论别论，法时全形，精微刺要，无所不至。而论及病，仅热、疟、咳、风；厥、痛、痹、痿概十一病，皆古今大众之苦楚也。病平而常，苦痛难当。尤痹论风寒湿三气合杂，病也顽，患也重，治更难，为医之苦也。

中医药学植根于中华传统文化之中，乃中华文化之奇葩。其提挈天地，把握阴阳，探理溯源，治病求本，辨证施治，大道至简，大理通明，深究之，细研之，发扬光大，诚不失我华夏后生之职守也。

承德是我的学生，也是我的助手，我是急诊分会主委，他是秘书长，多年来我们为中医急诊分会的组织建设、学科发展、学术交流、人才培养、成果推广进行了不懈努力，使中医急诊学科建设迅速发展壮大，成为全国有影响的学科，为我国中医急诊工作做出了应有的贡献。

承德及众贤达之士潜心风湿病数十年，继承焦树德、谢海洲、朱良春之遗风，兼秉路老重脾胃调五脏之枢机。在中华中医药学会风湿病分会及世中联中医风湿专业分会中继往开来，砥砺前行，统筹国内一流大家，重订《实用中医风湿病学》，在"十一五""十二五"全国中医重点专科——风湿病专科建设之后，再度筹措编纂《风湿病中医临床诊疗丛书》。以西医学主要风湿病名为分册，归纳类风湿关节炎、强直性脊柱炎、系统性红斑狼疮、白塞病、痛风、骨关节炎等十七分册。统一体例，独立成卷，纵论历史沿革、辨证要点、诊断标准、历代医家治则验案、文献索引；横及现代医学之病理、生化、检测方法。全书纲举目张，条分缕析，广搜博采，汇通中西，病证结合，立法严谨，选药精当，医案验证可采可信。书中引经据典，旁证参考，一应俱全，开合有度，紧束成篇，可通览亦可分检之。

《风湿病中医临床诊疗丛书》汇集国内著名中医风湿专家，通力合作，如此鸿篇巨制，乃风湿病诊疗之集大成者，蔚为壮观。此非高屋建瓴、统摄权衡者不敢为也，非苦心磨砺、独具慧眼者，不能为也。此书可为初学者张目，可为研究者提纲；读之则开卷有益，思之可激发灵光；医者以之楷模，病者可得生机。善哉，善哉。

览毕，余为之庆幸，愿以为序。

国医大师　晁恩祥

戊戌年冬月

自 序

　　光阴似箭，岁月如梭，一晃吾已年逾古稀。回首五十多年走过的行医之路，艰辛而漫长，也坦然豁然。我从小酷爱中医，梦想长大能当一名郎中，为乡亲们解除病痛。初中毕业，我考上了甘肃省卫校，被分配到检验专业，自此决心自学医疗和中医知识。时逢"文革"动乱，我自己去甘肃省人民医院进修，如饥似渴地学习中西医知识。毕业后，我自愿报名去了卓尼疗养院（麻风病院），因医院正在建设之中，闲暇时间较多，我就背药性赋、汤头歌等。从 1970 年大学开始招收工农兵学员，我每年都报名，终于 1976 年考上了北京中医药大学，走上了学习中医之路，实现了学中医的梦想。入学时，我们又赶上粉碎"四人帮"的好时机，"文革"期间老教授们都未上台讲课，此时重上讲台，积极性很高，我们聆听了任应秋、刘渡舟、赵绍琴、王绵之、董建华、焦树德、程士德、施汉章等大师们的讲课，真是万分荣幸。

　　我的毕业实习是在广安门医院，有幸跟谢海洲、路志正老师侍诊学习。毕业后我被分配到甘南州人民医院工作。1982 年我报考了中国中医科学院广安门医院由赵金铎、谢海洲、路志正三位导师招收的痹病专业硕士研究生，这也是我国第一个中医风湿病专业的研究生，从此开始了我的风湿病研究工作。学习期间，除跟谢老临诊之外，我阅读了大量古今有关风湿病治疗的文献，总结了谢老治疗风湿病的经验和学术思想。我的毕业论文是《论扶正培本在痹病治疗中的重要意义》，后附 100 例病案分析。论文在总结谢老经验和学术思想的基础上提出了几个新的学术观点。如从病因病机方面，强调正虚是发病之本，提出"痹从内发"。风湿病的发病，不仅是内外合邪，更是内外同病，正虚为本，此乃发病之关键。脾虚外湿易侵，阳虚外寒易袭，阴虚外热易犯，血虚外风易入。此外，外未受邪，脾虚生内湿，久生痰浊，血虚生内风，阴虚生内热，阳虚生内寒，气虚生瘀血，风、寒、湿、热、痰浊、瘀血从内而生，留于肌肤筋脉，停滞关节，闭阻气血，内侵五脏，痹从内生。

我在论文中提出"痹必夹湿"的观点。我在查阅历代文献时发现，《说文解字》曰："痹，湿病也。"《汉书·艺文志》曰："痹，风湿之病。"《素问·痹论》曰："风寒湿三气杂至，合而为痹。"张仲景将该病放在《金匮要略·痉湿暍病脉证治》的湿病中论述，清·吴鞠通将该病放在《温病条辨·中焦篇·湿温》中论述，足见历代医家对风湿病从湿论治的重视。此外，发病的病因病机、临床表现、转归预后等都与湿有密不可分的关系。湿为阴邪，易伤阳气，其性重浊，黏滞隐袭，秽浊潮湿，其性趋下，阻遏气机，病多缠绵难愈。湿邪在风湿病的发生发展、转归预后等方面有重要影响，大凡风湿病者，多肌肉重着酸痛，关节肿胀，肌体浮肿，周身困倦，纳呆乏味，病程缠顽难愈。

湿为重浊之邪，必依附他物而为患，内蕴之湿，多可从化，非附寒热不能肆于人，感于寒则为寒湿，兼有热则为湿热，夹有风则为风湿。诸邪与湿相合，如油入面，胶着难化，难分难解，故风湿病一般病程较长，缠顽难愈。

我强调脾胃在风湿病中的重要地位。以往医家重视肝肾，因肾主骨，肝主筋，风湿病主要责之于肝肾，强调肝肾在风湿病中的地位。基于"痹必夹湿"的认识，脾属土，主运化水湿，湿之源在脾，土旺则胜湿；脾又主四肢和肌肉，阳明主润宗筋，主束骨而利关节，气血之源又在脾，故脾胃在风湿病中占有非常重要的地位。

在治疗方面，历代医家以祛邪为主，我提出扶正培本为基本大法。在扶正方面，滋阴以清热，温阳以散寒，养血以祛风，益气以化瘀。历代医家重视肝肾，我更强调脾胃，健脾益气、化湿通络是治疗风湿病的基本法则。因风湿病的病位多在中下二焦，病邪弥漫于关节与筋膜之间，故用药宜重，药量宜大。因痹必夹湿，湿多与他邪裹挟、胶着难解，故证型不易变化，治疗要守法守方。风湿病是世界之顽疾，非常之病必用非常之药，顽难之疾需用特殊之品。有毒之药也称虎狼之品、霸道之药，其效快而猛烈，能斩关夺隘，攻克顽疾，非一般药可比。我治风湿病善用有毒和效猛之品，如附子、川乌、草乌、细辛、马钱子、雷公藤、全虫、蚂蚁、水蛭、大黄、石膏等，只要辨证正确，配伍合理，是安全有效的。如雷公藤配附子之后，毒性大减，雷公藤性寒味苦治热证为宜，不宜寒证；附子大热，治寒证为宜，热证慎用。二者配伍，毒性大减。另附子大热，若配大黄或知母之类，能够制其热，减毒性，其疗效明显提高。

经过近四十年的临床验证，我以上关于风湿病的学术观点越来越被证明是正确的，对指导风湿病的临床还是有价值的。

我在攻读研究生期间就跟路志正和焦树德等老师从事风湿病分会工作，先后担任秘书、秘书长、副主委、主任委员。2000年我被路老推荐并选举为第二届风湿病分会主任委员，直至2015年卸任。几十年来，在路老和焦老的精心培养和正确指导下，风湿病分会从小到大、从弱到强，学术队伍从最初的二十余人发展至目前四百多人，发展迅速，学术水平逐年提高，规模逐年扩大，每年参会代表有五百多人，学术氛围浓厚。到目前为止，共举办全国性风湿病学术会议二十余次，召开国际中医风湿病学术研讨会十多次，举办全国中医风湿病高研班二十多期。2010年在北京成立了世界中医药学会联合会风湿病专业委员会，我担任会长。至今已在马来西亚、美国、俄罗斯、西班牙、葡萄牙、意大利、新西兰、泰国等国家及北京、台湾、香港等地举办世界中医药学会联合会的年会，并举办国际中医风湿病学术研讨会分会场。

多年来，风湿病分会重视规范化、标准化研究。鉴于该病病名混乱，如1983年学组刚成立时称为痹症学组；大家认为"症"是症状，不能称为痹症，于是更名为痹证专业委员会；大家又认为"证"是一个证候群，也代表不了疾病，于是又改为痹病专业委员会。西医学对此病的认识也在不断变化，20世纪60～70年代称胶原化疾病，70～80年代称混合结缔组织病，90年代称风湿类疾病。而风湿病之病名中医自古有之，我于1990年首先提出将痹病改为风湿病的建议，还风湿病的历史原貌。理由之一：历代中医文献里早有记载。如《汉书·艺文志》曰："痹，风湿之病。"《金匮要略》曰："病者一身尽痛，发热，日晡所剧者，名风湿。此病伤于汗出当风，或久伤取冷所致也……"《神农本草经》记载了 26 种治疗风湿病的药物，特别是下卷明确提出："疗风湿病，以风湿药，各随其所宜。"这是专病专药的记载。《诸病源候论》曰："风湿者，以风气与湿气共伤于人也……"《活人书》曰："肢体痛重，不可转侧，额上微汗，不欲去被或身微肿者何？曰：此名风湿也。"理由之二：痹病的名称不能囊括所有风湿疾病，"痹"的含义广泛。"痹"既是病机，指闭塞不通；又是病名，如肺痹、胸痹，极易混淆。许多带"痹"的并不是风湿病。

从病因、病机、分类、临床表现、证候等方面看，风湿病病名较痹病更科学、合理，更具有中医特色，更符合临床实际。我提出此建议后，也有反对者，但经多次讨论，路老、焦老同意，提交 1993 年第七届全国痹病学术研讨会讨论后，大家一致同意将痹病改为风湿病。这是我国中医风湿病学会对中医药学的一大贡献。我还在全国各学术会议上不断阐述将痹病改为风湿病的重要意义。学会还对五体痹（皮、肌、筋、脉、骨）和五脏痹（心、肝、脾、肺、肾）及尪痹、大偻、燥痹等二级病名的诊断标准和疗效评定进行了规范化和标准化研究。

近几十年现代免疫学的迅速兴起，使人们对风湿病的认识更加深入，诊断日益先进，加之病种的逐渐增加，新药研发和治疗手段不断涌现和更新。现代风湿病学的发展也非常迅速，成为一门新兴学科。为了提高风湿病诊断和治疗水平，突出中医药的特色和优势，总结中西医治疗风湿病的研究成果和宝贵经验，适应当前风湿病学科的发展，满足患者的需求和临床工作者的要求，世界中医药学会联合会风湿病专业委员会特邀请国内著名中西医专家和学者编写了《风湿病中医临床诊疗丛书》。我们选择以西医命名的最常见的 17 个病种（系统性红斑狼疮、强直性脊柱炎、类风湿关节炎、成人斯蒂尔病、反应性关节炎、干燥综合征、纤维肌痛综合征、骨关节炎、痛风、骨质疏松、白塞病、风湿性多肌痛、硬皮病、炎性肌病、银屑病关节炎、儿童常见风湿病、产后痹）作为丛书的 17 个分册，每分册分为九章，分别是历史沿革、病因与病机、诊断与鉴别诊断、中医治疗、西医治疗、常用中药与方剂、护理与调摄、医案医话、临床与实验研究。丛书以中医为主，西学为用，如中医治疗分辨证治疗、症状治疗及其他治疗，尽可能纵论古今全国对该病的治疗并加以总结；常用中药从性味归经、功能主治、临床应用、用法用量、古籍摘要、现代研究等方面论述；常用方剂从出处、组成、煎服方法、功能主治、方解、临床应用、各家论述等方面阐述；总结古今医案医话也是本丛书的重点，突出历代医家对该病的认识和经验，更突出作者本人的临床经验，将其辨证论治的心得融入其中，匠心独运，弥足珍贵。风湿病是世界顽难之疾，其治疗有许多不尽如人意之处，仍缺乏特效的药物和方法，尚需广大有志于风湿病研究的仁人志士勤于临床，刻苦钻研，不懈探索，总结经验，传承创新，攻克顽疾。

本丛书编写历时3年之久，召开编写会6次，数易其稿，可谓艰辛，终于付梓面市，又值中华人民共和国成立70周年之际，我们把它作为一份厚礼献给祖国。希望本丛书的出版，对中医风湿病诊疗研究的同仁们有所裨益，也借此缅怀和纪念焦树德、谢海洲、朱良春、王为兰、陈志才几位大师。

特别感谢路志正国医大师、王永炎院士、晁恩祥国医大师百忙之中为本丛书作序，给本丛书添彩。

本丛书编写过程中，各位专家及编写办公室工作人员辛勤努力，医药企业也给予了积极支持，同时得到了中国中医药出版社领导和编辑的大力支持，在此一并表示衷心感谢！

由于水平所限，本书若存在瑕疵和不足之处，恳求广大读者提出宝贵意见，以便再版时修订提高。

世界中医药学会联合会风湿病专业委员会会长
中华中医药学会风湿病分会名誉主任委员　王承德
2019年3月

总前言

《风湿病中医临床诊疗丛书》总主编王承德教授从事中医风湿病临床工作近四十年，担任中华中医药学会风湿病专业委员会第三届主任委员、第四届名誉主任委员，世界中医药学会联合会风湿病专业委员会会长。在他的领导下，中医风湿病学临床与研究队伍经历了初步发展到发展壮大的过程，中医风湿病学有了长足发展。王承德教授一直致力于提高中医诊治风湿病临床水平的工作，有感于西医治疗风湿病的诊疗技术及生物制剂等临床新药的使用，遂决定组织全国权威风湿病专家编写本套丛书，以进一步提高中医风湿病医生的诊疗水平。

《风湿病中医临床诊疗丛书》共收录 17 个病种，各病独立成册，每册共 9 章，分为历史沿革、病因与病机、诊断与鉴别诊断、中医治疗、西医治疗、常用中药与方剂、护理与调摄、医案医话、临床与实验研究，汇集了中医、西医对 17 种常见风湿病的认识，重点论述了疾病的中医病因病机和西医病因病理，介绍了疾病的诊断与鉴别诊断，特别突出中医辨证治疗和其他治法，总结了治疗疾病的常用中药和方剂。总结古今名家治疗经验是本丛书的一大亮点，临床与实验研究为临床科研提供了思路和参考。

本丛书由国内中医风湿病领域的权威学者和功底深厚的中医风湿病专家共同编撰。2016 年 3 月丛书召开第一次编委会，经过讨论，拟定了丛书提纲，确立了编写内容。本着实用性及指导性的原则，重点反映西医发展前沿、中医辨证论治和古代及现代名家的医案医话。2016 年 10 月和 2017 年 10 月，编委会两次会议审定了最终体例。会议就每一种疾病的特点与内容进行了仔细审定，如类风湿关节炎在辨证论治中就病证结合、分期论治进行了详细的阐述，白塞病增加了诊疗思路和临证勾要两部分，这些都是编著者多年的临床思考和心得体会。现代医案医话部分除了检索万方、知网、维普等数据库外，又委托中国中医科学院信息所就丛书中的病种进行了全面检索，提供了国家级、省部级、地市级名老中医工作室内部的、未发表过的医案供编著者选择。丛书最终经总主编王承德教授审定，内容翔实，易懂实用，既有深度又有广度，不仅汇集了西医风湿病最新的前沿动态，还摘录了古代名医名家的经验用药，同时又有当代风湿病学大家、名家的经验总结，是编著者多年风湿病临床经验的结晶。本丛书可作为各级医疗机构从事中医、中西医风湿病临床与科研工作者的案头参考书。

由于编撰者学识有限，书中若有疏漏与谬误之处，敬请广大读者提出修改意见，以便再版时修订提高。

《风湿病中医临床诊疗丛书》编委会
2019 年 4 月

编写说明

随着人口结构的老龄化，骨质疏松患病率逐年上升，该人群的骨折概率远远高于正常人，导致其病死率、致残率急剧增加，如今已成为全球范围内越来越严重的健康问题。

骨质疏松属于中医学"骨痿"范畴，肾虚精亏、后天失养、劳逸失度、情志失调、外邪侵袭等多种原因导致肝肾亏虚、精血不足、髓少骨枯、脉络（骨）瘀滞而致。其病位在肾（骨），与肝、脾关系密切，属本虚标实证，以肾、肝、脾亏虚为本，以血瘀为标。临证"培其不足，不可伐其有余"，以滋补脾肾为主，加用活血化瘀中药，使肾精充足，骨髓生化有源，血行通畅，骨骼得以滋养而强健有力。

中医文化历史悠久，其四诊八纲、辨证施治因独具特色而熠熠生辉。中医学在骨质疏松防治方面有其独特的优势和特色，深化中医对骨质疏松的认识，运用现代医学理论，结合高科技检测手段，发掘、拓展中医药治疗，进一步使传统医学发扬光大，可能成为骨质疏松研究的发展方向。

本分册在世界中医药联合会骨质疏松分会副会长、中华中医药学会风湿病分会副主任委员、中国中西医结合学会风湿类疾病分会副主任委员高明利主任医师的组织下，参与编纂人员悉心钻研骨质疏松的中西医进展，详细解读中医病因病机及治疗，衷中参西，希望本分册的出版能为广大医务工作者分享骨质疏松的中西医诊治现状，为我国中医防治骨质疏松事业尽一份微薄之力。

由于水平及时间有限，书中若存在不足或疏漏之处，诚恳希望广大读者提出宝贵意见，以便再版时修订提高。

《风湿病中医临床诊疗丛书·骨质疏松分册》

2019 年 4 月

目 录

第一章

骨质疏松的
历史沿革

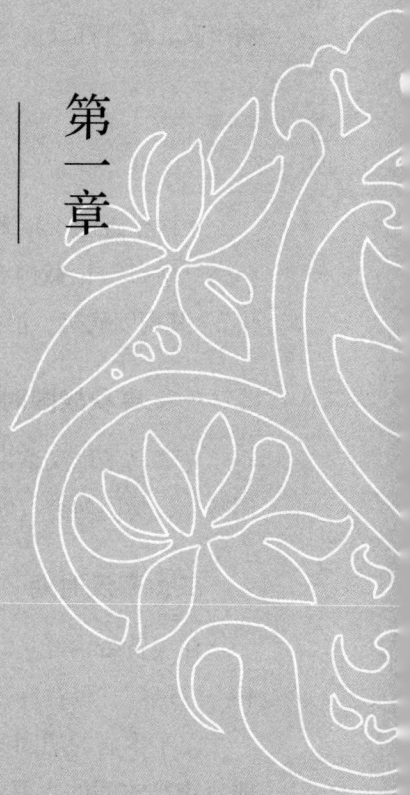

骨质疏松（osteoporosis，OP），亦称骨质疏松症，是一种全身代谢性骨病，特征为低骨量及骨组织中细微结构的破坏，引起骨脆性增加，并容易导致骨折。骨质疏松以疼痛、驼背、变矮、骨折为临床特征，因为其发病率高、危害性大而受到医学界的高度重视。

第一节　中医对骨质疏松的认识

中医学近两千年来对骨质疏松的认识与"骨痿""骨枯""骨极""骨肉疏薄"等部分记载内容相类似，其中众多医家认为定位较准确的当属"骨痿"，其病因病机、治则治法等大多可从中观其概略。

一、春秋战国时期

先秦马王堆汉墓帛书中记载："凡彼治身，务在积精……虚实有常，慎用务忘，勿困勿穷，筋骨凌强。"强调筋骨的强弱与精气有关。

二、秦汉时期

在《黄帝内经》（以下简称《内经》）中，提出了"骨痹""骨痿""骨枯""腰痛""腰背痛"的基本概念，有"骨枯而髓减"之述。

至于本病的病因病机，《灵枢·经脉》曰："足少阴气绝，则骨枯。"说明肾虚是本病的主要病机。又汉代张仲景《金匮要略·中风历节病脉证并治第五》指出："咸则伤骨，骨伤则痿，名曰枯。枯泄相搏，名曰断泄。营气不通，卫不独行，营卫俱微，三焦无所御，四属断绝，身体羸瘦，独足肿大，黄汗出，胫冷，假令发热，便为历节也。"认为骨痿是本病的初起阶段，且本病与肾密切相关。《素问·太阴阳明论》曰："今脾病不能为胃行其津液，四肢不得禀水谷气，气日以衰，脉道不利，筋骨肌肉，皆无气以生，故不用焉。"《素问·生气通天论》记载："是故谨和五味，骨正筋柔，气血以流，腠理以密，如是则骨气以精，谨道如法，长有天命。"指出脾胃失养，气血乏源，髓减骨脆，终致本病。《素问·上古天真论》云："七八，肝气衰，筋不能动，天癸竭，精少，肾脏衰，形体皆极。"证明肝与该病有密切关系。

治疗上，《内经》提出"形不足者，温之以气；精不足者，补之以味"这一重要治则。

三、晋隋唐时期

骨质疏松以腰痛为主，也可将其归于中医学"腰痛"范畴。《诸病源候论》论腰痛的病因既重邪气，又重肾虚，认为腰痛是由于肾气虚弱或肾经虚损，邪气乘虚而入，致腰部"不荣"和"不通"则痛。《诸病源候论·腰痛不得俯仰候》述道："肾主腰脚，而三阴三阳、十二经、八脉，有贯肾络于腰脊者。劳损于肾，动伤经络，又为风冷所侵，血气击搏，故腰痛也。"《诸病源候论·卒腰痛候》述道："夫劳伤之人，肾气虚损，而肾主腰脚，其经贯肾络脊，风邪乘虚卒入肾经，故卒然而患腰痛。"《诸病源候论·久腰痛候》述道："夫腰痛，皆由伤肾气所为。肾虚受于风邪，风邪停积于肾经，与血气相击，久而不散，故久腰痛。"《诸病源候论·肾着腰痛候》述道："肾主腰脚，肾经虚则受风冷，内有积水，风水相搏，浸积于肾，肾气内着，不能宣通，故令腰痛。"这些文献均强调了肾虚是腰痛发生的根本原因。《诸病源候论·腰候》云："腰者，谓卒然伤损于腰而致痛也。此由损血搏于背脊所为，久不已，令人气息乏少，面无颜色，损肾故也。"指出腰部气血运行失常，以致气滞血瘀，凝涩血脉，不通而痛。《备急千金要方·肾脏脉论第一》论："肾脉急甚，为骨痿癫疾……微滑为骨痿，坐不能起，目无所见，视见黑花。"指出骨质疏松发病的根本原因在于肾虚。

治疗上，隋唐时期在补肾的基础上，提出养肝强筋骨，开拓精血并补的思路。

《诸病源候论·腰背病诸候》记述腰背病诸证共十候，且列举了五种"腰痛候"的导引法。《备急千金要方·腰痛第七》提出独活寄生汤可治疗腰痛："腰背痛者，皆由肾气虚弱、卧冷湿地当风得之。不时速治，喜流入脚膝为偏枯冷痹，缓弱疼重，或腰痛挛脚重痹，宜急服独活寄生汤。"《备急千金要方·肾脏脉论第一》曰："肾病其色黑，其气虚弱，吸吸少气，两耳苦聋，腰痛，时时失精，饮食减少，膝以下清，其脉沉滑而迟少，为可治，宜服内补散，建中汤，肾气丸，地黄煎。春当刺涌泉，秋刺复溜，冬刺阴谷，皆补之；夏刺然谷，季夏刺太溪，皆泻之。"唐·王焘《外台秘要》中记载了猪膏酒补虚润燥、调和血脉以治疗"肝劳筋极，挛痹乏力……骨痹挛节……转筋"；肾沥汤疗"骨极虚寒……腰脊痛不能久立"。此期医家在强调肾虚为发病根本的同时，又提出要养肝以强筋壮骨、补血以助益精，这体现了中医学精血同源理论的具体应用，丰富了骨质疏松的治疗思路。

四、宋金元时期

该期各医家对骨质疏松病因病机的认识更加丰富，提出"骨肉疏薄""骨缩""骨蚀"等病名。金元四大家对本病提出论述，充实了肾主骨理论，强调了肾、肝、脾、胃和外邪导致骨病，还认为骨病的成因是个渐进缓慢的过程，属于当今慢性病范畴。

宋·陈直《养老奉亲书·冬时摄养第十二》记载道："高年阳气发泄，骨肉疏薄，易于伤动，多感外疾，惟早眠晚起，以避霜威。"首次提出接近现代骨质疏松定义的名词"骨肉疏薄"。《养老奉亲书·春时摄养第九》云："缘老人气弱，骨疏，怯风冷，易伤肌体。"指出老年人真阳气少，易于动伤，与现代临床研究证实骨质疏松中肾阳虚证居首位并易骨折的临床认识基本一致。宋·窦材在《扁鹊心书》曰："骨缩病，此由肾气虚惫，肾主骨，肾水既涸则诸骨皆枯，渐至短缩。"提出"骨缩"一名，并指出其系肾气虚衰、肾水渐涸所致，且强调该病为渐进性慢性难治性疾病。李东垣在《脾胃论·脾胃胜衰论》中提出"骨蚀"一词："大抵脾胃虚弱，阳气不能生长，是春夏之令不行，五脏之气不生。脾病则下流乘肾，土克水，则骨乏无力，是为骨蚀，令人骨髓空虚，足不能履地。"并明确指出"骨蚀"病位在骨，病因病机为脾胃虚弱，五脏失养而五脏虚损；另特别强调脾土对肾水的克制，脾虚致肾虚，使肾失主骨生髓之用，成"骨髓空虚"之骨蚀。

元《活法机要·虚损证》指出："虚损之疾……自下而损者，一损损于肾，故骨痿不能起于床；二损损于肝，故筋缓不能自收持；三损损于脾，故饮食不能消克也。故心肺损则色毙，肝肾损则形痿，脾胃损则谷不化也。"明确提出各种原因引起肝肾虚损、脾胃虚弱，终成虚劳，导致筋骨活动不利。

该时期治疗上重视补脾益精，主张防治并举。《养老奉亲书》载有："缘老人气弱，骨疏，怯风冷，易伤肌体……高年阳气发泄，骨肉疏薄，易于伤动，多感外疾，惟早眠晚起，以避霜威。"认为年老之人气血真阳渐衰，稍有不慎则易于闪挫，"惟早眠晚起，以避霜威"的预防意识也尤其值得推崇。宋代医家们继承前贤骨病治疗经验，创立加味四斤丸（《三因极一病证方论》）、鹿茸四斤丸（《太平惠民和剂局方》）、四斤丸（《正体类要》）等行之有效之方，以求补肾益髓，精血相生而达防治骨质疏松之目的，其中钱乙创制的"六味地黄丸"被奉为脾肾双补的经典方剂，为后世所常用。金·刘完素的《素问病机气宜保命集》中首创了益精缓中消谷之煨肾丸，治疗肝肾损及脾损，纳谷不化，腰痛不起之证。金·张从正《儒门事亲·卷一》载有："真气元衰，加之坐卧冷湿，食饮失节……腰之高骨坏而不用，两胯似折，面黑如炭，前后廉痛，痿厥嗜卧……皆作肾虚治之。余先以玲珑灶熨蒸数日，次以苦剂……又刺肾俞、太溪二穴。"详细论述了骨痹的症状、病因病机、治法方药及针灸疗法，对现代认识和论治本病均有一定的指导价值。金·李东垣《脾胃论·脾胃胜衰论》载有："阴气重叠，此阴盛阳虚之证。大法云，汗之则愈，下之则死。若用辛甘之药滋胃，当升当浮，使生长之气旺。言其汗者，非正发汗也，为助阳也。"他指出"骨蚀"的证候为"阴气重叠、阴盛阳虚之证"，治以"汗之"，虽用辛味发汗药，但目的并非发汗，而是扶阳逐阴。

五、明清时期

明·薛己《正体类要·上卷·正体主治大法》曰："筋骨作痛，肝肾之气伤也。"明·张介宾《景岳全书》曰："肾水绝则木气不荣，而四肢干痿，故多怒，鬓发焦，筋骨痿。""元气败伤，则精虚不能灌溉，血虚不能营养者，亦不少矣……痿由内脏不足之所致，但不任用，亦无痛楚，此血气之虚也。"腰痛证，凡悠悠戚戚，屡发不已者，肾之虚也……余见房室劳伤肾气，腰脊兼痛，久则髓减骨枯，发为骨痿者有矣，岂直腰痛已哉，养生君子不可以不慎于斯也。"指出肾虚髓减、血气亏虚是骨质疏松发生的重要因素。明·龚延贤《寿世保元·卷五·痿》中论述："痿者，手足不能举动是也，又名软风……此症属血虚。血虚乃阴虚，阴虚生内热，热则筋弛。步履艰难，而手足软弱。此乃血气两虚。""肾主督脉，督脉者行于脊里，脊坏则督脉虚，故令腰脊不举。骨枯髓减者，枯涸之极也。"提出气血两虚和督脉亏虚、精髓不足是骨痿发生的病机。

清·王肯堂《证治准绳·杂病》曰："肾虚不能生肝，肝虚无以养筋，故机关不利。"指出肝肾同源，肾病及肝，肝筋失养，故病及机关。清·唐容川《中西汇通医经精义·下卷·全体总论》曰："节者，骨节也。骨属肾水，筋属肝木，水生木，故骨节之间亦生筋，而筋又为骨之使也。凡病骨节皆责于筋，西医详骨与髓，而于筋甚略，因彼但以运动属之脑气，不以为筋所主也。然使无筋，则骨不联属，又乌能运动哉。"指出肝肾气伤而致骨质疏松。

李中梓在《医宗必读》中曰："阳明虚则血气少，不能润养宗筋，故弛纵，宗筋纵则带脉不能收引，故足痿不用。"清·陈士铎在《石室秘录·卷三·卧治法》载有："痿废之证，乃阳明火证，肾水不足以滋之，则骨空不能立。"《石室秘录·卷三·长治法》载有："久卧床席，不能辄起……则骨中空虚无滋润，则不能起立。"提出了骨质疏松是肾水不能滋养骨骼，以及久卧致骨中空虚，不能起立。清·张璐在《张氏医通·卷五》提出："言肾经腰痛者，内伤房劳也……惟肾脏虚伤，膀胱之府安能独足。又有膏粱之人，久服热剂，醉以入房，损其真气，则肾脏热，腰脊痛，久则髓减骨枯，发为骨痿。此为本病，其有风寒湿热闪挫瘀血滞气痰积，皆为标病，而肾虚则其本也。"阐述了骨质疏松为本虚标实之病，并以肾虚为本。

清·王清任在《医林改错》中提出了"痹有瘀血"的学术论点，并提出"病在筋骨，实难见效"，说明久病瘀血，病在筋骨，难以治疗，同时提出了治疗痹证的各种方法。

该时期治疗上承袭补虚以养骨，尤重活血祛瘀以通络。明·徐用诚《玉机微义·卷十九·虚损治法》载牛膝丸："治肾肝损骨痿不能起于床，宜益精，筋缓不能自收持，宜缓中。"并载有三因加味四斤丸治"肾脏肝虚热淫于内，致筋骨痿弱不能胜持"，旨在说明补益肝肾、缓中益精在骨质疏松治疗中的重要意义。明·张介宾《景岳全书》亦载："腰痛证，凡悠悠戚戚，屡发不已者，肾之虚也……劳动即痛者，肝肾之衰也……若经候微少，渐渐不通，手足骨肉烦疼，日渐羸瘦，渐生潮热，其脉微数，此由阴虚血弱，阳往乘之，少水不能减盛火，火逼水涸，耗亡津液……"其中，张景岳所述肾水枯竭之症与绝经后骨质疏松极为相似，提出了相应的养血益阴之法，并在前人的基础上创立了著名的补肾益精填髓之方——左归丸、右归丸。明·李中梓《医宗必读》中也载有不少治疗骨质疏松的效方，如虎潜丸、自肾丸、青娥丸、鹿茸茴香丸等。

清·陈士铎在《石室秘录·痿病证治》中云："痿废之症，乃阳明火症。肾水不足以滋之，则骨空不能立……久卧床席，不能辄起……骨中空虚……无怪经年累月愈治而愈急也。"指出骨质疏松为慢性病变，较为难治，"久卧床席、不能辄起"与失用性因素致骨质疏松类似，并分析效方"降补丹"的作用机理时指出："痿废之症，乃阳明火症，肾水不足以滋之。若不平胃火而徒用补阴之剂，则饮食愈多，而两足益弱。降其胃中之火，火降矣，肾水益干，又将何物以充足其骨髓乎？"陈氏根据对本病的认识所制定的"降补丹"，使"胃火不生，自不耗肾中之阴，肾水既足，自能制胃中之热，两相济而两相成。"清·张璐的《张氏医通·卷五·诸痛门》阐述了骨质疏松为本虚标实之病，肾虚为本；治疗分寒热主治"属阳虚火衰，肾气丸加肉苁蓉、补骨脂、巴戟天、鹿茸之类……属阴虚火炎，六味丸加龟板、当归、杜仲、续断之类。"清·程国彭《医学心悟·卷三·腰痛》言："腰痛，有风、有寒、有湿、有热、有瘀血、有气滞、有痰饮，皆标也。肾虚其本也……然肾虚之中，又须分辨寒热二证，如脉虚软无力，尿清便溏，腰间冷痛，此为阳虚，须补命门之火，则用八味丸。若脉细数无力，便结尿赤，虚火时炎，此肾气热，髓减骨枯，恐成骨痿，斯为阴虚，须补先天之水，则用六味丸，合补阴丸之类。"不仅论述了腰痛的标本病因，还提出肾虚者分阳虚、阴虚，又分别提出相应的治法。

清·王清任《医林改错》云："元气既虚，必不能达于血管，血管无气，必停留而瘀。"老年性骨质疏松患者元气虚急，血行无力，停而为瘀，叶天士针对"老者之气血衰，其肌肉枯，气道涩""病在筋骨，实难见效"的特点，提出"古方颇多，如古方治之不效，用身痛逐瘀汤"，治疗当补益和活血兼顾。

明清医家承继前贤，对骨质疏松的认识已十分清晰，认为骨枯髓减、血气亏虚、肝肾两衰、阴虚血弱、筋伤、久病、肝血虚等均可导致骨质疏松的发生，病机上总属本虚标实之病，虚者以肾虚为主，从肾论治为主，兼补肝、健脾、养胃、散邪等。此外，众医家还以阴阳为纲进行辨治，创立了众多滋补肾之阴阳的方剂。该期医家还强调血瘀致病说，重视活血通络祛邪，身痛逐瘀汤即为该期的代表方。

综上所述，随着朝代的更迭，古代医家对骨质疏松的认识也在不断丰沛与充实。秦汉时期指出肾虚及脾胃功能与骨质疏松之间关系密切；晋隋唐时期，《诸病源候论》论腰痛的病因既重邪气，又重肾虚，认为腰痛由肾气虚弱或肾经虚损，邪气乘虚而入而发病；宋金元时期，金元四大家对本病提出论述，充实了肾主骨理论，强调了肾、肝、脾、胃和外邪导致骨病，进一步丰富对该病病因病机的认识；明清时期对该病病因病机的认识也完善成熟，认为肝肾气伤、肾气虚、气血两虚、筋伤、肾阴虚、久病、血瘀等导致骨质疏松，该期医家特别强调血瘀致病，身痛逐瘀汤即是治疗骨质疏松疼痛的经典方剂。现代医家对骨质疏松病因病机的认识虽存在一定争论，但总体认为该病的发生与肾虚、脾虚、外邪、瘀血等相关，以肾精亏虚为本，脾胃虚弱、肝虚血瘀为标，乃本虚标实之疾，其发病非单纯的线性因果关系，而是多虚多瘀、虚实夹杂、多因多果的关系。

第二节　西医对骨质疏松的认识

西医学对骨质疏松的认识是从其病理特点开始的。欧洲病理学家Pommer 在 1885 年发现了一种特征性的骨骼病理改变，首先提出了"骨质疏松（osteoporosis）"的概念，意为组织学可见的布满空隙的骨骼。1948年美国内分泌学家 Albright 指出，骨质疏松是一种以骨小梁形成减少、蛋白质代谢异常为特征的骨代谢性疾病。20 世纪 60 年代骨密度测量仪的发明，促进了人们对骨质疏松的流行病学、病因学、诊断方法和防治手段的研究，进一步加深了对骨质疏松的认识。

骨质疏松的定义在 1990 年第三届国际骨质疏松大会（丹麦 哥本哈根）上首次被明确提出，其后在 1993 年第四届国际骨质疏松大会（香港）中再次得到完善与确认，并为世界各国所公认。2001 年，美国国立卫生研究院（NIH）发表了有关骨质疏松的共识性文件，将其定义为"以骨强度下降、骨折风险增加为特征的骨骼系统疾病"。这一文件明确指出骨质疏松是一种骨骼系统的疾病，并同时引入"骨强度"这一概念。近年来，"骨强度减弱"在骨质疏松的定义和诊断中的重要意义，已获得专家们的普遍认可。

1996 年，英国国家骨质疏松学会创办了世界骨质疏松日。次年，在国际骨质疏松基金会（IOF）的赞助和支持下，将每年 6 月 24 日定为世界骨质疏松日。其宗旨在于，提供一个非常重要的焦点事件，以对那些在骨质疏松防治上缺乏足够重视的政府和人民大众进行普及教育和信息传递。随着参与国和组织开展活动数量和规模的逐年稳定增长，世界骨质疏松日的影响日益扩大。1998 年世界卫生组织（WHO）开始参与并作为联合主办人，担当了一个非常重要的角色，并将世界骨质疏松日改定为每年 10 月 20 日。目前世界上已有 100 多个会员国家及组织开展了这一活动。

骨质疏松是一种与年龄增长相关的骨骼疾病，可发生于任何年龄，但多见于绝经后女性和老年男性。截至 2014 年，我国 60 岁以上人口已超过 2.1 亿（约占总人口的 15.5%），65 岁以上人口近 1.4 亿（约占总人口的

10.1%），是世界上老年人口绝对数最大的国家。随着人口老龄化日趋严重，骨质疏松已成为我国面临的重要公共健康问题。2003～2006年的一项大规模流行病学调查显示：我国50岁以上人群的骨质疏松患病率，女性为20.7%，男性为14.4%；60岁以上人群骨质疏松患病率明显增高，其中女性尤为突出。据估算，2006年我国骨质疏松患者近7000万，而存在骨量减少者已超过2亿人。尽管缺乏新近的流行病学数据证实，但我国骨质疏松和骨量减少人数应已远超以上数字。

骨质疏松性骨折（或称脆性骨折）指骨质疏松患者在受到轻微创伤后或日常活动中即发生的骨折，是骨质疏松的严重并发症。骨质疏松性骨折的常见部位是椎体、髋部、前臂远端、肱骨近端和骨盆等，其中以椎体骨折最为多见。国内基于影像学的流行病学调查显示，50岁以上女性椎体骨折患病率约为15%，50岁以后椎体骨折的患病率随年龄增长而逐渐增多，80岁以上女性椎体骨折患病率高达36.6%。髋部骨折是最为严重的骨质疏松性骨折，近年来在我国的发病率呈显著上升趋势。研究表明，1990～1992年，50岁以上人群髋部骨折发病率，男性为83/10万，女性为80/10万；2002～2006年，其发病率增长至男性129/10万和女性229/10万，分别增长了1.61倍和2.76倍。预计未来几十年内，中国的髋部骨折发病率仍将处于增长期。2015年我国主要骨质疏松性骨折（腕部、椎体和髋部）发病数约为269万例次，根据预测，这一数字在2035年将达到483万例次，而到2050年将高达599万例次。女性终身发生骨质疏松性骨折的风险（40%）高于乳腺癌、子宫内膜癌和卵巢癌的总和，而男性终身发生骨质疏松性骨折的风险（13%）高于前列腺癌。骨质疏松性骨折的危害巨大，是老年患者致残和致死的主要原因之一。研究显示，发生髋部骨折后1年之内，20%的患者会死于各种并发症，约50%的患者致残，生活质量明显下降。此外，骨质疏松及骨折的医疗和护理，需要投入大量的人力、物力和财力，造成沉重的家庭和社会负担。2015年的预测显示，我国2015、2035和2050年用于治疗骨质疏松性骨折（腕部、椎体和髋部）的医疗费用将分别高达720亿元、1320亿元和1630亿元。

　　必须强调的是，骨质疏松可防、可治。应加强对危险人群的早期筛查与识别，即使已经发生过脆性骨折的患者，适当的治疗仍可有效降低再次骨折的风险。目前我国骨质疏松的诊疗率在地区间、城乡间还存在显著差异，整体诊治率均较低。即使在已经发生了脆性骨折（椎体骨折和髋部骨折）的患者中，骨质疏松的诊断率也仅为 2/3 左右，接受有效抗骨质疏松药物治疗者尚不足 1/4。

（齐庆　刘东武）

参考文献

[1] 中华人民共和国国家统计局 . 中国统计年鉴 [M]. 北京：中国统计出版社，2015.

[2] 中国健康促进基金会骨质疏松防治中国白皮书编委会 . 骨质疏松症中国白皮书 [J]. 中华健康管理学杂志，2009，3:148-154.

[3]Siris ES, Adler R, Bilezikian J, et al.The clinical diagnosis of osteoporosis:a position statement from the National Bone Health Alliance Working Group[J].Osteoporos Int,2014,25:1439-1443.

[4]Xu L, Cummings SR, Qin MW, et al.Vertebral fractures in Beijing, China:the Beijing Osteoporosis Project[J].J Bone Miner Res,2000, 15:2019-2025.

[5]Xu L, Lu A, Zhao X, et al.Very low rates of hip fracture in Beijing, People's Republic of China the Beijing Osteoporosis Project[J].Am J Epidemiol, 1996, 144:901-907.

[6]Xia WB, He SL, Xu L, et al.Rapidly increasing rates of hip fracture in Beijing, China[J].J Bone Miner Res, 2012, 27:125-129.

[7]Tian FM, Zhang L, Zhao HY, et al.An increase in the incidence of hip fractures in Tangshan, China[J].Osteoporos Int, 2014, 25:1321-1325.

[8]Wang J, Wang Y, Liu WD, et al.Hip fractures in Hefei, China:the Hefei osteoporosis project[J].J Bone Miner Metab, 2014, 32:206-214.

[9]Si L, Winzenberg TM, Jiang Q, et al.Projection of osteoporosis-related fractures and costs in China:2010-2050[J].Osteoporos Int, 2015, 26:1929-1937.

[10]Melton LR, Chrischilles EA, Cooper C, et al.Perspective.How many women have osteoporosis[J].J Bone Miner Res, 1992, 7:1005-1010.

[11]Cauley JA.The determinants of fracture in men[J].J Musculoskelet Neuronal Interact, 2002, 2:220-221.

[12]Keene GS, Parker MJ, Pryor GA.Mortality and morbidity after hip fractures[J].BMJ, 1993, 307:1248-1250.

[13]Osnes EK, Lofthus CM, Meyer HE, et al.Consequences of hip fracture on activities of daily life and residential needs[J].Osteoporos Int, 2004, 15:567-574.

[14]Wang O, Hu Y, Gong S, et al.A survey of outcomes and management of patients post fragility fractures in China[J].Osteoporos Int, 2015, 26:2631-2640.

第二章

骨质疏松的
病因与病机

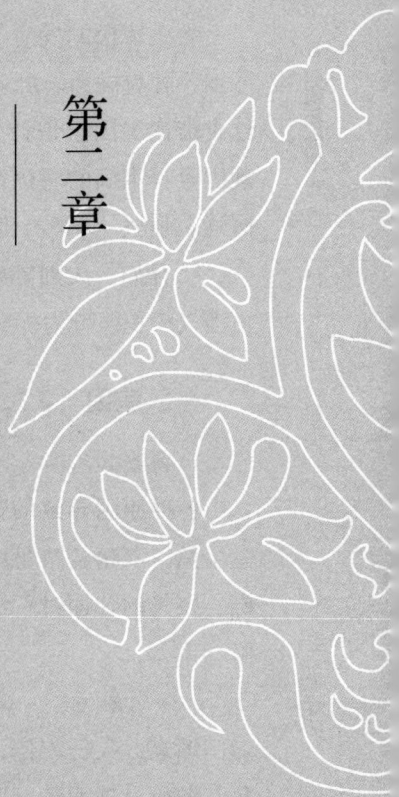

第一节　中医病因病机

骨质疏松的发生与体质因素、气候条件、生活环境等密切相关。肾精亏损、脾胃虚弱、肝血亏虚是骨质疏松的内在基础；感受外邪、情绪失调、饮食劳逸等因素是骨质疏松发生的外因；痰湿、瘀血阻络是骨质疏松的病理因素。本病的病位在肾，病机特点为"多虚多瘀"，正如清·张璐《张氏医通》所述："又有膏粱之人，久服热剂，醉以入房，损其真气，则肾脏热，腰脊痛，久则髓减骨枯，发为骨痿。此为本病，其有风寒湿热闪挫瘀血滞气痰积，皆为标病，而肾虚则其本也。"

一、病因

1. 肾虚为本

各种原因导致的肾虚是骨质疏松最重要的病因。肾为先天之本，肾主骨生髓，藏精，精足则髓足，髓足则骨强，肾精是主骨功能的重要物质基础，在骨的代谢过程演变中具有重要作用。若肾虚则骨髓减，骨失所养而脆弱无力。

（1）肾精亏虚　先天禀赋不足，或有早产而致年幼肾气不充；年高而命门渐衰，天癸将绝，以致精少，肾脏衰；房色过度，乘醉入房，精损难复；劳役过度而致肝肾亏虚；久病致使五脏之伤，久及肾气；又痰湿留滞不化，下注肝肾，久则损肝伤肾。肾精空虚则骨髓化源不足，骨骼失养而致骨质疏松。

（2）肾阴虚　或由性生活过于频繁，或者是由于劳动（包括脑力、体力）过度，或者先天禀赋不足，出现肾阴虚，肾阴不足，髓减骨弱，骨骼失养，故骨质疏松。

（3）肾阳虚　多由先天禀赋不足，素体阳虚，年老肾亏，病久伤肾，房劳过度等因素引起。肾阳亦称为元阳、真阳、真火，为人身阴阳消长之枢纽，肾阳虚衰可出现骨质疏松。

（4）肾气虚 因年高肾气虚弱，或年幼而肾气不充，或久病而肾气耗伤等，使肾气不能固摄封藏所致。肾气亏虚，骨骼失其所养，并可伴有肾阳虚或肾阴虚的骨质疏松。

2. 脾胃虚弱

脾胃功能衰弱，受纳、运化水谷失司，枢机不利，气血生化乏源，血不足以化精，精亏不能灌溉，血虚不能营养，气虚不能充达，无以生髓养骨，而致骨质疏松。

（1）思虑滞脾 思为脾志，七情内伤，过度忧思抑郁，伤及脾气。

（2）寒湿困脾 因淋雨涉水，居处潮湿，冒伤雾露，水中作业；湿之内生，得之于恣食瓜果，嗜茶好酒，或因脾虚失运，内湿自生。寒湿为患，最易困顿脾气，损伤脾阳，导致脾运失职。

（3）痰浊阻脾 脾不运湿，土不制水，水湿停聚，易生痰浊，故古人早有"脾为生痰之源"之说。痰浊已成，损害脾胃。

（4）饮食伤脾 饥饱失常，饮食不洁，偏嗜食物，既可损胃，又可伤脾。

（5）瘀血积脾 脾虚不能统摄血液，血溢脉外，停滞肠间，形成瘀血，停聚胃肠，困滞脾气，影响脾气的运化。

（6）脾经实火 因食积久郁，或过食辛辣刺激，或五志化火，或滥用温补所生脾火。脾经实火，火盛运快，食谷易消，不能濡养肌肉、骨骼。

（7）湿热蕴脾 嗜食辛热燥辣、肥甘厚腻、茶饮酒酪，蕴热于中而生；或由脾气虚弱，水湿不化，聚湿化热而发。

脾、胃同处中州，关系密切。在《素问·太阴阳明病》中有"阳道实，阴道虚"之说。后世更有"实则阳明，虚则太阴"之论，提出了脾病多虚、胃病多实的病理趋向。后世医家从脾胃论治骨质疏松并取得良效，所以骨质疏松与脾胃关系亦较密切，脾胃虚弱是骨质疏松的重要因素。

3. 肝血亏虚

由于年老体衰，且妇女经、孕、产、乳，数伤于血，导致肝藏血功能减退，可形成肝贮存血量不足，而致肝血虚，机体各部分得不到足够的血液营养，气血虚衰推动骨质疏松的演变。情志抑郁，气机阻滞，肝气郁结，若影响于脾，则脾失健运，气血化生不足，而不能濡养筋骨，导致肾精亏虚，使骨髓失养，髓枯筋燥，痿废不起，而导致骨质疏松的发生。肝失疏泄，肝气郁滞，则发为气滞血瘀，导致冲任功能失常，月经不调，甚至引发闭经与卵巢功能衰退，激素水平紊乱，进而加剧绝经后骨质疏松的发生、发展。肝郁血虚，血液亏虚，肝气郁滞，筋脉不荣，通畅不利，发为骨质疏松。

4. 瘀血

瘀血是骨质疏松的促进因素之一，瘀血的产生或因元气虚急，血行无力，发为气虚血瘀；或因于气，情志内郁，气机阻滞，血脉周行不畅，发为气滞血瘀；或因于邪，痰湿中阻，血行不畅，而致血瘀，又痰瘀胶着互结，病势缠绵经久不愈；或因于外伤，跌扑后致瘀血内停，又久卧养伤而必气血运行不畅以至生瘀。瘀血内结，不仅损伤正气，影响脏腑气化，导致脏器愈衰、瘀血愈积，还会妨碍气机，阻滞经脉，进一步加重病情。瘀血阻滞经络血脉，使气血不能滋养骨骼，最终发为骨质疏松。

5. 外邪侵袭

外感湿热之邪，或淋雨涉水，久居湿地，感受寒湿，日久郁而化热，濡滞肌肉，浸淫经脉，气血不运，筋骨失养；或湿邪困脾，致脾土受扰，功能失用，骨骼失养，而至骨质疏松。

6. 劳逸过度

《素问·宣明五气》曰："久立伤骨，久行伤筋……"《昭明文选·七发》曰："今夫贵人之子，必官居而闺处……恣支体之安者，伤血脉之和。且夫出舆入辇，命曰蹷痿之机。"说明过度劳累或安逸均可致骨骼病变。

东汉华佗认为："饥饱无度则伤脾……色欲过度则伤肾，起居过度则伤肝……"《景岳全书》曰："凡虚损之由，俱道如前，无非酒色、劳倦、七情、饮食所致。"强调了饮食、劳逸、七情在疾病发病中的作用，说明古代医家对饮食、劳逸等因素对骨骼病变的影响已有一定认识。

二、病机

骨质疏松的主要病机是外感寒湿或湿热之邪，五脏情志失调，饮食劳逸过度，素体禀赋不足，肝、脾、肾三脏虚损，气血、津液功能紊乱，筋脉、骨骼失养所致。肾精亏虚，骨髓不充；肝血不足，肝肾同源，精血亏虚；脾胃亏虚，气血生化乏源。肝、脾、肾三脏本虚，复感外邪，痹阻经络气血，亦可产生痰浊瘀血，劳逸过度，饮食失常更加重三脏虚损，均可出现骨质疏松。

本病的主要病理因素是瘀血。瘀血一旦形成，必致痛、瘀、虚三个方面的病变。①"瘀则不通，不通则痛"，腰背或全身疼痛是骨质疏松患者最常见的症状，骨质疏松的疼痛也可由于血瘀所导致。②瘀血既是人体的病理产物，又是阻滞人体气机正常运行的病因。气滞不行，营运无力，骨失润泽，则骨骼失养，脆性增加，以致骨质疏松，甚至骨折。③"老年多瘀"，血瘀日久可致诸脏筋骨渐致虚损，进而促进老年性骨质疏松的病情发展。

第二节　西医病因病理

骨质疏松是一种以骨量低下、骨骼微结构破坏为特征，容易导致骨折的全身性疾病。骨质疏松分为原发性和继发性两大类：①原发性骨质疏松：包括绝经后骨质疏松（Ⅰ型）、老年骨质疏松（Ⅱ型）和特发性骨质疏松（包括青少年型）。绝经后骨质疏松一般发生在女性绝经后 5～10 年内；老年骨质疏松一般指 70 岁以后发生的骨质疏松；特发性骨质疏松主要发生在青少年，病因尚未明。②继发性骨质疏松：由任何影响骨代谢的疾病和 / 或药物及其他明确病因导致的骨质疏松。

原发性骨质疏松是一种由遗传和环境因素共同参与的多因子复杂性疾病，目前已经成为多发病和常见病，严重影响人类健康和生活质量。骨质疏松的发生与青年时期获得峰值骨量（包括骨质量）的高低，以及绝经后或老年时期骨量丢失的速度快慢有关。遗传和环境因素均会对上述两个方面产生影响。但目前已经证实，遗传因素在峰值骨量的形成过程中起重要作用，而环境因素则在绝经后或老年时期的骨量丢失过程中起主要作用。

尽管近年来，研究者们已经开展了大量骨质疏松的遗传因素研究，但是迄今尚未发现该疾病的致病基因。

一、遗传因素

1. 人种间骨量的差别

不同人种的骨量存在显著差别，骨密度（bone mineral density，BMD）以黑种人为最高。骨密度可以解释 50%～70% 的骨强度，而骨强度是骨质疏松性骨折发生的直接决定因素。流行病学调查显示，骨折发生率以白种人为最高，亚洲人种居中，以黑种人为最低。显然，不同人种间遗传背景的差异影响着骨量或骨质量。

2. 人群中骨量的变异

早在 1973 年 Smith 等就提出"遗传因素决定骨量（genetic factors in determining bone mass）"的观点。随后很多针对家系和孪生子的研究均显示，人群间 BMD 差异的 50%～80% 可归因于遗传因素，同时也发现遗传因素在年轻时期峰值骨量的形成过程起主要作用。但是，BMD 与骨强度等其他数量性状一样，受环境因素的影响很大。因此，表型的变异可能有遗传的因素，也有环境的因素，甚至还有环境和遗传相互作用的因素。

3. 骨质疏松母亲的女儿峰值骨量低

遗传学方面研究最多的是母亲与女儿，其结论也较为明确。早在 1989 年 Seeman 等的报道中就指出，患有骨质疏松的母亲，其女儿的峰值骨密度比正常母亲的女儿更低。由于母亲和女儿一半的基因是相同的，因此在遗传相关性中，完全相关的 R 值为 0.5。而该研究发现，骨质疏松母亲与其女儿腰椎和股骨颈骨量的遗传相关性（R_2）分别为 0.39 和 0.34，这说明峰值骨量的变异很大部分由遗传所决定。

4. 髋部骨折史

研究发现，一级亲属中有髋部骨折史（指脆性骨折）的个体，未来患骨质疏松或者骨质疏松性骨折的风险将增高 1.54 倍。

二、环境因素

骨折是骨质疏松的严重并发症，也与多种骨骼外的危险因素相关。因此，临床上需注意识别骨质疏松及其并发骨折的危险因素，筛查高危人群，尽早诊断和防治骨质疏松，以减少骨折的发生。

1. 矿物质与微量元素缺乏

在骨代谢中，骨量增长、峰值骨量的获得和骨量的保持都与营养密切相关。这些营养因素包括构成骨矿的矿物质与微量元素、调节骨代谢的维生素、食物中生物活性物质、蛋白质与氨基酸等。

钙、磷是构成骨骼的重要矿物质，因此及时补充钙、磷，具有防治骨质疏松的作用。目前已知，钙可影响儿童骨矿积累的速率；青春期钙的摄入与骨密度密切相关；在绝经早期女性中，充足的钙对股骨颈的骨密度起长期的有利作用。

近年来的研究表明，微量元素镁、铜、锰和锌等的缺乏也会导致骨质疏松。镁与钙、磷等共同形成骨矿，是促进骨生长、维护骨细胞结构与功能的重要矿物质；低镁膳食研究结果表明，镁缺乏能损害矿物质的平衡，是骨质疏松的危险因素。铜缺乏会影响骨胶原的合成与稳定性，使其强度减弱，骨骼的矿化不良，成骨细胞活动减少，临床发生骨折的危险性增加。锰与成骨细胞的分化、胶原蛋白及黏多糖合成等有关；锰缺乏时，骨细胞分化及其重要结构成分的合成受到抑制，组织结构发生缺陷，骨骼呈现异常，是骨质疏松潜在的致病因素。锌对骨代谢有直接影响，缺锌可使生长缓慢，对胶原形成不利。氟化物与骨代谢关系密切，通过小量补充氟化物方法治疗绝经后女性骨质疏松的试验取得大量有前景的结果。另外，锶盐具有抑制骨吸收和促进骨形成的双重功效。

2. 维生素缺乏

多种维生素参与骨代谢，其缺乏与骨质疏松的发生密切相关。其中，维生素 D 与骨质疏松的关系最为密切。维生素 D 主要来源于小肠吸收，经过肝、肾代谢最终转化为 1,25-(OH)$_2$-D$_3$。1,25-(OH)$_2$-D$_3$ 是促进肠道钙吸收的唯一因素,当其血浆水平下降或肠道对其敏感性减弱时,肠道的钙吸收能力也随之下降,进而引起骨量减少,导致骨质疏松的发生。维生素K可促进骨形成,降低骨分解代谢,对骨质疏松有防治作用;绝经后女性骨密度降低与体内维生素K减少有关。髋骨骨折的老年女性血循环维生素D和K均下降,并且维生素K摄入量低者髋骨骨折的危险性增加。维生素C作为I型胶原蛋白合成时的必须辅助因子可影响骨质量。B族维生素对骨代谢起着重要的作用,其中叶酸(即维生素 B_9)可防止 DNA 损伤、减少氧化应激和预防细胞凋亡,维生素 B_{12} 与骨钙素、碱性磷酸酶相关。维生素 B_{12} 和叶酸缺乏的主要原因是吸收不良(尤其是行过胃肠手术的患者)和不合理的饮食结构。

3. 食物中的生物活性物质摄入不足

在生物活性物质中,异黄酮、槲皮素和蛋白质、氨基酸等均具有防治骨质疏松的作用。食物中的异黄酮主要来源于大豆,其结构与雌激素类似,可产生弱雌激素样效应,减少绝经期女性的骨丢失而预防骨质疏松,进而降低绝经后女性骨折发生的危险。槲皮素主要来源于洋葱,是西方饮食中的常见食物。研究显示,槲皮素可增强成骨细胞增殖、分化和矿化,从而提高骨密度,并改善骨微结构;此类化合物还可抑制破骨细胞活性,促进成熟破骨细胞凋亡。另外,食物中的蛋白质和氨基酸是促进骨有机基质合成的重要原料,而且组氨酸、精氨酸、甘氨酸等可促进钙的吸收。

4. 其他不健康的生活方式

不健康的生活方式主要包括光照不足、蛋白质摄入不足、体力活动少、饮过多含咖啡因的饮料、过量饮酒、高钠饮食、吸烟、低体重等。通过增加光照面积及时间、合理营养、适度运动、控制饮酒等生活方式的调整,能够增加青年时期的最佳骨峰值,并降低中老年时期的骨钙流失速度,对骨质疏松的预防有重要意义。这一点反映了骨质疏松中医从脾论治的重要性与现实性。

三、原发性骨质疏松的病因

青年时峰值骨量的降低和绝经后骨质的快速丢失是原发性骨质疏松的

两大主要原因。而雌激素缺乏、卧床、代谢性酸中毒、甲状旁腺功能亢进、全身和局部的炎症性疾病，以及一些内源性因子水平的增高，包括胰岛素样生长因子、白介素、肿瘤坏死因子、核因子-κB 配体的受体激动剂及转化生长因子等，均会引起破骨细胞的数量及活性增加，导致骨丢失多于骨形成，最终出现骨质疏松。

1. 绝经后骨质疏松

绝经后女性雌激素水平下降，致使骨吸收增加。数据显示，绝经后 5～8 年，骨丢失加速，每年丢失 2%～3% 的松质骨和 1%～2% 的皮质骨，骨丢失总量最终可达峰值骨量的 30%～40%。雌激素缺乏一方面导致骨髓中破骨细胞的聚集、活化和骨吸收刺激因子的增多，进而诱导核因子-κB 受体活化因子配基（RANKL）生成增多，刺激破骨细胞的生成和活化（骨保护素和 RANKL 均由成骨细胞生成）；另一方面，减弱了人体对甲状旁腺激素排钙作用的拮抗能力，使血钙提高，尿中钙流失增加。这些作用最终均可引起或加重骨质疏松。

2. 老年性骨质疏松

导致老年性骨质疏松的主要原因是性激素分泌减少。人体从 50 岁起平均每年会丢失 0.5%～1% 的骨量，具体表现为骨皮质萎缩变薄和骨小梁变细、数量减少，受到影响的部位主要包括脊椎骨、股骨颈、掌骨等。老年性骨质疏松更易出现骨质疏松性骨折，其中以绝经后女性的胸、腰椎压缩性骨折最为多见，其他常见部位还包括股骨颈、肱骨上端及桡骨下端等。

（1）随年龄的增长，钙调节激素的分泌失调致使骨代谢紊乱。人体有三种钙调节激素，即降钙素（CT）、甲状旁腺激素（PTH）及 $1,25\text{-}(OH)_2\text{-}D_3$。CT 由甲状腺"C 细胞"所分泌，可降低骨转换，抑制骨吸收，促进骨形成；而老年人"C 细胞"功能衰退，CT 分泌减少，骨形成下降。PTH 可使骨代谢活跃，促进骨吸收；老年人肾功能显著下降，肌酐清除率降低，导致血磷升高，进而诱导 PTH 分泌增多，骨吸收增加，骨钙下降。$1,25\text{-}(OH)_2\text{-}D_3$ 可促进钙的吸收利用；老年人肾内 1α 羟化酶活性下降，使 1,25-(OH)$_2$-D$_3$ 合成减少，肠钙吸收下降，同时诱导 PTH 分泌增多。

（2）老年人由于牙齿脱落及消化功能降低，食欲差，进食少，多有蛋白质、钙、磷、维生素及微量元素摄入不足。研究表明，蛋白质摄入不足或过量，均会对钙平衡和骨钙含量起负性调节作用。我国常见膳食属低钙食谱，钙来源主要依靠谷类及蔬菜，而老年人牙齿缺失较多，蔬菜、水果、瘦肉不易咀嚼，摄入量减少，故此呈现"负钙平衡"，出现反馈性 PTH 分泌上升，进而动员骨钙溶解，导致血钙上升。血磷含量与年龄呈明显负相关，老年人由于血磷降低，使 Ca/P 比值增大，导致成骨作用的降低。维生素 K 缺乏可影响骨钙素的羧化，未羧化的骨钙素的升高，可加速骨量丢失，易致骨折。

（3）随着年龄的增长，户外运动减少也是老年人易患骨质疏松的重要原因。研究表明，机械负荷可以增加骨转换率，刺激成骨细胞生物活性，增加骨的重建和骨量的积累。长期坚持有规律的负重行走或跑步、爬楼梯，可以增加椎体的 BMD。无论年龄大小，只要长期坚持体育锻炼及体力劳动，均可减少由于增龄而导致的骨量丢失。老年人手术后或患有严重疾病如心肌梗死、脑卒中等，尤其要避免长期绝对卧床，提倡早日下床活动。此外，老年人行动不便，户外运动及日照减少，会使维生素 D 合成降低，肠道钙、磷的吸收下降，骨形成及骨矿化降低，导致或加重骨质疏松。

（4）近年来分子生物学的研究表明，骨质疏松与维生素 D 受体（VDR）基因变异有密切关系，VDR 呈纯合子 BBAA 基因型的人群 BMD 降低。在这部分高危人群中及早采取防治措施，对预防原发性骨质疏松具有重要意义。日本学者竹内靖博对老年性骨质疏松的病因进行了研究，发现骨基质中转化生长因子 β（TGF-β）的减少很可能是骨形成能力下降的原因。

3. 青少年骨质疏松

人体的骨量在青春期大量增加，约 90% 的骨量形成于 20 岁之前，至 25 到 35 岁时达到峰值。青春期骨质疏松原因和机制至今仍不明，目前认为可能有以下几方面原因：骨形成和骨吸收平衡被打破，青春期生长突增和骨量需求增加，骨代谢调节因素失常，胶原合成异常。

四、继发性骨质疏松的病因

1. 疾病因素

（1）内分泌代谢疾病　如甲状腺、甲状旁腺功能亢进和库欣综合征、性腺功能减退、泌乳素瘤、控制不良的糖尿病、垂体功能减退症等。甲状腺功能亢进时，促甲状腺激素的释放受抑制，导致骨质代谢加速，骨量减少。糖尿病患者尿中钙的排出量比非糖尿病患者更多，因此更容易发生骨质疏松。

（2）弥漫性结缔组织病　如类风湿关节炎、骨关节炎、强直性脊柱炎等。这些疾病可引起某些炎性因子释放，骨吸收增加，导致骨质疏松；此外，这些疾病可能会引起活动受限，从而导致失用性骨质疏松。

（3）胃肠道疾病　肝性骨病是由于慢性肝脏疾病如病毒性肝炎、原发性胆汁性肝硬化、酒精肝等导致钙和维生素 D 的代谢异常和性腺机能减退等；炎性肠病导致吸收不良和进食障碍；神经性厌食症导致快速的体重下降及营养不良。

（4）累及骨髓的疾病　部分白血病患者可能以腰腿疼痛，活动后明显等骨质疏松表现首诊；多发性骨髓瘤可以引起严重的骨量丢失和骨骼破坏；其他一些血液系统疾病如淋巴瘤、代谢病和骨髓增生异常综合征也可引起骨质疏松。

（5）神经系统疾病　各种原因所致的偏瘫、截瘫、运动功能障碍、肌营养不良症、僵人综合征和肌强直综合征等，由于肌力的降低和失用性的原因，也可能导致严重的骨质疏松。

（6）肾脏疾病　各种肾脏疾病、肾功能不全或衰竭都能引起骨质疏松，如慢性肾小球肾炎、慢性肾盂肾炎、肾病综合征、肾动脉硬化、肾结核、多囊肾、肾萎缩等。这些肾脏疾病会造成肾功能受损，进而出现维生素 D 代谢功能障碍，活性维生素 D 生成减少，肠道对钙的吸收降低。同时，肾脏疾病还使甲状旁腺素分泌增多。

2. 药物因素

（1）器官移植术后、药物及毒物　患者在器官移植后需要接受糖皮质激素及免疫抑制剂治疗，这些药物都可能引起骨质疏松。其他引起骨质疏松的药物包括肝素、抗癌药、铝制剂、甲状腺激素、促性腺激素释放激素类似物（GnRHa）、治疗肾功能衰竭用的透析剂等。

（2）糖皮质激素　首先，糖皮质激素能够增强破骨细胞活性，减低成骨细胞活性，主要影响骨松质，以初始六个月最为严重。其次，糖皮质激素可通过阻止肠道钙吸收，促进尿钙排泄，导致钙平衡紊乱，减少骨形成。此外，糖皮质激素还能通过诱导巨噬细胞活化破骨细胞以增加骨吸收，同时抑制内源性性腺激素产生，最终导致骨质疏松。

（3）抗惊厥药　苯妥英钠、苯巴比妥及卡马西平可引起维生素D缺乏、肠道钙吸收障碍，并导致继发性甲状旁腺功能亢进。

3. 长期制动

肢体瘫痪、长期固定或久病卧床等，均可引起局部失用性骨质疏松甚至骨折。

4. 饮酒

现代研究表明，酒精对骨有直接毒性作用，过量饮酒是骨质疏松重要的风险因素之一。酒精可能会增加骨折危险，其中以四肢骨的骨干骨折最为多见。数据显示，15 ～ 24 岁男性腰椎骨密度与饮酒总量呈负相关；长期酗酒者的骨密度平均减少 0.5 ～ 0.7 个标准差。因此，戒酒有利于骨质疏松的防治。

（岳月　高岱）

参考文献

[1] 马中兴，高文杰，魏小堂，等.中医学对骨质疏松症病因病机的认识 [J].中医研究，2012，25（1）:14-16.

[2] 中华医学会骨质疏松和骨矿盐疾病分会.原发性骨质疏松症诊疗指南（2017）[J].中华骨质疏松和骨矿盐疾病杂志，2017，10（5）:413-436.

[3] Yang Yajin, Yang Zhonglin, Wang Dongchun, et al. 芦丁与槲皮素

对成骨细胞代谢影响的比较研究 [J].Journal of Chinese Medicinal Materials，2006，29（5）:467-469.

[4] Jian L.Differential activity of kaempferol and quercetin in atten- uating tumor necrosis factor receptor family signaling in bone cells[J].Biochemical Pharmacology,2006,71（6）:818-826.

[5]Kanai T, Takagi T, Masuhiro K, et al.Serum Vitamin K level and bone mineral density in post menopausal women[J].Int J Gynecol Obstet, 1997, 56（1）:25-30.

[6]Feskanich D, Vreber P, Willett WC, et al.Vitamin K intake and hip fractures in Women: a prospective study[J].Am J din Nutr, 1999, 69（1）:74-79.

[7]Agnacci A, Baldassari F, Rivoha G, et al.Relation of homocysteine, folate, and vitamin B_{12} to bone mineral density of post menopausal women[J].Bone, 2003（33）:956-959.

[8]Carrmel R, Lau W, Baylink D, et al.Cobalamin and osteoblast specific proteins[J].N Engl J Med, 1988, 319（2）:70-75.

第三章

骨质疏松的
诊断与鉴别诊断

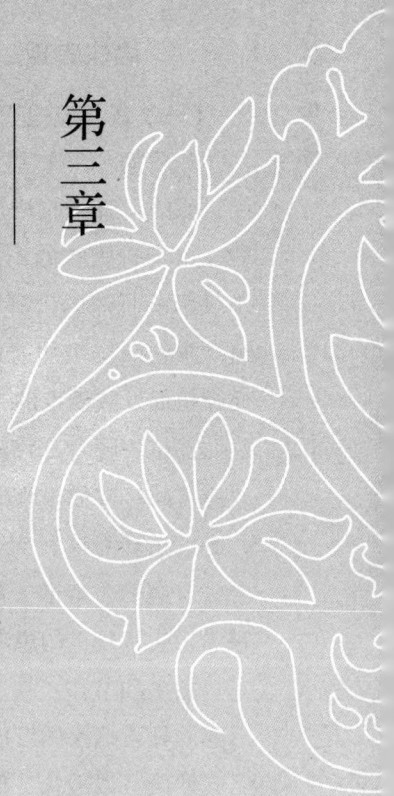

第一节　诊断要点

一、临床表现

（一）骨质疏松的共性表现

1.疼痛

原因：骨吸收增加是引起骨质疏松疼痛的始动因素。在骨质疏松病程中，由于骨吸收的不断增加，骨量的严重丢失，骨形态和结构受到破坏，不仅影响骨骼的内环境，也波及骨骼周围组织，这些变化均会引起疼痛。组织损伤后产生的前列腺素等致痛因子也会造成炎性疼痛。除此以外，骨质疏松促发或诱发的一些病症也可引起疼痛。

部位：腰背部疼痛最多见，疼痛范围以脊柱为中心向两侧扩散。体位改变可减轻或加重疼痛，如仰卧或短时的坐位可以减轻疼痛，久坐、久立、久卧、扭转身体、前屈和后伸时会加重疼痛。其他部位也可出现疼痛，如骨盆、髋部、臀部、骶尾部、膝踝部、足跖等部位的疼痛，或顽固性的足跟痛，症状较重的患者可出现全身疼痛。

频率和节律：初起时为随人体动静状态变化而出现的间歇性疼痛，以后随着骨质疏松的发展，逐渐加重为持续性疼痛，有昼轻夜重的特点。

性质：以酸痛、胀痛、钝痛、深部痛为主，当出现骨折时可引起急性剧痛，而椎体压缩骨折时约半数患者可感到疼痛或疼痛加重。

伴发症状：多伴有肌肉痉挛，好发于小腿、足底、腹部、肋部或手部，其次是肢体麻木、乏力、失眠、精神焦虑或恐惧感等，也有少数伴随肋间神经痛或腹痛。另外，骨质疏松也是脊椎退行性病变的促发因素。椎体压缩变形后椎间盘病变和骨赘进一步加重，可伴发胸痛、下腰部疼痛、下肢放射痛或间歇性跛行，如果马尾神经受压还会出现大小便异常等症状。

类型：疼痛的出现与骨吸收增加的程度及骨丢失的速率密切相关。原发性骨质疏松是渐进性的，而继发性骨质疏松，如药物性骨质疏松（应用肝素、肾上腺皮质激素等所致）和失用性骨质疏松等，发作速度相对较快。不同类型的继发性骨质疏松，疼痛的特点也不尽相同：绝经后骨质疏松多以全身疼痛为主，且易伴发肌肉痉挛、髋部疼痛及关节痛；肾脏疾病相关性骨质疏松多为进行性加重的疼痛，可波及腰背部、坐骨结节、小腿、膝部及肋部，可伴发肌腱自发性断裂或异位钙化；甲状腺功能亢进相关性骨质疏松多为全身或局部酸痛、夜间自发性疼痛；甲状旁腺功能亢进症相关性骨质疏松的疼痛除波及脊、髋、肋部外，还会出现活动后疼痛症状加剧；激素相关性骨质疏松多为脊柱、髋部、肋部等处疼痛，初期多为活动性疼痛，后逐渐发展至静息性持续疼痛，严重者甚至不敢翻身；失用性骨质疏松疼痛多发生在固定或缺乏运动的部位，其特点是活动后疼痛加重，多伴有关节僵硬。

2. 骨折

严重骨质疏松的患者，受到轻微外力就可能会发生骨折。这种骨折常发生在扭转身体、持物、开窗等室内日常活动时，甚至咳嗽、打喷嚏等缺乏外力作用时亦可出现。骨折的常见部位包括股骨颈、桡骨远端和椎体。椎体骨折好发于胸腰段，多为单发，疼痛局限在骨折部位，活动或咳嗽时加重，有时伴有肋间神经痛或坐骨神经痛。男性骨质疏松性骨折多见于髋部，包括股骨颈骨折和粗隆间骨折，其发生率高于脊椎骨折和腕部骨折。髋关节骨折是骨质疏松所造成的危害最严重、病死率最高的病理性骨折，可以造成患者残废，甚至面临永久的病残或生活无法自理。

3. 身长缩短、驼背

脊柱支持体重、负重量大，骨质疏松后容易出现胸椎和腰椎的压缩变形，导致身长缩短。此外，由于椎体前半部几乎全部是松质骨，更易发生骨质疏松改变，因此多数椎体骨折前部压缩更为严重，出现驼背。

4. 呼吸系统障碍

椎体骨质疏松后压缩性骨折可导致脊柱后弯、胸廓畸形，进而引起多处脏器的功能变化，其中以呼吸系统障碍尤为突出。胸椎骨折可导致呼吸肌在收缩时活动度降低、肺容积减少；腰椎骨折时椎体高度下降，可导致限制性呼吸功能障碍，表现为肺容积减少和呼吸肌活动度下降，造成肺通气功能明显下降，最终影响呼吸功能。这对于老年患者，尤其是并发有呼吸系统疾病的患者是致命的。

（二）骨质疏松的特异性表现

1. 失用性骨质疏松

肢体瘫痪、长期固定或久病卧床等均可引起局部失用性骨质疏松，表现为软组织松弛、肢体萎缩、周径减少、肌力降低，病程较长者可出现关节粘连、僵硬，甚至出现关节周围异位骨化、肢体功能严重障碍。常见症状为疼痛，好发于腰背、坐骨结节及足跟部。此外，长期卧床患者的双下肢及躯干运动量明显减少，肌肉收缩力及幅度降低。长期制动者身体平衡与协调能力及对外界的保护性反应能力均会明显降低，导致骨折风险增加。失用性骨质疏松后骨折主要发生在松质骨及负重骨，如下肢骨，特别是末端，青少年及年轻者较常见，6 个月骨量减少即可达 50%。骨折后还可出现驼背及肢体畸形。去除失用性的因素后，骨质疏松往往可以逐渐好转，但是与无失用性因素者相比，所需时间更长。Lyritis 等认为，骨折及手术后局部骨质疏松是一种发生于骨折部位及邻近骨折关节周围的特异制动性骨质疏松，它不仅由于制动引起，也与血管运动障碍有关。骨折治疗时，如应用接骨板及螺钉内固定，可能会发生接骨板下局部骨质疏松，系应力遮挡及内、外骨膜血管损害所致。

2. 继发性骨质疏松

继发性骨质疏松一般是以原发疾病的继发症状或合并症的形式出现，其临床表现主要是原发疾病的症状与体征。常见的原发病有甲状腺功能亢进或减退、甲状旁腺功能亢进、皮质醇增多、糖尿病、肝硬化、类风湿关节炎等。多数患者是在原发疾病症状不断进展的情况下，相继出现骨质疏松的特有临床表现（参见原发性骨质疏松的临床表现内容）。

3. 特发性骨质疏松

特发性骨质疏松在临床上较为少见，与原发性骨质疏松不同，该病以青年人为多见。特发性骨质疏松的发病原因尚不清楚，对其临床特征也缺乏详尽的认识。

二、实验室检查

（一）一般生化标志物

1. 血清钙（calcium，Ca）

【参考区间】2.1 ～ 2.55mmol/L。

【临床意义】Ca 是机体的必需物质，参与细胞的多种生理活动，对维持细胞各种代谢过程极为重要。血液中的钙绝大部分存在于血浆中，血浆钙有非扩散性钙及扩散性钙两部分。成人含钙 25 ～ 30mol，其中 99% 以上存在于骨骼及牙齿，骨骼是体内最大的储钙库，细胞外液含钙只有 27mmol 左右，含量虽少但在维持正常的神经肌肉应激性、腺体分泌及一些酶系统的活性，特别是在血凝过程中起着重要的作用，细胞内几乎不含钙。骨质疏松者 Ca 一般可维持在正常范围之内。甲状腺功能亢进、肾上腺皮质功能减退、维生素 D 摄入过量可使 Ca 升高；维生素 D 缺乏、佝偻病、软骨病、骨质疏松、甲状旁腺功能减退、慢性肾炎、低钙饮食及吸收不良时可使 Ca 降低。

2. 尿液钙（urine calcium）

【参考区间】2.5 ～ 7.5mmol/24h。

【临床意义】尿液钙可以反映体内钙代谢的变化，是监测骨质疏松及骨骼变化的重要指标。血液循环中的钙经过肾小球滤过后，经近端小管重吸收，最后通过尿液排出体外。空腹尿钙主要来源于骨钙，骨钙约占人体总钙量的 99%。近端小管重吸收钙的量主要受肾小管的影响，肾小管对钙调节是指肾小管通过调节钙离子的重吸收从而短期维持钙平衡的过程，是除激素调节外，钙代谢调节的环节之一。钙代谢的最终目的是使血钙和骨钙保持相对稳定与平衡。骨钙一般相对稳定，而血钙波动性较大，因此钙代谢调节实际即为血钙浓度调节，使血钙保持相对稳定与平衡。甲状旁腺机能亢进、维生素 D 摄入过多、肾小管性酸中毒时尿液钙升高；甲状腺机能减退、慢性肾功能不全、骨质疏松、维生素 D 缺乏时可使尿液钙减少。尿钙高可引起泌尿系统结石和骨质疏松，需要进行积极的干预处理。

3. 晨尿 Ca/Cr

【参考区间】< 0.01ng/mL。

【临床意义】钙是人体的重要元素，血液循环中的钙经过肾小球滤过后经近端小管重吸收，最后经过尿液排出体外。近端小管重吸收钙受肾小管钠浓度的影响，甲状旁腺激素促进远端肾小管钙的吸收。临床上常用 24 小时尿钙排出量或尿 Ca/Cr 比值反映尿钙排泄水平，取样方便，受饮食因素影响较小，适合于进行动态观察，尿钙高可引起泌尿系统结石和骨质疏松。是否存在高尿钙涉及是否需要干预处理，在临床上具有实际意义。

4. 血清磷（phosphorus，P）

【参考区间】成人 0.97 ～ 1.62mmol/L；1.29 ～ 1.94mmol/L。

【临床意义】P 在骨骼代谢过程中起重要作用，可促进骨基质的合成和无机盐的沉积。甲状旁腺功能减退、急性肾功能不全、骨折愈合期可使 P 升高；甲状腺机能亢进、佝偻病、软骨病、骨质疏松可使 P 降低。

5. 钙磷乘积（calcium–phosphorus product）

【参考区间】30 ～ 40mg/dL。

【临床意义】当（[Ca] × [P]）>40，则钙和磷以骨盐形式沉积于骨组织；若（[Ca] × [P]）<35，则妨碍骨的钙化，甚至可使骨盐溶解，影响成骨作用。

（二）骨代谢调控激素

1. 维生素 D（vitamin D_3，vit–D）

【参考区间】成人 30 ～ 100ng/mL；儿童 20 ～ 100ng/mL。

【临床意义】vit-D 为固醇类衍生物，具有抗佝偻病作用，又称抗佝偻病维生素。vit-D 具有维持血清钙、磷浓度的稳定，促进怀孕及哺乳期疏松钙到子体的作用。vit-D 在体内的代谢产物超过 40 种，临床上推荐用 1,25-（OH）$_2$-Vit-D_3 检测反映个体的 vit-D 营养状态。国际骨质疏松基金会（IOF）建议，血清 1,25-（OH）$_2$-Vit-D_3 在 20 ～ 30μg/mL 为 vit-D 不足，低于 20μg/mL 判定为 vit-D 缺乏，而老年人 1,25-（OH）$_2$-Vit-D_3 水平维持在高于 30μg/mL 以上可降低跌倒和骨折风险。维生素 D_3 是 vit-D 的一种，胆固醇脱氢后生成 7- 脱氢胆固醇，经紫外线照射即可形成维生素 D_3。维生素 D_3 是人体自身合成的，人体的皮肤含有一种胆固醇，经阳光照射后，就变成了维生素 D_3。vit-D 是一种脂溶性维生素，也被看作是一种作用于钙、磷代谢的激素前体，vit-D 至少有 10 种，但最重要的是维生素 D_2（麦角骨化醇）和维生素 D_3（胆钙化醇）。

2. 甲状旁腺激素（parathyroid hormone，PTH）

【参考区间】化学发光免疫分析法：2.0 ～ 8.6pmol/L。

【临床意义】PTH 是甲状旁腺主细胞分泌的碱性单链多肽类激素。它的主要功能是调节脊椎动物体内钙和磷的代谢，促使血钙水平升高，血磷水平下降。PTH 促使血浆钙离子浓度升高，其作用的主要靶器官是骨和肾脏。它动员骨钙入血，促进肾小管对钙离子的重吸收和磷酸盐的排泄，使血钙浓度增加、血磷浓度下降。此外，PTH 还间接促进肠道对钙离子的吸收。PTH 主要受钙离子浓度的调节，血浆钙离子浓度升高，PTH 的分泌受到抑制；血浆钙离子浓度降低，则刺激甲状旁腺激素的分泌。

PTH 升高可见于：血浆 PTH 明显高于正常，且血清钙浓度的升高不能抑制 PTH 的分泌，可能为原发性甲状旁腺功能亢进症和异位性甲状旁腺功能亢进症（激素可能由甲状旁腺之外的其他异位肿瘤所分泌）。

PTH 降低可见于：特发性甲状旁腺功能减退症、低镁血症性甲状旁腺功能减退症，由于 PTH 分泌减少引起低钙血症；非甲状腺功能亢进性高钙血症如恶性肿瘤、结节病、维生素 D 中毒、甲状腺功能亢进症及其他由于高钙血症而抑制 PTH 的分泌。

3. 成纤维生长因子 23（fibroblast growth factor 23，FGF23）

【参考区间】目前可采用酶联免疫测定法及自动化学发光法检测血清 FGF23 的浓度。有限的数据建议将 25ng/L 作为 FGF23 异常的临界值，但需要更大样本的研究进行论证。

【临床意义】FGF23 是一种新型内分泌激素，主要在骨细胞和成骨细胞中表达。由骨细胞分泌的重要磷调节激素，通过与 Klotho-FGF 受体复合物结合，抑制近端肾小管对磷的重吸收，增加尿磷排泄。

（三）骨转换标志物

1. 骨形成标志物

（1）血清碱性磷酸酶（alkaline phosphatase，ALP）

【参考区间】酶速率法（37℃）：成人 40～160U/L，儿童 <350U/L。

磷酸苯二钠法：成人 3～13Kat 单位，儿童 5～30Kat 单位。

动态法：成人：20～110U/L；青少年：男性 <750U/L，女性 <500U/L；儿童：<500U/L；婴儿：50～240U/L。

【临床意义】ALP 在骨形成过程中起催化作用，是骨形成和骨转化的指标之一，与骨密度呈负相关。ALP 升高可见于生理性增高：儿童在生理性的骨骼发育期，ALP 活力可比正常人高 1～2 倍；处于生长期的青少年，以及孕妇和进食脂肪含量高的食物后均可以升高。病理性升高：骨骼疾病如佝偻病、软骨病、骨恶性肿瘤、恶性肿瘤骨转移等；肝胆疾病如肝外胆道阻塞、肝癌、肝硬化、毛细胆管性肝炎等；其他疾病如甲状旁腺机能亢进。临床上 ALP 主要用于骨骼、肝胆系统疾病的诊断和鉴别诊断，尤其是黄疸的鉴别诊断，所以说 ALP 升高并不特异。研究发现，当 ALP 升高时，骨密度则降低，这可能意味着 ALP 在骨质疏松的发病中具有一定的作用。但老年性骨质疏松患者，ALP 一般在正常范围内。

（2）骨性碱性磷酸酶（bone alkaline phosphatase, B-ALP）

【参考区间】≤200U/L。预防平均数值 250U/L，医疗水平数值 300U/L。

免疫活性测定法：成年男性为（24.9±7.0）U/L；成年女性为（19.7±5.6）U/L。

酶联免疫法：成年男性为（1213±4.3）μg/L；绝经前女性为（8.7±2.9）μg/L；绝经后女性为（13.2±4.7）μg/L。

【临床意义】ALP 和 B-ALP 增高见于甲状腺功能亢进、甲状旁腺功能亢进、骨转移癌、佝偻病、软骨病、骨折、畸形性骨炎、氟骨症、高骨转换型的骨质疏松患者。发生肝胆疾病时，血清总碱性磷酸酶升高，B-ALP 正常。女性绝经期后 ALP 增高，且 10 年内 B-ALP 可增加 77%，因此围绝经期女性的 B-ALP 水平在不同时期有不同的参考范围。B-ALP 也可用于骨转移癌患者病程和治疗效果的监测。

（3）骨钙素（osteocalcin，OC；bone glaprotein，BGP）

【参考区间】单克隆抗体 RIA 测定法：4 ～ 10ng/L。

ELISA 法：4 ～ 7ng/L。

放射免疫法：成人（4.75 4±1.33）μg/L。

化学发光免疫分析法：成年男性：14.0 ～ 70μg/L；绝经前女性：11.0 ～ 43μg/L；绝经后女性：15.0 ～ 46μg/L。

【临床意义】BGP 升高见于儿童生长期、肾性骨营养不良、畸形性骨炎、甲状旁腺功能亢进、甲状腺功能亢进、骨折、骨转移癌、低磷血症、肾功能不全等。老年性骨质疏松患者中可有 BGP 轻度升高。高骨转换型骨质疏松和绝经后骨质疏松患者 BGP 升高明显。绝经后骨质疏松患者经雌激素治疗 2 ～ 8 周后，可见 BGP 下降 50% 以上。BGP 降低见于甲状旁腺功能减退、甲状腺功能减退、肝病、长期应用肾上腺皮质激素治疗等。

（4）I 型前胶原氨基端前肽（type I procollagen amino-terminal peptide，PINP）

【参考区间】放射免疫法：男性为 38 ～ 202μg/L；女性为 50 ～ 170μg/L。

化学发光法：成人男性为 20 ～ 40μg/L；绝经前女性为 20 ～ 40μg/L；绝经后女性为 20 ～ 70μg/L。

【临床意义】PINP 增高见于：①儿童发育期，正常儿童血清 PINP 含量平均为正常成人的 2 倍；②妊娠最后 3 个月；③骨肿瘤和肿瘤的骨转移，特别是前列腺癌骨转移、乳腺癌骨转移；④其他：畸形性骨炎、酒精性肝炎、肺纤维化等。PINP 降低见于绝经期后骨质疏松患者经雌激素治疗 6 个月后，PINP 可降低 30%。

（5）I 型前胶原羧基端前肽（type I procollagen carboxyl-terminal peptide，PICP）

【参考区间】50 ～ 200μg/L。

【临床意义】PICP 可反映成骨细胞活动和骨形成过程。研究发现，绝经后骨质疏松患者经雌激素治疗后，血清中 PICP 水平明显降低，提示该物质可能与骨质疏松的形成存在联系。

2. 骨吸收标志物

（1）Ⅰ型胶原羧基端肽 β 特殊序列（special sequence of type Ⅰ collagen carboxy-terminal peptide beta, β-CTX）

【参考区间】实验室应建立自己的参考区间。

【临床意义】在最新的骨质疏松性骨折诊治指南中，国际骨质疏松基金会（IOF）推荐 β-CTX 作为具有高度敏感性的骨转化代谢标志物。交联 C 端肽水平可用于骨质疏松、Paget 病、其他代谢性骨病、原发性甲状旁腺功能亢进、甲状腺功能亢进及其他伴有骨吸收增加性疾病的诊断或病情评价。

（2）尿Ⅰ型胶原氨基末端肽（urine type Ⅰ collagen amino-terminal peptide，U-NTX）

【参考区间】NTX/Cr：男性为 3.0 ～ 63nmol/mmol；女性（绝经前）为 5.0 ～ 65nmol/mmol；女性（绝经后）为 6.0 ～ 74nmol/mmol。

【临床意义】同Ⅰ型胶原羧基端肽 β 特殊序列。

（3）血清抗酒石酸酸性磷酸酶 5b（tartrate resistant acid phosphatase 5b, TRACP5b）

【参考区间】酶动力学法：成人血浆 3.1 ～ 5.4U/L。

酶联免疫法：男性血清为 22 ～ 54U/L；健康绝经前女性为 22 ～ 54U/L；健康老人为 55 ～ 79U/L。

【临床意义】TRACP5b 为骨吸收和破骨细胞活性的良好标志物，尤其是 TRACP5b 的浓度，有助于了解生理条件和各种病理条件下的骨代谢状况。其浓度升高见于原发性甲状旁腺功能亢进、慢性肾功能不全、畸形性骨炎、骨转移癌、卵巢切除术后、高转换率的骨质疏松患者。浓度降低见于骨吸收降低的疾病，如甲状旁腺功能降低。老年性骨质疏松患者血清抗酒石酸酸性磷酸酶增高不显著。

（4）尿吡啶啉（urine pyridinoline，U-PYD）

【参考区间】实验室应建立自己的参考区间。

【临床意义】U-PYD 是目前认为较为敏感、特异、无创的骨吸收指标，不受饮食影响，体内不再代谢，直接由尿排出，可早期预示及检测骨质疏松治疗疗效。

（5）尿脱氧吡啶啉（urine deoxypyridinoline,U-DPD）

【参考区间】实验室应建立自己的参考区间。

【临床意义】U-DPD 几乎仅存在于骨与牙质的 I 型胶原中，是反映骨吸收活动的客观指标。与传统反映骨吸收的指标羟脯氨酸相比，U-DPD 的准确性和特异性均更高。DPD/Cr 值作为判断骨吸收的一种灵敏的生化指标，对某些代谢性骨病的诊断和治疗监测有重要参考价值。尿 DPD/Cr 值不仅与年龄、性别和体位有关，还存在昼夜节律和种族差异。DPD/Cr 值测定还可用于预测老年女性骨折的风险大小。

三、影像学检查

（一）骨质疏松

影像学检查是骨质疏松的重要诊断方法，临床检测骨密度的指征如下：

符合以下任何一条，建议行骨密度测定：65 岁以上女性或 70 岁以上男性；65 岁以下女性或 70 岁以下男性，存在一个或多个骨质疏松危险因素；有脆性骨折史的成年人；各种原因引起的性激素水平低下的成年人；X 线影像已见骨质疏松改变者；接受骨质疏松治疗、进行疗效监测者；患有影响骨代谢的疾病或使用影响骨代谢药物史者；国际骨质疏松基金会（IOF）骨质疏松一分钟测试题回答结果阳性者；亚洲人骨质疏松自我筛查工具（Osteoporosis Self-assessment Tool for Asians，OSTA）结果≤ 1 者。

既往，人们根据常规 X 线影像所示的骨结构稀疏来评估骨质疏松。然而，由于 X 线影像可见骨质疏松时，其骨质已丢失达 30% 以上，所以单纯以标准的 X 线表现来进行诊断是不恰当的。另外，由于 X 线影像所示的骨质密度易受投照条件和阅片者主观等因素的影响，且不易量化评估，既无法用于骨质疏松的早期诊断，也不能作为骨矿含量动态变化的敏感指标，因此已不再作为骨质疏松的常规测量手段。

1. 单光子测量（single photon absorptiometry, SPA）

利用骨组织对放射物质的吸收与骨矿含量成正比的原理，以放射性同位素为光源，测定人体四肢骨的骨矿含量。该方法主要用于外周骨皮质的测量。但由于该方法测量的结果是反映骨皮质和骨小梁的总和，故不能反映代谢较快的小梁骨的变化，且与脊柱骨矿含量测量值的相关性并不明显，同时存在因组织的重叠所致的测量值敏感度缺陷，因此早已被淘汰。

2. 双光子测量（double photon absorptiometry, DPA）

双光子测量在单光子测量的基础上改善了测量的敏感度，可用于中轴骨皮质的测量，但该方法测量的仍是脊椎皮质、髓质及椎旁非骨组织钙化在内的总和值，并且由于空间分辨率差、测量的准确性不高，且测量耗时较长、受测者所受辐射量较大、检查费也比较高，故目前已被双能 X 线吸收法所取代。

3. 双能 X 线吸收法（dual-energy X-absorptiometry, DXA）

1987 年后出现的双能 X 线仪，其测定过程是将从 X 线球管释放的 X 线通过 kedge 吸收过滤，分成高、低两种（40keV 和 70～80keV）X 线，从而测定 BMC 和 BMD。双能 X 线吸收计（DXA）与双光子测量均使用相似的检测原理，只是前者的照射源是 X 线，是使用直接由 X 线发生器或 X 线射频波所产生的不同能量射束；双能 X 线吸收法优于双光子测量主要在于 X 线管能产生更多的光子流而使扫描时间缩短，并使图像测量结果的准确性和精确性提高，该方法可用于测量任意部位。由于测量中可取得两个线性衰减值，故可以消除骨内脂肪及周围软组织对测量值的影响，具有扫描速度快、患者接受的辐射量小、空间分辨率和精确性高等优点，因此可用于任意部位的骨密度测量。其缺点在于，不能选择性地测量骨松质的骨矿密度。目前，双能 X 线吸收法已成为国内外骨密度测定的常用方法之一，并广泛地应用于临床、药物研究和流行病学的调研中。

4. 定量 CT（QCT）

该方法有效排除了骨骼周围组织对测量结果的影响，因此在很大程度上克服了因组织重叠所致的测量敏感性下降和空间分辨率差的缺点，也是目前唯一可选择性测量骨皮质或骨松质骨矿含量的方法。目前 QCT 已被应用于腰椎骨密度的测量，但因其设备庞大、费用高昂及被测者所受放射剂量相对较大，使其应用受到一定程度的限制。

5. 周围骨 QCT（pQCT）

该方法多用于桡骨远端和胫骨的骨密度测量，主要反映的是皮质骨的骨密度，可用于评估绝经后女性髋部骨折的风险。但目前周围骨 QCT 仍未得到广泛的应用，且其在骨折鉴别的敏感性方面还有争议。

6. 超声测量

超声测量由于其无辐射和诊断骨折较敏感而引起人们的广泛关注。用于超声测量法的仪器被称作超声波骨密度仪，一般由超声波发生器、超声波探头和电脑组成，其工作原理是工作时由超声波探头内传感器（称为超声信号发生器和发射器）发出无声高频声波，通过水和耦合剂，穿过被测组织，超声波沿骨轴方向传播后，由超声波探头内传感器（称为超声信号探测器或接收器）所接收，通过测量确定介质（骨组织）中传播的超声波信号的传播速度、散射及信号强度衰减，并由电脑来计算出声速、超声衰减值，从而确定人体骨密度的值，完成整个骨密度测量过程。研究表明，当人步入更年期后，骨小梁开始变细及减少，首先表现在超声传导速度上的变化，可以用超声传导速度的变化来推测骨矿含量的变化，以进行早期诊断。超声测量为非创伤性检查，无辐射，操作方便，应用前景广阔。其缺点在于，仅能用于较为表浅的外周骨研究，且结果受外伤、操作者专业能力等因素影响较大。

7. 磁共振（MRI）

近年人们发现，MRI 作为一种无创伤、无辐射的检测方法，可以被用来评价骨质疏松。骨骼系统各种组织有不同的成像参数和质子密度，MRI 能很好分辨不同软组织，其组织分辨力优于 X 线照片和 CT。MRI 可在各种方向成像且无辐射，其增强检查、血管造影、灌注成像可提供血供、血管和血管化程度等方面的信息，提高了诊断能力，扩大了应用范围。正常骨骼系统的 MRI 表现：红及黄骨髓中所含脂肪、水和蛋白质的比例不同，前及后者中的比例分别为 40∶40∶20 及 80∶15∶5。T1WⅠ：黄骨髓高信号；红骨髓信号介于皮下脂肪和肌肉之间。T2WⅠ：红、黄骨髓信号相似，其信号强度高于肌肉而低于水。高分辨率 MRI 可显示骨骺线痕和较大的小梁呈条状低信号。发生骨质疏松时，由于骨矿含量及红骨髓数量的减少，黄骨髓数量增多，并伸展至增宽的骨髓腔和骨小梁间隙内，MRI 可见骨髓 T1 相和 T2 相的弛豫时间均有所缩短。此外，在骨皮质疏松时，MRI T2 还可见骨皮质低信号及皮质内异常的等信号区，提示皮质内水肿或皮质吸收、黄骨髓侵入。炎症、肿瘤及骨折周围的骨质疏松，常因其内血管充血、水肿及细胞外水分增多，而表现为长 T1、长 T2 的异常信号，其范围与原发疾病有关。由于骨矿含量与骨小梁间隔中的黄骨髓含量呈负相关，故可用弛豫时间参数来测定骨矿含量，但 MRI 测量骨矿含量这一方法至今尚不成熟，仍待进一步发展、验证。

（二）椎体骨折

椎体骨折常因无明显临床症状被漏诊，因此有必要在具有骨质疏松性骨折危险的人群中开展椎体骨折的筛查。胸腰椎侧位 X 线影像作为判定骨质疏松性椎体压缩性骨折的首选检查方法。建议存在以下情况时，行胸腰椎侧位 X 线影像或 DXA 侧位椎体骨折评估（lateral vertebral assessment, VFA），以明确是否存在椎体骨折。

符合以下任何一条，建议行胸腰椎侧位 X 线影像及骨折判定：70 岁以上女性和 50 岁以上男性，椎体、全髋或股骨颈骨密度 T- 值 ≤ –1.0；65～69 岁女性和 70～79 岁男性，椎体、全髋或股骨颈骨密度 T- 值 ≤ –1.5；绝经后女性及 50 岁以上男性，具有成年期（≥ 50 岁）非暴力性骨折、较年轻时最高身高缩短 ≥ 4cm、1 年内身高进行性缩短 ≥ 2cm、近期或正在使用长程（>3 个月）糖皮质激素治疗，其中任一特殊危险因素者。

常规胸腰椎侧位 X 线摄片的范围应分别包括胸 4 至腰 1 或胸 12 至腰 5 椎体。基于胸腰椎侧位 X 线影像并采用 Genant 目视半定量判定方法，椎体压缩性骨折的程度可以分为Ⅰ、Ⅱ、Ⅲ度或称轻、中、重度。该判定方法分度是依据压缩椎体最明显处的上下高度与同一椎体后高之比；若全椎体压缩，则依据压缩最明显处的上下高度与其邻近上一椎体后高之比；

椎体压缩性骨折的轻、中、重度判定标准分别为椎体压缩 20% ～ 25%、26% ～ 40% 及 40% 以上。

椎体骨折程度判定：

Ⅰ度：轻度骨折，与相同或相邻的椎骨相比，椎骨前、中、后部的高度下降 20% ～ 25%。

Ⅱ度：中度骨折，与相同或相邻的椎骨相比，椎骨前、中、后部的高度下降 26% ～ 40%。

Ⅲ度：重度骨折，与相同或相邻的椎骨相比，椎骨前、中、后部的高度下降 40% 以上。

另外，DXA 胸腰椎的侧位椎体成像和脊椎 CT 侧位重建影像的椎体压缩骨折的判定也可参照上述标准。如在胸腰椎 X 线侧位影像评估椎体压缩性骨折时见到其他异常 X 线征象时，应进一步选择适宜的影像学检查，进行影像诊断和鉴别诊断。

第二节　诊断标准

1. 基于骨密度测定的诊断

应用双能 X 线吸收检测法（DXA）测量骨密度，是目前通用的骨质疏松诊断方法。

对于绝经后女性、50 岁及以上男性，建议参照 WHO 推荐的诊断标准，基于 DXA 测量结果进行诊断（表 3-1）：骨密度值相比同性别、同种族健康成人的骨峰值下降不超过 1 个标准差属正常；骨密度值降低 1 ～ 2.5 个标准差为骨量低下（或低骨量）；骨密度值降低达到和超过 2.5 个标准差为骨质疏松；骨密度降低程度符合骨质疏松诊断标准，同时伴有一处或多处脆性骨折为严重骨质疏松。

骨密度通常用 T- 值（T-Score）表示，T- 值 =（实测值 – 同种族同性别正常青年人峰值骨密度）/ 同种族同性别正常青年人峰值骨密度的标准差。基于 DXA 测量的中轴骨（腰椎 1-4、股骨颈或全髋）骨密度或桡骨远端

1/3 骨密度对骨质疏松的诊断标准是 T- 值≤ –2.5。

表 3–1　基于 DXA 测定骨密度分类标准

分类	T– 值
正常	T- 值≥ –1.0
低骨量	–2.5<T- 值 <–1.0
骨质疏松	T- 值≤ –2.5
严重骨质疏松	T- 值≤ –2.5+ 脆性骨折

注：T- 值 =（实测值 – 同种族同性别正常青年人峰值骨密度）/ 同种族同性别正常青年人峰值骨密度的标准差；DXA= 双能 X 线吸收检测法。

对于儿童、绝经前女性和 50 岁以下男性，其骨密度水平的判断建议用同种族的 Z 值表示，Z- 值 =（骨密度测定值 – 同种族同性别同龄人骨密度均值）/ 同种族同性别同龄人骨密度标准差。将 Z- 值≤ –2.0 视为"低于同年龄段预期范围"或低骨量。

2. 基于脆性骨折的诊断

脆性骨折是指受到轻微创伤或日常活动中即发生的骨折。如髋部或椎体发生脆性骨折，不依赖于骨密度测定，临床上即可诊断骨质疏松。而在肱骨近端、骨盆或前臂远端发生的脆性骨折，即使骨密度测定显示低骨量（–2.5 <T- 值 <–1.0），也可诊断骨质疏松。骨质疏松的诊断标准见表 3-2。

表 3–2　骨质疏松诊断标准

骨质疏松的诊断标准（符合以下三条中之一者）
·髋部或椎体脆性骨折
·DXA 测量的中轴骨骨密度或桡骨远端 1/3 骨密度的 T- 值≤ –2.5
·骨密度测量符合低骨量（–2.5 <T- 值 <–1.0）+ 肱骨近端、骨盆或前臂远端脆性骨折

3. 各指南的骨质疏松诊断标准（表3-3）

表3-3　各指南的骨质疏松诊断标准

指南	诊断标准
WHO（1994年）	①腰椎或髋部DXA测定的 -2.5<T-值 <-1.0 为低骨量；②腰椎或髋部DXA测定的T-值≤ -2.5 为骨质疏松；若伴有1个或多个部位脆性骨折为严重骨质疏松
AACE（2010年）、NOF（2014年）	①腰椎或髋部DXA测定的T-值≤ -2.5，无法进行中轴骨DXA测量者，可根据桡骨远端1/3处DXA测定的T-值诊断骨质疏松；②具有髋部、脊柱脆性骨折史的成年人，另外需根据实验室检查排除继发性骨质疏松的可能
NBHA（2014年）	①腰椎或髋部DXA测定的T-值≤ -2.5；②髋部脆性骨折史，无论是否检测骨密度；③低骨量（-2.5<T-值 <-1.0）患者发生的脊柱、近端肱骨、骨盆或前臂远端脆性骨折；④FRAXR骨折高风险；⑤任何暴力型骨折，仍需要根据DXA测定的T-值来确诊
AACE/ACE（2016年）	①腰椎、股骨颈、全髋和/或桡骨远端1/3处DXA测定的T-值≤ -2.5；如脊柱或髋部脆性骨折史，无论骨密度值；③低骨量（-2.5<T-值 <-1.0）患者发生的近端肱骨、骨盆或前臂远端脆性骨折；④低骨量患者伴有FRAXR骨折高风险（高于国家或地区设定的FRAXR骨折风险界值

注：WHO= 世界卫生组织，AACE/ACE= 美国临床内分泌医师协会 / 美国内分泌学会，NOF= 美国骨质疏松基金会，NBHA= 美国骨骼健康联盟；AACE（2010年）、NOF（2014年）、NBHA（2014年）及AACE/ACE（2016年）适用于绝经后女性和50岁以上男性；NBHA（2014年）和AACE/ACE（2016年）推荐的美国FRAXR骨折高风险界值为10年髋部骨折风险≥ 3%，或主要部位（包括脊柱、髋部、前臂远端和近端肱骨等）骨折风险≥ 20%。

第三节　鉴别诊断

1. 骨软化症

骨软化症是指发生在骨骺生长板已经闭合的成人的骨基质矿化障碍，好发人群为中青年女性。该病的临床表现为显著骨痛，骨骼压痛明显，严重者活动明显受限、翻身困难。几乎所有的骨软化症患者均有血碱性磷酸酶的显著升高，并根据病因不同存在低钙血症、低磷血症和低尿钙等表现。营养缺乏性骨软化症者 $1,25-(OH)_2-D_3$ 水平显著降低。骨骼X线片示：骨小梁影像模糊；假骨折（最具诊断价值），表现为呈对称性分布 Looser

区（一种条状透明区），多发生于耻骨支、坐骨支、肋骨和肩胛骨外侧缘、髂骨翼、股骨上 1/3 骨干、腓骨近 1/3 部位等；ƒ 载重骨弯曲，椎体双凹变形，骨盆变形呈三叶草状。骨软化症多为继发性，因此确诊后需进一步查找原发病，如营养缺乏性、遗传性、肿瘤性或自身免疫性疾病等。

2. 成骨不全

成骨不全是一种由 I 型胶原数量或结构异常所致的少见的遗传性骨病，又称脆骨病或脆骨 - 蓝巩膜 - 耳聋综合征。不同 I 型胶原基因突变类型的患者临床表现有较大差异。该病的典型表现为儿童期反复多次骨折，导致身体畸形、生长受限。轻型成骨不全患者仅表现为骨量减少或绝经后骨质疏松，重型成骨不全患者可出现脆性骨折。成骨不全的典型 X 线表现为颅骨缝间骨、骨皮质变薄和腓骨纤细。成骨不全可根据阳性家族史、蓝巩膜、听力低等特点进行诊断，但确诊有赖于 I 型胶原基因突变的检测。

3. Paget 骨病

Paget 骨病又称畸形性骨炎，是一种以不明原因所致骨吸收增加为特征的慢性骨骼改变。该病的病理学改变始于骨吸收增加，随之出现代偿性的新骨形成、增加及骨转换率增加，导致病变部位编织骨和板层骨镶嵌，使骨膨大、疏松、血供增多，最终出现骨骼畸形或骨折。该病主要累及 40 岁以上人群，可出现严重的骨痛、骨骼变形和病变局部皮温升高，但多数患者没有症状，仅在健康体格检查时根据典型的 X 线表现（骨骼畸形膨胀、病变局部骨组织结构紊乱呈棉絮样改变）诊断。骨转换指标尤其是碱性磷酸酶的显著升高为本病的特点之一。

4. 骨纤维异样增殖症

骨纤维异样增殖症是正常骨组织被异常增生的不成熟网织骨及纤维组织所取代的一种良性疾病。该病多在幼年起病，好发于 3 ～ 15 岁儿童，发病机制不清，主要表现为骨痛、行走困难、骨折或骨缺损（股骨、胫骨和肋骨最常见），可累及单块或多块骨骼，另可见皮肤咖啡斑或内分泌腺体功能亢进表现。骨骼 X 线可见骨骼变形，内部结构紊乱，呈毛玻璃样改变。进入青春期后，多数患儿的骨损坏可自行停止。对一些临床表现不典型或成年诊断患者，特别需要与骨质疏松相鉴别。

5. 纤维肌痛综合征

纤维肌痛综合征属于风湿性疾病，是一组病因不明的以全身广泛性疼痛及明显躯体不适为主要特征的临床综合征，多见于女性，最常见的发病年龄为 25 ～ 60 岁。该病的典型症状是全身弥漫性疼痛，同时存在某些特定部位的压痛点，持续在 3 个月以上，常合并有其他临床表现，常见的包括疲劳、睡眠障碍、晨僵及抑郁、焦虑等，可有既往的躯体或精神创伤史。该病主要依据临床症状诊断，而无特异性的实验室或病理学检查。

6. 甲状旁腺功能亢进症

甲状旁腺功能亢进症是一种由于 PTH 分泌过多导致钙磷代谢异常（血钙升高、尿钙排出增加、尿磷增加、血磷降低），进而出现骨组织钙缺乏的疾病。可通过骨扫描、甲状旁腺检查与原发性骨质疏松鉴别。

7. 骨转移瘤

骨转移瘤是指原发于某些器官的恶性肿瘤（大部分为癌，少数为肉瘤）通过血液循环或淋巴系统转移到骨骼所产生的继发性肿瘤。该病多发生于中轴骨，其中以脊柱受累最为常见，其次是长骨的干骺端，其发生部位与原发癌性质及来源有关。根据 X 线所见，可分为溶骨性、成骨性和混合性三种，前者最多。首发症状多是骨转移部位局部疼痛及压痛，常表现为持续性钝痛、静息痛与夜间疼痛加重，可发生病理性骨折。常规实验室检查可出现血钙和尿钙升高、血磷下降，以及血红蛋白降低、血沉增快、血浆蛋白下降、A/G 比值倒置等，广泛骨破坏时可有 ALP 升高。

8. 骨关节炎

骨关节炎是一种以关节软骨的变性、破坏及骨质增生为特征的常见慢性关节病。本病多见于中老年人，女性多于男性，发病与衰老、肥胖、炎症、创伤、关节过度使用、代谢障碍及遗传等因素有关。该病的主要临床表现为受累关节局部的疼痛和压痛，可有关节肿胀、晨僵、关节积液、骨性肥大，以及活动时的骨擦音、功能障碍或畸形。实验室检查一般在正常范围内，关节液检查可见白细胞增高，偶见红细胞。

9. 多发性骨髓瘤

多发性骨髓瘤是一种浆细胞克隆性疾病。该病的病例特征为恶性浆细胞无节制地增生、广泛浸润和大量单克隆免疫球蛋白的出现及沉淀，导致正常多克隆浆细胞增生和多克隆免疫球蛋白分泌受到抑制，从而引起广泛骨质破坏、反复感染、贫血、高钙血症、高黏滞综合征、肾功能不全等临床症状。该病的病变不均一，且椎体之间、椎体与股骨之间骨密度差异明显。

（刘东武　刘岩岩）

参考文献

[1] 方朝晖，耿家金，张有志，等.186 例老年性骨质疏松的中医证候调查对照研究 [J]. 中国中医药信息杂志，2004，11（7）:614-615.

[2] Orcel, P Chronic respiratory failure and osteoporosis:a difficult problem to unracel[J].Revue Des Maladies Respiratoires, 2001, 18（4）:361-363.

[3] Schlecht SH, Pinto DC, Agnew AM, et al.Brief communication:the effects of disuse on the mechanical properties of bone:What unloading tells us about the adaptive nature of skeletal tissue[J].Am J Phys Anthropol, 2012, 149（4）: 599-605.

[4] Lyritis G，Boscainos PJ.Calciton in effects on cartilage and fracture healing[J].J Musculoskelet Neuronal Interact, 2001, 2（2）:137-142.

第四章

骨质疏松的
中医治疗

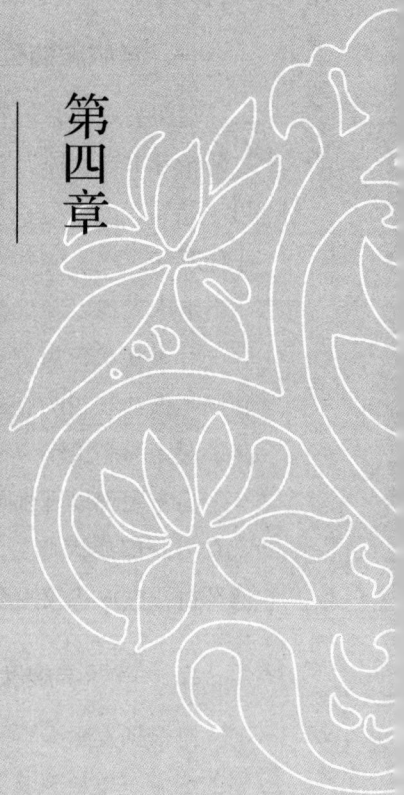

第一节 辨证要点

一、辨脏腑病位

临床表现通常以肾虚为主，腰膝酸软，男子精少，女子"天癸"早竭等肾精亏虚症状较为突出；或腰膝酸软，耳鸣健忘，五心烦热，颧红盗汗，男子遗精，女子经少等肾阴亏虚症状较为突出；或腰膝酸软，形寒肢冷，小便不利或夜尿频多等肾阳不足症状较为突出者，其病位多在肾。

临床表现以脾虚为主，食少腹胀，四肢倦怠，头晕乏力，气短懒言等脾气亏虚症状较为突出；或形寒肢冷，腹中冷痛，喜温喜按，腹胀便溏等脾阳不振症状较为突出；或肢体困重，脘腹痞闷，呕恶纳呆，舌苔厚腻等脾虚湿盛的症状较为突出者，病位多在脾。

临床表现以肝郁或肝虚为主，情志抑郁或急躁易怒，伴胸胁胀闷，善太息等肝郁症状为主；或面色无华，肢体麻木，关节拘急不利，爪甲失养等肝血亏虚症状较为突出者，病位多在肝。

二、审标本虚实

应根据发病人群、病史、症状、脉象等辨明证候的虚实，这对治疗原则的确定有重要意义。实证以气郁、血瘀、痰湿为主，多见于青年人，病程较短，来势较急，症见疼痛较剧，痛而拒按，为重痛、刺痛、掣痛，脉实。其中，气滞者，多见胀痛，或涉及两胁，疼痛与情志因素显著相关，伴胸胁胀闷，急躁易怒，善太息等肝气郁滞之症；血瘀者，多见刺痛，疼痛部位固定不移，或局部皮肤青紫，舌质紫暗或有瘀斑，脉涩等；痰湿者，肢体关节、肌肉酸痛，上下左右关节游走不定，或肢体关节疼痛重着、酸楚，手足困重，活动不便，舌苔腻，脉濡缓；或关节疼痛，局部灼热、红肿、痛不可触，舌苔腻，脉滑等。各证往往不是单独出现或一成不变的，而是互相转化和兼杂，如寒热错杂、气血同病等。

虚证以气虚、血虚、阴虚、阳虚、精亏为主，多见于中老年人或绝经期女性，病程较长，来势较缓，疼痛较缓，时作时止，痛而喜按，多为隐痛、空痛，脉虚。其中，气虚者，多见四肢倦怠，头晕乏力，气短懒言等；血虚者，见面色苍白或萎黄，唇爪色淡，舌淡苔白，脉细弱；阴虚者，多见潮热盗汗，五心烦热，颧红咽干，舌红少苔，脉细数等；阳虚者，多见畏寒肢冷，面色白，舌淡苔白，脉沉细；精亏者，见成人早衰，足痿无力，发脱齿摇，健忘痴呆，男子精少不育，女子经闭不孕等。

虚证与实证随着病程的进展而相互转化兼夹，日久邪实进一步伤正或日久因虚而致实，从而表现为虚实夹杂的证候，但应注意分析兼夹证的主次。对于更年期女性，其发病多为虚证，但因该人群常伴有胸胁胀闷，急躁易怒，善太息等肝气郁滞之症，因此虚实夹杂者也较常见。

三、辨本症与并发症

疼痛和骨缩、骨蚀等是本症的基本临床表现，而易于并发诸多并发症为本病的另一特点。常见的并发症包括骨折和喘证等。本症与并发症的关系，一般以本症为主，并发症为次。多数患者，先见本症，随病情的发展或各种诱因而出现并发症。但亦有少数患者与此相反，如少数中老年患者，骨痛及骨缩、骨蚀的本症不明显，常因骨折和喘证等为线索，最后确诊为本病。

第二节 诊疗思路

一、重视预防

中医药学十分重视对疾病的预防，早在《内经》中即云："是故圣人不治已病治未病。"目前，对骨质疏松的早期预防缺乏足够的认识，这可能与医疗系统对本病的预防知识宣传不够、未能引起广大群众的足够重视有关。如能节制房事、晚婚少育、劳逸结合、饮食及精神调摄等可起到预防作用，减少本病的发生，即《医学入门》所云"与其病后善服药，莫若病前善自防"。

二、整体观念

中医学认为，"肾主骨而生髓"，但是仅仅强调肾与骨的密切关系，则易导致惟肾是举，而忽略其他因素。"致痿之因诸多，非独肾也"。本病病因有肾之阴、阳虚，肝之血不足、郁不泄，脾胃之虚弱，血瘀、劳逸、寒湿等因素侵袭，故本病非肾之脏所致，所以，对本病的认识应以"整体观念"为指导，辨证分析，这样才能认识全面，分清主次，并采取相应的防治措施，切实提高对本病的防治水平。

三、标本兼顾

在本病的众多致病因素中，因本虚而致病者最为多见，这就容易导致在治疗上一味去补的现象出现。纵观整个病因病机，经过系统的分析总结不难发现，本病以本虚为主，其间多夹杂标实，故不可单重于本虚而疏于标实。治疗上应发挥中医特色，从整体出发，辨证分析，抓住本质，采取相应措施，标本兼顾，以取得满意的临床疗效。

第三节　辨证论治

骨质疏松与肝、脾、肾三脏虚损和气血功能紊乱密切相关，涉及肝、脾、肾功能失调、瘀血阻络、外感风寒湿热等外邪。下面从临床实用性角度，将骨质疏松分为肾精亏虚、肾气亏虚、肝血亏虚、气血亏虚、肝肾阴虚、脾肾阳虚、瘀血阻骨、气滞血瘀、痰瘀痹阻、风寒湿痹、风湿热痹、寒热错杂12个证型。具体如下：

1. 肾精亏虚证

【临床表现】腰膝酸软，耳鸣、耳聋，健忘恍惚，神情呆钝，发脱、齿摇，性功能减退，男子精少，女子"天癸"早竭，舌淡，少苔，脉沉细。

【病机分析】本证是骨质疏松临床常见证型之一，多见于中老年久病者。腰为肾之府，肾精亏虚，腰府失养，故腰膝酸软。肾开窍于耳，脑为髓海，肾精亏虚，精少髓亏，脑窍、耳窍失于充养，故见耳鸣耳聋，健忘恍惚，甚至神情呆钝。肾之华在发，齿为骨之余，精亏不足，则发枯易脱，齿松早脱。肾精不足，生殖无源，不能兴动阳事，故性欲减退，生育机能低下，男子表现为精少不育，女子表现为经闭不孕。

【治法】补肾填精壮骨。

【方药】青娥丸加减（《摄生众妙方》）。

补骨脂 10g，萆薢 15g，杜仲 20g，胡桃肉 20g，黄柏 20g，知母 15g，牛膝 20g，黄精 20g。

【方解】青娥丸具有补肾壮阳、强筋止痛、乌须、滋肾水、壮骨之功效，主治肾虚腰膝疼痛无力，不孕，并耳聋，眩晕，足无力，耳鸣，头晕目眩。《医方考》：肾，坎象也，水火并焉。水衰，则阳光独治，而令肾热；火衰，则阴翳袭之，而令肾寒；水火俱衰，则土气乘之，而邪实于肾，均之令人腰痛也。是方也，破故纸、杜仲、胡桃，味浓而温，黄柏、知母、牛膝，味浓而寒，温者可使养阳，寒者可使养阴，均之味浓，则均之能走下部矣；若萆薢者，苦燥之品，足以利水土之邪而平其气也。曰青娥者，涵阳之坎也，假之以名方，明其全夫水火之真尔。加黄精壮筋骨，益精髓，补精气。

【加减】若出现腰膝酸软、眩晕、耳鸣、须发早白，予熟地黄、制何首乌、菟丝子、枸杞子配伍，养血滋阴，补精益髓；伴倦怠乏力，加太子参、白术；若髓空骨枯日久，加鹿角、龟板、山茱萸。

2. 肾气亏虚证

【临床表现】腰膝酸软无力；面色淡白，神疲乏力。或伴有小便频数清长，或余沥不尽、夜尿多、遗尿；或男子遗精早泄，女子带下清稀量多；或月经淋沥不尽或胎动不安，滑胎者。或伴有久病咳喘，呼多吸少，气短，动则喘甚者。舌淡白，脉细弱或沉弱。

【病机分析】肾气亏虚，骨骼失养，而致腰膝酸软无力。因气虚不能上荣，阳气不足，心神无力振奋，则面色淡白，神疲乏力。膀胱气化失约，则小便频数清长，或余沥不尽，或夜尿多，遗尿。精关不固，则男子遗精早泄，女子带下清稀量多。肾气不固，因冲任之本在肾，冲任失约或失养，则月经淋沥不尽或胎动不安，滑胎。久病咳喘，呼多吸少，气短，动则喘甚，乃久病由肺及肾，肾气亏虚，摄纳无权，气不归元所致。舌淡白，脉细弱或沉弱，为气虚表现。

【治法】补肾益气。

【方药】肾气丸加减（《金匮要略》）。

熟地黄 24g，炒山药 12g，山茱萸 12g，泽泻 9g，茯苓 9g，牡丹皮 9g，桂枝 3g，炮附子 3g，肉桂 10g，黄芪 25g，白术 20g。

【方解】本方所治为肾阳不足、温煦气化失常所致，治宜补肾助阳为法，亦即王冰所谓"益火之源，以消阴翳"之意。方中重用熟地黄补肾填精，为君药。臣以山茱萸、山药补肝脾而益精血。以上三味以滋补肾阴为主，使肾阴充足，阳气化生有源。加少量辛热的附子、桂枝，温助命门之火，蒸化肾精，化生肾气，此即《内经》"少火生气"之意。君臣相伍，补肾填精、温肾助阳，使阳得阴助，生化无穷。方中滋补肾阴药居多，温肾助阳药用量较轻，其立方之旨，在微微生火，以化生肾气，取"少火生气"之义，而非峻补肾阳。泽泻、茯苓利水渗湿泄浊，牡丹皮清泄肝火，三药于补中寓泻，使邪去则补乃得力，并防滋阴药之腻滞。本方补阳与补阴配伍，阴阳并补，而以补阳为主；滋阴之中配入少量桂、附以温阳，目的在于阴中求阳，少火生气，故方名"肾气"。临床加肉桂，补火助阳，通过补命门之火，用于温助全身阳气，与附子相须为用；加黄芪、白术补后天脾胃之气，以益先天肾气。

3. 肝血亏虚证

【临床表现】项背强急，肢体麻木不仁，关节屈伸不利，手足震颤，头晕耳鸣，目涩眼花，甚或夜盲，面白无华，爪甲干枯脆薄，夜寐多梦，或月经量少、色淡，甚则闭经，皮肤瘙痒，舌淡，苔白，脉弦细。

【病机分析】肝血虚，筋脉、爪甲、两目、肌肤等失血濡养而致骨质疏松，表现为项背强急，肢体麻木不仁，关节屈伸不利，手足震颤。肝血不足则不能上荣头目，阳气易升，则头晕耳鸣。肝开窍于目，肝血不足，目失濡养，故目涩眼花，甚或夜盲。爪为筋之余，肝血不能荣筋，故爪甲干枯脆薄。血虚不能上荣于面，故面白无华；肝藏魂，肝血不足，魂无所舍，故夜寐多梦。女子以血为本，肝血不足，血海空虚，冲任失充，可兼见月经量少、色淡，甚则闭经。血虚化燥生风，皮肤瘙痒。舌淡，苔白，脉弦细，为肝血虚之证。

【治法】养肝补血。

【方药】四物汤加减（《仙授理伤续断秘方》）。

熟地黄 15g，当归 9g，白芍 9g，川芎 6g，炙甘草 10g，阿胶 15g，党参 15g，黄芪 30g，制何首乌 20g。

【方解】本方以甘温味厚的熟地黄为主，滋阴养血。配伍当归补血养肝，和血调经；白芍养血和营，以增强补血之力；川芎活血行气，调畅气血。综合全方，补血而不滞血，和血而不伤血，因此，血虚者可用之以补血，血瘀者可用之以活血，是既能补血养血，又能活血调经的常用方剂。柯琴曰：经云心生血，肝藏血。故凡生血者，则究之于心，调血者，当求之于肝也，是方乃肝经调血之专剂，非心经血之主方也，当归甘温和血，川芎辛温活血，芍药酸寒敛血，地黄甘平补血，四物具生长收藏之用，故能使荣气安，行经隧也。临床加黄芪健脾益气而生血；加制何首乌、阿胶补血。

【加减】出现血结加桃仁、红花，血闭加大黄、芒硝，血寒加桂、附，血热加芩、连，欲行血去芍，欲止血去芎；阴虚内热，手足心烦者，加白薇、青蒿、黄连、淡竹叶；抽动不安，心烦失眠者，加山栀子、夜交藤、炒枣仁、生龙骨、生牡蛎；出现肝血虚之头痛眩晕，治以"益气养血，补脾生血"，用八珍汤或归脾汤加味。

4. 气血亏虚证

【临床表现】四肢倦怠，面色苍白或萎黄，头晕，气短懒言，心悸怔忡，饮食减少，舌淡苔薄白，脉细弱或虚大无力。

【病机分析】气虚，脏腑肢体阳气失于鼓动，则四肢倦怠，气短懒言，饮食减少；血虚，脏腑孔窍失于濡养，则可见心悸怔忡，面色苍白或萎黄，头晕。舌淡苔薄白，脉细弱或虚大无力为气血亏虚之象。

【治法】益气补血。

【方药】八珍汤加减（《正体类要》）。

人参 10g，白术 10g，茯苓 10g，当归 10g，川芎 10g，白芍 10g，熟地黄 10g，炙甘草 5g，黄芪 30g，制何首乌 20g。

【方解】本方所治气血两虚证多由久病失治、病后失调或失血过多而致，病在心、脾、肝三脏。方中人参与熟地黄相配，益气养血，共为君药。白术、茯苓健脾渗湿，助人参益气补脾，当归、白芍、制何首乌养血和营，助熟地黄滋养心肝，均为臣药。川芎为佐，活血行气，使地、归、芍补而不滞。炙甘草为使，益气和中，调和诸药。

【加减】若以血虚为主，眩晕心悸明显者，可加大地、芍用量，并加黄芪；若心悸不寐者加远志、炒枣仁；若大便稀薄者，加扁豆、肉豆蔻；若水肿者，加桂枝、补骨脂。

5. 肝肾阴虚证

【临床表现】腰膝酸软，胁肋胀痛，头晕目眩，耳鸣健忘，视物不清，失眠多梦，咽干口燥，五心烦热，颧红盗汗，男子遗精，女子经少或闭经，舌红，少苔，脉细数。

【病机分析】本证为骨质疏松临床常见证型，系病久及肾所致，又肝肾同源，盛则同盛，衰则同衰。肾阴不足，腰膝失于滋养，则腰膝酸软；肝脉布于两胁，肝阴不足，肝脉失养，胁肋胀痛；肾阴不足则耳鸣健忘，视物不清；水不涵木，肝阳上亢，则头晕目眩；阴虚则热，虚热上扰，故五心烦热，颧红，失眠多梦；津不上润，则口燥咽干；内迫营阴则盗汗；虚火扰动精室则男子遗精；冲任隶属肝肾，肝肾阴伤，冲任空虚，故月经量少或闭经；舌红，少苔，脉细数为阴虚内热之象。

【治法】滋补肝肾。

【方药】六味地黄丸加减（《小儿药证直诀》）。

熟地黄 24g，山茱萸 12g，炒山药 12g，泽泻 9g，茯苓 9g，牡丹皮 9g，枸杞子 20g，当归 15g，白芍 20g。

【方解】方中重用熟地黄，滋阴补肾，填精益髓，为君药。山茱萸补养肝肾，并能涩精；山药补益脾阴，亦能固精，共为臣药。三药相配，滋养肝、脾、肾，称为"三补"。但熟地黄的用量是山茱萸与山药两味之和，故以补肾阴为主，补其不足以治本。配伍泽泻利湿泄浊，并防熟地黄之滋腻恋邪；牡丹皮清泄相火，并制山茱萸之温涩；茯苓淡渗脾湿，并助山药之健运。三药为"三泻"，渗湿浊，清虚热，平其偏胜以治标，均为佐药。六味合用，三补三泻，其中补药用量重于"泻药"，是以补为主；肝、脾、肾三阴并补，以补肾阴为主，这是本方的配伍特点。

【加减】血虚阴衰，熟地黄为君；精滑头昏，山茱萸为君；小便或多或少，或赤或白，茯苓为君；小便淋沥，泽泻为君；心虚火盛及有瘀血，牡丹皮为君；脾胃虚弱，皮肤干涩，山药为君。若兼咳嗽气促，加五味子、麦冬；若阴虚较重者，加天冬、麦冬；若阴虚盗汗者，加地骨皮；若腰膝疼痛，可予独活寄生汤加减。

【中成药】金天格胶囊，每次 3 粒，每日 3 次，口服。仙灵骨葆胶囊，每次 3 粒，每日 2 次，口服。六味地黄丸，每次 9g，每日 2 次，口服。肾骨胶囊，每次 1～2 粒，每日 3 次，口服。补肾健骨胶囊，每次 4 粒，每日 3 次，口服。芪骨胶囊，每次 3 粒，每日 3 次，口服。壮骨止痛胶囊，每次 4 粒，每日 3 次，口服。金乌骨通胶囊，每次 3 粒，每日 3 次，口服。

6. 脾肾阳虚证

【临床表现】腰膝酸软，形寒肢冷，腹中冷痛，腹胀腹泻，或五更泄泻，小便不利，或夜尿频多，舌淡胖或边有齿痕，舌苔白滑，脉沉细无力。

【病机分析】脾肾阳虚，则阴寒内盛，机体失于温煦，气机凝滞，则腰膝酸软，形寒肢冷，腹中冷痛。脾肾阳虚，腐熟运化水谷不及，排泄二便功能失职，则腹胀腹泻，小便不利，或夜尿频多。黎明前（五更之时）阴气极盛，阳气未复，故泄泻。舌淡胖或边有齿痕，舌苔白滑，脉沉细无力为脾肾阳虚之候。

【治法】补虚回阳，温中散寒。

【方药】附子理中汤加减（《三因极一病证方论》）。

人参 6g，白术 6g，干姜 6g，附子 6g，炙甘草 6g，肉桂 10g，黄芪 30g。

【方解】方用附子温中扶阳，散寒止痛，气雄性悍，走而不守，能温经通络，逐经络中风寒之邪，正如《神农本草经》所云"主寒湿踒躄，拘挛，膝痛，不能行步"。干姜温中驱寒，亦助附子散寒除痹，人参、白术、炙甘草健脾益气，使气血生化有源，致正气内存，如此可谓中阳健运，外卫秘固，正胜邪退，致无形之风寒未经毛窍而散，是别走谷道而逃，邪去正复，疾病痊愈。临床加黄芪，配白术以健脾益气；加肉桂，与附子相须为用，通过补命门之火，用于温助全身阳气。

7. 瘀血阻骨证

【临床表现】外伤后日久出现疼痛如针刺刀割，痛有定处而拒按，常在夜间加剧，女性常见经闭，舌质紫暗，或见瘀斑、瘀点，脉象细涩。

【病机分析】本证多见于骨质疏松性骨折后，或外伤日久，或气血失和所致，为临床常见证型之一。瘀血停积，脉络不通，气机阻滞，不通则痛，故痛如针刺刀割，痛有定处。因按压使气机阻滞更甚，疼痛加剧而拒按。夜间阴气盛，阴血凝滞而痛甚。瘀血内阻，新血不生，女性可见经闭。舌质紫暗，或见瘀斑、瘀点，脉象细涩为瘀血常见之象。

【治法】活血行气，祛风除湿，通痹止痛。

【方药】身痛逐瘀汤加减（《医林改错》）。

秦艽 9g，川芎 15g，桃仁 15g，红花 15g，炙甘草 6g，羌活 9g，没药 6g，当归 9g，五灵脂 6g，香附 15g，牛膝 15g，地龙 6g，丹参 15g，蜈蚣 1 条。

【方解】方中秦艽、羌活祛风除湿，桃仁、红花、当归、川芎活血祛瘀，没药、五灵脂、香附行气血，止疼痛，牛膝、地龙、蜈蚣疏通经络以利关节，加丹参养血活血，甘草调和诸药。

8. 气滞血瘀证

【临床表现】周身骨节疼痛，腰背膝痛有定处，疼痛拒按，卧床转身疼痛，日轻夜重，甚则驼背及腰椎、桡骨远端、髋关节骨折，胸胁胀闷，走窜疼痛，急躁易怒，女性可见月经闭止，或痛经，经色紫暗有块，舌质紫暗或见瘀斑，脉涩。

【病机分析】瘀血致病则疼痛痛有定处，疼痛拒按，卧床转身疼痛，日轻夜重，甚则驼背及腰椎、桡骨远端、髋关节骨折。肝主疏泄而藏血，具有条达气机、调节情志的功能，情志不遂或外邪侵袭肝脉则肝气郁滞，疏泄失职，故情绪抑郁或急躁，胸胁胀闷，走窜疼痛。气为血帅，肝郁气滞，日久不解，必致瘀血内停，则刺痛拒按。肝主藏血，为女性经血之源，肝血瘀滞，瘀血停滞，积于血海，阻碍经血下行，经血不畅则致经闭、痛经。舌质紫暗或有瘀斑，脉涩，均为瘀血内停之候。

【治法】活血祛瘀，行气止痛。

【方药】血府逐瘀汤加减（《医林改错》）。

桃仁 12g，红花 9g，当归 9g，生地黄 9g，牛膝 9g，川芎 5g，桔梗 5g，赤芍 6g，枳壳 6g，炙甘草 5g，柴胡 10g，黄芪 25g，地龙 15g，蜈蚣 1 条。

【方解】本方从桃红四物汤化裁而来，不仅可行血分之瘀滞，又可解气分之郁结，活血而不耗血，祛瘀又能生新，使"血府"之瘀逐去而气机畅通，从而诸症悉除，故名"血府逐瘀汤"。方中桃仁、红花、当归、川芎、赤芍、地龙、蜈蚣活血祛瘀；当归、生地黄养血化瘀；柴胡、枳壳疏肝理气；牛膝破瘀通经，引瘀血下行；桔梗开肺气，引药上行；甘草缓急，调和诸药；加黄芪益气以促进活血行血，共奏活血调气之功。本着"通则不痛"原则，酌加鸡血藤、威灵仙、延胡索、三七等活血通络之品，但须慎用祛风止痛等燥烈伤阴之品，以免"驱邪伤正"，并在治疗过程中注意"护胃气"。

9. 痰瘀痹阻证

【临床表现】肌肉关节刺痛，疼痛昼轻夜重，固定不移，关节疼痛反复发作，关节肿大，重者强直畸形，指（趾）或皮下触及结节，或液化溃流浊脂，腰脊酸痛，或肌肤紫暗、肿胀，伴有胸闷、心烦、惊悸，动则喘促，甚则下肢水肿，不能平卧等。舌质紫暗或有瘀斑，舌苔白腻，脉弦涩。

【病机分析】痰瘀皆为有形实邪，留滞于关节、肌肉，阻滞血脉，局部失养，而见关节漫肿，僵硬变形，屈伸受限，痛有定处。入夜，阳入于阴，血行缓慢，脉络瘀滞更甚，故疼痛昼轻夜重。痰瘀互结，留滞肌肤，闭阻经脉，故肌肉关节刺痛，固定不移，或肌肤紫暗、肿胀、胸闷；痰浊瘀血与外邪相合，阻闭经络，深入骨骼，导致关节肿胀、僵硬、变形。痹证日久，影响脏腑功能，津液失于输布，水湿停聚局部，可致关节肢体肿胀。痰瘀水湿可相互影响，兼夹转化，如湿聚为痰，血滞为瘀，痰可碍血，瘀能化水，痰瘀水湿互结，旧病新邪胶着，而致病程缠绵，顽固不愈。病初邪在经脉，累及筋骨、肌肉、关节，日久耗伤气血，损及肝肾，虚实相兼；痹证日久，也可由经络累及脏腑，出现相应的脏腑病变，其中以心痹较为多见。临床常见心烦、惊悸，动则喘促，甚则下肢水肿，不能平卧等。舌质紫暗或有瘀斑，舌苔白腻，脉弦涩为痰瘀痹阻之象。

【治法】化痰行瘀，蠲痹通络。

【方药】双合汤加减（《万病回春》）。

当归 12g，川芎 10g，生地黄 18g，桃仁 10g，红花 10g，白芥子 10g，茯苓 15g，法半夏 10g，陈皮 10g，竹茹 10g，炙甘草 5g，黄芪 30g，白术 20g，巴戟天 15g，干姜 10g。

【方解】双合汤为桃红四物汤合二陈汤减芍药、甘草而来，二方相合既能化痰行瘀，又能蠲痹通络。桃红四物汤以祛瘀为核心，辅以养血、行气。方中以强劲的破血之品桃仁、红花为主，力主活血化瘀；以甘温之地黄、当归滋阴补肝、养血调经；川芎活血行气、调畅气血，以助活血之功。二陈汤中半夏辛温性燥，善能燥湿化痰，又和胃降逆；陈皮既可理气行滞，又能燥湿化痰；茯苓健脾渗湿，以助化痰之力；甘草健脾和中，调和诸药。全方配伍得当，使瘀血祛、新血生、气机畅，化瘀生新是该方的显著特点。临床加黄芪、白术，益气以助行血活血，健脾以助化痰行瘀；加竹茹清热化痰，除烦止呕；加白芥子利气豁痰，温中散寒；加巴戟天、干姜助阳气，以温经活血止痛，助脾化痰。

10. 风寒湿痹证

【临床表现】①肢体关节、肌肉酸痛，上下左右关节游走不定，上肢多见，多为寒痛，或见汗出、恶风、发热、头痛，舌苔薄白或薄腻，脉多浮或浮紧。②或肢体关节疼痛较剧，甚至关节不可屈伸，遇冷痛甚，得热则减，痛处多固定，皮色不红，触之不热，舌质淡红，苔薄白，脉弦紧；或肢体关节疼痛重着、酸楚。③或有肿胀，痛有定处，肌肤麻木，手足困重，活动不便，或小便不利，舌质淡红，舌苔腻，脉濡缓。

【病机分析】①风为阳邪，其性开泄，善行而数变，可见肢体关节、肌肉酸痛，上下左右关节游走不定，但以上肢为多见，以寒痛为多；风邪袭表，卫气不固，而见汗出、恶风；风为阳邪，易袭阳位，可见头痛；舌苔薄白或薄腻，脉多浮或浮紧为风邪袭表之象。②寒为阴邪，主收引凝滞，故寒邪袭人，闭阻经络关节，气血运行不畅，可见肢体关节疼痛较剧，甚至关节不可屈伸；寒为阴邪，阴盛则寒，故遇冷痛甚，得热则减，痛处多固定，故局部皮色不红，触之不热；遇寒则血脉更加不畅，故痛更剧，遇热则气血畅，故痛减；舌质淡红，苔薄白，脉弦紧为寒邪之象。③湿为阴邪，其性重着黏滞，湿邪侵袭，留而不去，可见肢体关节疼痛重着、酸楚，或有肿胀，痛有定处，肌肤麻木，手足困重，活动不便；湿伤脾胃，运化失司，水液不循常道，故见肢体关节肿胀，小便不利；舌质淡红，舌苔腻，脉濡缓均为湿邪侵袭之象。

【治法】祛风散寒除湿，蠲痹通络止痛。

【方药】蠲痹汤加减（《医学心悟》）。

羌活 15g，独活 15g，桂枝 10g，秦艽 10g，当归 9g，川芎 10g，炙甘草 5g，海风藤 25g，桑枝 9g，乳香 5g，木香 5g，防风 20g，黄芪 30g，白术 20g，附子 10g。

【方解】方中以羌活、独活、桂枝、秦艽、海风藤、桑枝祛风散寒除湿通络；辅以当归、川芎活血化瘀；木香理气；乳香伸筋活络止痛，并以甘草调和诸药。本方辛能散寒，风能胜湿，用附子、桂枝、防风以温经散寒，防风、羌活除湿而疏风；气通则血活，血活则风散，用木香理气，当归、川芎活血化瘀，乳香活络止痛；加黄芪、白术健脾益气以除湿。

【加减】偏湿胜者，可加防己、薏苡仁、苍术；如果痛在上肢者，可加桂枝、姜黄；如果痛在下肢者，可加牛膝。

11. 风湿热痹证

【临床表现】①热邪致痹可单一出现，以关节疼痛，局部灼热、红肿、痛不可触，不能屈伸，得冷则舒为特点；兼有恶风发热，有汗不解，心烦口渴，便干尿赤。②或关节或肌肉红肿热痛，屈伸不利，步履艰难，反复发作，舌红，苔黄腻，脉滑。③或酸痛麻木者，皮肤干燥，肌肉瘦削，口干不欲饮，舌红，少苔干燥，脉多细数。

【病机分析】①热为阳邪，阳盛则热，故可见关节疼痛，局部灼热、红肿、痛不可触，不能屈伸，得冷则舒；热邪袭表，卫阳不固而见恶风发热；热与湿结，侵袭卫表，湿为阴邪，重着黏滞，可见发热、有汗不解；热扰心神，而见心烦；热邪伤阴，可见口渴，便干尿赤。②热与湿相结，湿性重浊黏滞，湿热闭阻，则关节或肌肉红肿热痛，屈伸不利，步履艰难，可反复发作；舌红，苔黄腻，脉滑为湿热之象。③湿热伤阴，筋脉、孔窍失于濡养，则酸痛麻木者，皮肤干燥，肌肉瘦削，口干不欲饮；舌红，少苔干燥，脉多细数为湿热伤津较重之象。

【治法】清热祛邪，宣痹止痛。

【方药】白虎加桂枝汤加减（《金匮要略》）。

知母 18g，炙甘草 6g，生石膏 50g，桂枝 5g，黄柏 10g，苦参 10g。

【方解】白虎汤原为阳明经证的主方，后为治疗气分热盛的代表方。方中石膏辛甘大寒，入肺、胃二经，功善清解，透热出表，以除阳明气分之热，故为君药。知母苦寒质润，一助石膏清肺胃热，一滋阴润燥。佐以粳米、炙甘草益胃生津。桂枝，《千金方衍义》记载："惟白虎以治阳邪，加桂以通营卫，则阴阳和，血脉通，得汗而愈矣。"热痹患者多夹湿，而养阴与化湿有矛盾，用养阴药应避免过量而助湿，不应单纯滋阴，应配伍清热利湿之品，如黄柏、苦参等，以达扶正不留邪、祛邪不伤正的目的。

【加减】在湿热痹治疗过程中，燥湿药用量过多容易伤阴，对素体阴虚的患者尤应注意。湿热痹诸药治疗效果不明显者，均可试用滋阴清热法或在原方中适当加入养阴药物。若患者已出现阴虚表现，则采用甘寒养阴清热、活血通络法治疗。

12. 寒热错杂证

【临床表现】肢体肌肉关节红肿热痛，但局部畏寒，或自觉发热而触之不热；或肢体关节屈伸不利，得温则舒，甚则关节僵硬、变形，但发热恶寒、咽痛明显，小便黄，大便干，舌红、苔白或舌淡苔黄，脉弦数或弦紧。

【病机分析】湿郁化热而寒邪未除，或因机体感受风寒湿邪日久郁而化热，则肢体肌肉关节红肿热痛，但局部畏寒；寒邪伤阳，络脉痹阻而见肢体关节屈伸不利，得温则舒；痹阻日久，筋脉不用，而见关节僵硬，变形；复感风热之邪，可见发热恶寒，咽痛明显；热邪伤阴而见小便黄，大便干；素体阴虚，复感寒邪，则可见舌红、苔白；素体阳虚，复感风热之邪则可见舌淡苔黄；寒热错杂之证常见弦数或弦紧脉。

【治法】温经散寒，清热除湿。

【方药】桂枝芍药知母汤加减（《金匮要略》）。

桂枝 12g，白芍 9g，炙甘草 6g，麻黄 12g，生姜 15g，白术 15g，知母 12g，防风 12g，附子 10g，路路通 20g，僵蚕 10g，赤芍 20g。

【方解】此方适用于风寒湿邪而又郁而为热者。风寒袭于肌表，血运不畅，故以桂枝温经通络，祛风散寒为主。风寒客于肌表，湿气留于关节，寒郁为热，湿热相搏，为肿为痛，故辅以白芍、赤芍、僵蚕清血分之热而止痛，知母清气分之热而消肿。风胜则动，麻黄、防风以祛风；寒胜则痛，附子以散寒；湿胜则肿，故用白术以燥湿，为兼制药。甘草、生姜益气和中为引和药，路路通活血通络止痛。

【加减】若热重，可加生石膏、黄芩、忍冬藤以清热；若寒盛，可加羌活、川芎、细辛以温经通络；若关节疼痛明显，可加全蝎、蜈蚣等虫类药以通络止痛。

第四节　症状治疗

一、胀痛

疼痛而且发胀。多属于肝气郁滞所致。

【治法】疏肝解郁，行气止痛。

【方药】柴胡疏肝散加减（《证治准绳》）。

柴胡 15g，陈皮 15g，川芎 9g，枳壳 9g，芍药 9g，香附 15g，炙甘草 5g。

【方解】方中柴胡苦、辛，微寒，归肝、胆经，功擅条达肝气而疏郁结，故为君药。香附微苦辛平，入肝经，长于疏肝行气止痛；川芎味辛，入肝胆经，能行气活血，开郁止痛，二药共助柴胡疏肝解郁，且有行气止痛之效，同为臣药。陈皮理气行滞而和胃，醋炒以入肝行气；枳壳行气止痛，疏肝理脾；芍药养血柔肝，缓急止痛，与柴胡相伍，养肝之体，利肝之用，且防诸辛香之品耗伤气血，俱为佐药。甘草调和药性，与白芍相合，增缓急止痛之功，为佐使药。诸药共奏疏肝解郁，行气止痛之功。

二、刺痛

疼痛犹如针刺之状，固定不移，夜间痛甚。多属于瘀血内停所致。

【治法】活血行气，祛瘀通络，通痹止痛。

【方药】身痛逐瘀汤加减（《医林改错》）。

秦艽 6g，川芎 10g，桃仁 15g，红花 15g，炙甘草 6g，羌活 15g，没药 6g，当归 9g，五灵脂 6g，香附 15g，牛膝 9g，地龙 6g。

【方解】本方以川芎、当归、桃仁、红花、没药活血祛瘀；牛膝、五灵脂、地龙行血舒络，通痹止痛；秦艽、羌活祛风除湿；香附行气活血；甘草调和诸药。共奏活血祛瘀，祛风除湿，蠲痹止痛之功。若微热，加苍术、黄柏；若虚弱，加黄芪 30g。

三、冷痛

疼痛且有冷感，得温痛减。多由于寒邪阻络或阳虚失温所致。

【治法】温经散寒，除湿止痛。

【方药】乌头汤加减（《金匮要略》）。

麻黄9g，芍药9g，黄芪9g，甘草9g，川乌9g。

【方解】伤后风寒湿邪乘虚而入，留于关节，经脉痹阻，气血运行不畅，则关节疼痛。治当温经散寒，通络除湿之法。方中麻黄发汗宣痹；乌头祛寒止痛；芍药、甘草缓急舒筋；黄芪益气固卫，助麻黄、乌头温经止痛，又可防麻黄过于发散；白蜜甘缓，解乌头之毒。诸药配伍，能使寒湿之邪微汗而解，则病邪解而痛止。

四、隐痛

疼痛轻微，时发时止。多因阴血不足，机体失养，或阳气亏虚，机体失温所致。

【治法】补益气血。

【方药】八珍汤加减（《正体类要》）。

人参10g，白术10g，茯苓10g，当归10g，川芎10g，白芍10g，熟地黄10g，炙甘草5g。

【方解】方中人参大补元气，熟地黄补血滋阴，共为君药。白术补气健脾；当归补血和血，为臣药。茯苓健脾渗湿；白芍养血和营；川芎活血行气，以使补而不滞，共为佐药。炙甘草益气和中，调和诸药，为使药。兼加姜、枣，调和气血，共为佐使。诸药相合，共成益气补血之效。本方以益气之四君子汤与补血之四物汤合方，共成气血双补之剂。

五、酸痛

疼痛而有酸软感。多由于肝肾不足、筋骨失养所致。

【治法】祛风湿，止痹痛，益肝肾，补气血。

【方药】独活寄生汤加减（《备急千金要方》）。

独活 9g，桑寄生 6g，秦艽 6g，防风 6g，细辛 3g，当归 6g，白芍 6g，川芎 6g，生地黄 6g，杜仲 6g，牛膝 6g，人参 6g，茯苓 6g，甘草 6g，桂心 6g。

【方解】方中以独活、细辛专入足少阴肾经，搜风寒、通血脉；配以秦艽、防风，疏经升阳，以祛风化湿；桑寄生补肝肾，益气血，祛风冷；又配合杜仲、牛膝壮肾健骨，强筋固下；更用当归、白芍、川芎、生地黄活血补阴；以人参、桂心、茯苓、甘草益气补阳。全方主旨是用辛温以散之，甘温以补之，使肝肾强，气血足，风湿除，筋骨壮而腰膝痹痛自愈。

六、腰膝酸软

多由于肾阴亏虚、腰膝失养所致。

【治法】滋阴补肾，填精益髓。

【方药】左归丸（《景岳全书》）。

熟地黄 24g，山药 12g，枸杞子 12g，山茱萸 12g，牛膝 9g，鹿角胶 12g，龟板胶 12g，菟丝子 12g。

【方解】方中重用熟地黄滋肾阴，益精髓，以补真阴不足，为君药。用山茱萸补养肝肾，固秘精气；山药补脾益阴，滋肾固精；龟板胶滋阴补髓；鹿角胶补益精血，温阳壮肾，配入补阴方中，而有阳中求阴之意，皆为臣药。枸杞子补肝肾，益精血；菟丝子补肝肾，助精髓；川牛膝益肝肾，强筋骨，俱为佐药。本方滋补真阴力专而效宏，如真阴失守，虚火炎上者可去枸杞子、鹿角胶，加女贞子、玄参以滋阴清热降火；如火烁肺金，干咳少痰者，加麦冬、百合以润肺止咳。

第五节　其他治疗

一、常用成药

1. 肾精亏虚证

（1）护骨胶囊（国药准字 Z20040124）

成分：制何首乌、淫羊藿、熟地黄、龟甲、巴戟天、杜仲、续断、骨碎补、当归、山药。

用法：口服，每次 4 粒，每日 3 次。饭后 30 分钟服用，3 个月为 1 个疗程。

功效：补肾益精。

适应证：用于中老年人肾精亏虚证所出现的腰脊疼痛，酸软无力，不能持重，下肢痿弱，步履艰难，或足跟痛，面色淡暗，发脱，性欲减退，头晕耳鸣，或骨质疏松患者见上述症状者。

注意：用药后少许患者可出现恶心、腹泻、便秘、皮疹、瘙痒等不适。另在临床研究中有个别患者用药后肝肾功能轻度异常，是否与服用本品有关尚不确定。

（2）苁蓉益肾颗粒（国药准字 Z20030099）

成分：五味子（酒制）、肉苁蓉（酒制）、菟丝子（酒炒）、茯苓、巴戟天（制）。

用法：口服。每次 1 袋（2g），每日 2 次。

功效：补肾填精。

适应证：用于肾气不足，腰膝酸软，记忆衰退，头晕耳鸣，四肢无力。

注意：忌辛辣、生冷食物；感冒发热患者不宜服用；有高血压、心脏病、肝病、糖尿病、肾病等慢性病严重者应在医师指导下服用；平素月经正常，突然出现月经过少，或经期错后，或阴道不规则出血者应去医院就诊。

2. 脾肾阳虚证

（1）强骨胶囊（国药准字 Z20030007）

成分：骨碎补等。

用法：饭后温开水送服，每次 1 粒，每日 3 次，3 个月为一个疗程。

功效：补肾壮骨，强筋止痛。

适应证：用于原发性骨质疏松、骨量减少患者的肾阳虚证候。症见腰背四肢酸痛，畏寒肢冷或抽筋，下肢无力，夜尿频多等。

注意：偶见口干、便秘。

（2）淫羊藿总黄酮胶囊（国药准字 Z20140012）

成分：淫羊藿总黄酮。

用法：口服，每日 2 次，每次 3 粒。

功效：温补肾阳，强筋健骨。

适应证：用于原发性骨质疏松肾阳虚证，症见腰脊疼痛，腰膝酸软，形寒肢冷，下肢无力，夜尿频多，舌淡，苔薄白。

注意：①少数患者出现口干、轻度皮疹、口疮、咽痛、燥热、耳鸣、心悸、小便黄或小便赤痛等，必要时停药，并及时去医院就诊。②少数患者出现便秘、腹泻、腹痛、胃部不适等胃肠道反应。③既往有窦性心动过缓病患者慎用。

（3）右归丸（国药准字 Z11021040）

成分：熟地黄、附子（炮附片）、肉桂、山药、山茱萸（酒炙）、菟丝子、鹿角胶、枸杞子、当归、杜仲（盐炒）。

用法：口服，小蜜丸（每 10 丸重 1.8g）一次 9g，大蜜丸（每丸重 9g）每次 1 丸，每日 3 次。

功效：温补肾阳，填精止遗。

适应证：主治肾阳不足，命门火衰，腰膝酸冷，精神不振，怯寒畏冷，阳痿遗精，大便溏薄，尿频而清。

注意：①该药可嚼服，也可分份吞服。②忌食生冷，肾虚有湿浊者不宜应用。

（4）尪痹片（国药准字 Z20044066）

成分：生地黄、熟地黄、续断、附子（制）、独活、骨碎补、桂枝、淫羊藿、防风、威灵仙、皂刺、羊骨、白芍、狗脊（制）、知母、伸筋草、红花。

用法：口服，每次 4 片，每日 3 次。

功效：补肝肾，强筋骨，祛风湿，通经络。

适应证：用于久痹体虚，关节疼痛，局部肿大，僵硬畸形，屈伸不利及类风湿关节炎见上述证候者。

注意：不良反应暂不明确。

（5）骨疏康胶囊（颗粒）（国药准字 Z20054359）

成分：淫羊藿、熟地黄、骨碎补、黄芪、丹参、木耳、黄瓜子。

用法：①胶囊：口服，每次 4 粒，每日 2 次。②颗粒：口服，每次 10g，每日 2 次。

功效：补肾益气，活血壮骨。

适应证：主治肾虚兼气血不足所致的原发性骨质疏松，症见腰背疼痛、腰膝酸软、下肢痿弱、步履艰难、神疲、目眩。

注意：①忌辛辣、生冷、油腻食物。②按照用法服用，年老体虚者、高血压患者应在医师指导下服用。③发热患者暂停使用。④儿童禁用。

（6）金匮肾气丸（国药准字 Z11020054）

成分：地黄、山药、山茱萸（酒炙）、茯苓、牡丹皮、泽泻、桂枝、附子（制）、牛膝（去头）、车前子（盐炙）。

用法：①口服，水丸每次 20 粒（4g）～25 粒（5g），每日 2 次。②口服，蜜丸每次 1 丸（6g），每日 2 次。

功效：温补肾阳，化气行水。

适应证：用于肾虚水肿，腰膝酸软，小便不利，畏寒肢冷。

注意：服药期间忌房欲、气恼，忌食生冷食物。

（7）龙牡壮骨颗粒（国药准字 Z42021662）

成分：黄芪、麦冬、龟甲、白术、山药、龙骨、牡蛎、鸡内金、维生素 D 等。

用法：开水冲服，2 岁以下每次 5g 或 3g（无蔗糖），2 ～ 7 岁每次 7.5g 或 4.5g（无蔗糖），7 岁以上每次 10g 或 6g（无蔗糖），每日 3 次。

功效：强筋壮骨，和胃健脾。

适应证：用于治疗和预防小儿佝偻病、软骨病。对小儿多汗、夜惊、食欲不振、消化不良、发育迟缓等症也有治疗作用。

注意：①忌辛辣、生冷、油腻食物。②服药期间应多晒太阳，多食含钙及易消化的食品。③婴儿应在医师指导下服用。④感冒发热患者不宜服用。⑤本品含维生素 D_2、乳酸钙、葡萄糖酸钙。请按推荐剂量服用，不可超量服用。

（8）复方补骨脂颗粒（国药准字 Z20054359）

成分：补骨脂、锁阳、续断、狗脊、赤芍、黄精等。

用法：开水冲服，每次 1 袋，每日 2 次。

功效：温补肝肾，强壮筋骨，活血止痛。

适应证：用于肾阳虚亏，腰膝酸痛，腰肌劳损及腰椎退行性病变等病。

注意：孕妇慎用。

3. 肝肾阴虚证

（1）金天格胶囊（国药准字 Z20030080）

成分：人工虎骨粉。

用法：口服，每次 3 粒，每日 3 次。

功效：健骨。

适应证：用于腰背疼痛，腰膝酸软，下肢痿弱，步履艰难等症状的改善。

注意：服药期间多饮水。

（2）仙灵骨葆胶囊（国药准字 Z20025337）

成分：淫羊藿、续断、丹参、知母、补骨脂、地黄。

用法：口服，每次 3 粒，每日 2 次。

功效：滋补肝肾，活血通络，强筋壮骨。

适应证：用于骨质疏松和骨折，骨关节炎，骨无菌性坏死等。

注意：①忌食生冷、油腻食物。②感冒时不宜服用。③高血压、心脏病、糖尿病、肝病、肾病等慢性病严重者应在医师指导下服用。④服药2周症状无缓解，应去医院就诊。⑤孕妇禁用。

（3）六味地黄丸（国药准字 Z11020056）

成分：熟地黄、酒萸肉、牡丹皮、山药、茯苓、泽泻。

用法：大蜜丸（9g）每次1丸，每日2次，口服。

功效：滋阴补肾。

适应证：用于肾阴亏损，头晕耳鸣，腰膝酸软，骨蒸潮热，盗汗遗精，消渴。

注意：①孕妇慎用。②虚寒性病患者不适用，其表现为怕冷，手足凉，喜热饮。③不宜和感冒类药同时服用。④该药宜空腹或饭前服用，开水或淡盐水送服。

（4）肾骨胶囊（国药准字 Z11020253）

成分：牡蛎。

用法：口服，每次1～2粒，每日3次。

功效：促进骨质形成，维持神经传导、肌肉收缩、毛细血管正常渗透压，保持血液酸碱平衡。

适应证：用于儿童、成人或老年人缺钙引起的骨质疏松，骨质增生骨痛，肌肉痉挛，小儿佝偻症。

注意：暂不明确。

（5）补肾健骨胶囊（国药准字 Z20020056）

成分：熟地黄、山茱萸（制）、山药、狗脊、淫羊藿、当归、泽泻、牡丹皮、茯苓、牡蛎（煅）。

用法：口服，每次4粒，每日3次。

功效：滋补肝肾，强筋健骨。

适应证：用于原发性骨质疏松的肝肾不足证候，症见腰脊疼痛、胫软膝酸、肢节痿弱、步履艰难、目眩。

注意：①忌食生冷、油腻食物。②感冒时不宜服用。③高血压、心脏病、糖尿病、肝病、肾病等慢性病严重者应在医师指导下服用。④孕妇禁用。

（6）芪骨胶囊（国药准字 Z20090656）

成分：淫羊藿、制何首乌、黄芪、石斛、肉苁蓉、骨碎补、菊花。

用法：口服，每次 3 粒，每日 3 次。

功效：滋补肝肾，强筋健骨。

适应证：用于女性绝经后骨质疏松肝肾不足证，症见腰膝酸软无力、腰背疼痛、步履艰难、不能持重。

注意：肝肾功能不全者禁用。

（7）金乌骨通胶囊（国药准字 Z20043621）

成分：金毛狗脊、乌梢蛇、葛根、淫羊藿、木瓜、威灵仙、补骨脂。

用法：口服，每次 3 粒，每日 3 次。或遵医嘱。

功效：滋补肝肾，祛风除湿，活血通络。

适应证：用于肝肾不足，风寒湿痹，骨质疏松，骨质增生引起的腰腿酸痛、肢体麻木等症。

注意：尚不明确。

4.瘀血阻骨证

（1）瘀血痹胶囊（国药准字 Z20044071）

成分：乳香（炙）、威灵仙、红花、丹参、没药（炙）、川牛膝、川芎、当归、姜黄、香附（炙）、黄芪（炙）。

用法：口服，每次 6 粒，每日 3 次。或遵医嘱。

功效：活血化瘀，通络定痛。

适应证：用于瘀血阻络的痹证，症见肌肉关节疼痛剧烈，多呈刺痛感，部位固定不移，痛处拒按，有硬节或瘀斑。

注意：①忌烟、酒及辛辣、生冷、油腻食物。②不宜和感冒类药同时服用。③凡脾胃虚弱、食入难消、呕吐泄泻、腹胀便溏、咳嗽痰多者慎用。④本品宜饭前或进食同时服用。

（2）活血止痛胶囊（国药准字 Z20053669）

成分：当归、三七、醋乳香、冰片、土鳖虫、煅自然铜等。

用法：用温黄酒或温开水送服，每次 3 粒，每日 2 次。

功效：活血散瘀，消肿止痛。

适应证：用于跌打损伤，瘀血肿痛。

注意：①孕妇及六岁以下儿童禁用。②肝肾功能异常者禁用。

（3）接骨七厘胶囊（国药准字 Z20053999）

成分：乳香（炒）、没药（炒）、当归、土鳖虫、骨碎补（烫）、龙血竭、自然铜（煅）等。

用法：口服，每次 2 粒，每日 2 次。

功效：活血化瘀，接骨止痛。

适应证：用于跌打损伤，续筋接骨，血瘀疼痛。

注意：暂不明确。

（4）骨松宝胶囊（国药准字 Z20030084）

成分：淫羊藿、续断、知母、地黄、三棱、莪术、川芎、赤芍、牡蛎（煅）。

用法：口服，每次 3 粒，每日 2 次。

功效：滋补肝肾，活血通络，强筋壮骨。

适应证：用于肝肾不足，瘀血阻络所致骨质疏松，症见腰脊疼痛，足膝酸软，乏力。

注意：①忌辛辣、生冷、油腻食物。②按照用法服用，年老体虚者、高血压患者应在医师指导下服用。③药物避免阳光直射。

（5）雪山金罗汉止痛涂膜剂（国药准字 Z20010095）

成分：铁棒槌、延胡索、五灵脂、雪莲花、川芎、红景天、秦艽、桃仁、西红花、冰片、麝香。

用法：涂在患处，每日 3 次。

功效：活血，消肿，止痛。

适应证：用于急慢性扭挫伤，风湿性关节炎，类风湿关节炎，痛风，肩周炎，骨质增生所致的肢体关节疼痛肿胀，以及神经性头痛。

注意：①皮肤破损处禁用，孕妇禁用。②本品为外用药，禁止内服。③切勿接触眼睛、口腔等黏膜处。④本品不宜长期或大面积使用。

5. 风寒湿痹证

（1）骨力胶囊（国药准字 Z20027661）

成分：淫羊藿、狗脊、威灵仙、木瓜、牛膝、姜黄、补骨脂、党参、葛根。

用法：口服，每次 3 粒，每日 3 次。

功效：强筋骨，祛风湿，活血化瘀，通络定痛。

适应证：用于风寒湿邪痹阻经络所致的腰腿酸痛，肢体麻木及骨质疏松。

注意：①忌寒凉及油腻食物；②宜饭后服用，不宜在服药期间同时服用其他泻火及滋补性中药；③热痹者不适用，主要表现为关节肿痛如灼，痛处发热，疼痛窜痛无定处，口干唇燥等；④儿童、孕妇禁用。

（2）祖师麻膏（国药准字：Z62020522）

成分：祖师麻。

用法：温热软化后贴于患处。

功效：祛风除湿，活血止痛。

适应证：用于风寒湿痹、瘀血痹阻经脉。症见肢体关节肿痛，畏寒肢冷，局部肿胀有硬结或瘀斑。

注意：忌贴于创伤处，孕妇慎用。

（3）通痹胶囊（国药准字：Z20080482）

成分：制马钱子、金钱白花蛇、蜈蚣、全蝎、地龙、人参、黄芪、麻黄、桂枝、附子（黑顺片）、制川乌、桃仁、红花、没药（炒）、香附（酒制）、川牛膝、续断、朱砂等。

用法：口服，每次 1 粒，每日 2～3 次，饭后服用或遵医嘱。

功效：祛风胜湿，活血通络，散寒止痛，调补气血。

适应证：用于寒湿闭阻，瘀血阻络，气血两虚所致痹病，症见关节冷痛，屈伸不利。风湿性关节炎，类风湿关节炎见有上述证候者。

注意：①孕妇、儿童禁用；肝肾功能损害与高血压患者慎用；运动员慎用。②本品含马钱子、川乌、附子，请严格遵医嘱服用，不可过量久服。③忌食生冷、油腻食物。

（4）盘龙七片（国药准字：Z61020050）

成分：盘龙七、川乌、草乌、当归、杜仲、秦艽、铁棒锤、红花、五加皮、牛膝、过山龙、丹参等。

用法：口服，每次3～4片，每日3次。

功效：活血化瘀，祛风除湿，消肿止痛。

适应证：用于风湿性关节炎、腰肌劳损、骨折及软组织损伤。

注意：①孕妇及哺乳期女性禁服；②严重高血压、心血管疾病、肝肾疾病忌服；③本品含有乌头碱，应严格在医生指导下按规定量服用，不得任意调整药物剂量及服用时间。

二、现代方剂

（1）壮骨关节丸（第一军医大学研制）

成分：狗脊、淫羊藿、独活、骨碎补、续断、补骨脂、桑寄生、鸡血藤、熟地黄、木香、乳香、没药。

用法：口服，浓缩丸每次10丸；水丸每次6g，每日2次。早晚饭后服用。

功效：补益肝肾，养血活血，舒筋活络，理气止痛。

适应证：用于肝肾不足，气滞血瘀，经络痹阻；各种退行性骨关节痛，腰肌劳损等。

（2）骨痿灵（长春中医药大学附属药厂，专利号201410299830.9）

成分：熟地黄、山茱萸、虎骨（狗骨加倍）、杜仲、赤芍、川芎、香附、泽泻、黄芪各10g，当归、茯苓各15g，鹿茸、肉桂各3g，牛膝、地龙各12g，柴胡8g，龟甲30g。

用法：将鹿茸、狗骨制成细面；将龟甲久煎后再放入其他药物煎煮，取汁500mL左右即可冲服鹿茸狗骨面剂。20天为一个疗程。

功效：补肾健脾，强筋壮骨。

适应证：主治中老年骨质疏松。

（3）补肾健骨汤（李同生验方，专利号 201410300308.8）

成分：熟地黄 20g，山药、丹参各 15g，山茱萸、菟丝子、牛膝、鹿角胶、龟甲胶、仙灵脾、肉苁蓉各 10g，田三七 3g（研末冲服），枸杞子 8g。

用法：每日 1 剂，水煎服。

功效：补肾填精，壮骨生髓。

适应证：主治老年骨质疏松。

（4）骨痹汤（关幼波验方，专利号 201410299655.3）

成分：骨碎补、鹿含草、鹿角霜、千年健、补骨脂各 15g，狗脊、肉苁蓉、熟地黄、鸡血藤各 30g，怀牛膝 10g。

用法：水煎服，每日 1 剂，早晚分服。

功效：补益肝肾，祛湿通络。

适应证：主治绝经后骨质疏松。

（5）补肾填精汤（专利号 201410299656.8）

成分：黄芪 30g，女贞子、补骨脂、菟丝子、枸杞子、杜仲、川续断、肉苁蓉、淫羊藿、山药各 15g，生牡蛎 50g，延胡索 10g。

用法：每日 1 剂，水煎，分 2 次服。

功效：补肾填精。

适应证：主治绝经期后女性骨质疏松。

（6）二仙肾气汤（许纯、樊宝荣验方，专利号 201410299546.1）

成分：仙茅、仙灵脾、山药、山茱萸、泽泻、茯苓、牡丹皮、当归、川芎各 10g，熟地黄 15g，肉桂 3g，附片、青皮、陈皮各 5g。

用法：水煎服，每日 1 剂，20 天为 1 个疗程。

功效：温补肾阳，活血止痛。

适应证：主治老年性胸腰椎骨质疏松。

（7）补肾通络汤（孔明云验方，专利号 201410299547.6）

成分：熟地黄、山药、泽泻各 20g，山茱萸、杜仲、牛膝各 15g，鸡血藤、桃仁、田三七、附子各 10g，茯苓 25g，黄芪 30g，延胡索 5g。

用法：每日 1 剂，水煎取汁分 2～3 次温服。

功效：补肾壮骨，活血通络。

适应证：主治中老年骨质疏松。

（8）益肾填髓汤（吴鹏强、徐花兰、周嘉福验方，专利号 201410300418.4）

成分：鹿角片（先煎）10g，生牡蛎（先煎）、生黄芪各 50g，当归身、熟地黄、龟甲各 12g，淫羊藿、枸杞子、补骨脂各 15g，杜仲 20g。

用法：每日 1 剂，水煎 400mL，分 2 次服用；30 剂为一个疗程，连续服用 3～5 个疗程。

功效：益肾填精，化血生髓，强筋壮骨。

适应证：主治骨质疏松。

（9）补肾壮骨汤（敬平福验方，专利号：201410299867.1）

成分：杜仲、熟地黄各 15g，山茱萸 10g，骨碎补、枸杞子、淫羊藿、党参各 12g，甘草 6g，三七末（冲）3g。

用法：水煎，早晚 2 次分服。加服钙尔奇 D，1 片，每日 1 次。服药 3 个月为 1 个疗程，2 个疗程后复查。

功效：补肾壮骨增髓。

适应证：主治老年性骨质疏松。

（10）三补杞胶汤（专利号 201410300332.1）

成分：熟地黄、山药、枸杞子、鹿角胶各 20g，山茱萸 15g。

用法：每日 1 剂，水煎取汁分 2 次温服，胶类药烊化。2 个月为一个疗程。同时加服乳酸钙 1.0g，鱼肝油丸 2 粒，每日 3 次口服，连服 2 个月。

注意：对继发性骨质疏松者停服类固醇药物；患 2 型糖尿病者继续服用降糖药物，控制饮食及糖类摄取量；骨折患者在骨外科治疗基础上，辨证加服中药。

功效：补肾益精，壮骨通络。

适应证：主治骨质疏松。

加减：肾阳虚型加杜仲、当归、菟丝子、肉桂各 20g，补骨脂 15g；肾阴虚型加龟甲胶 20g，牛膝 15g；阴阳两虚型以左归饮方加肉桂、补骨脂各 10g，鹿角胶 20g；虚热明显者加知母、黄柏、天花粉各 10g。

（11）青娥滋肾汤（专利号 201410299432.7）

成分：杜仲、胡桃肉、补骨脂、淫羊藿、干地黄、怀牛膝各 12g。

用法：水煎，口服，每次 50mL，每日 2 次，连续服用 3 个月。

功效：补益肝肾，强筋壮骨。

适应证：主治骨质疏松。

（12）补肾化瘀汤（霍清萍验方，专利号 201410299765.X）

成分：熟地黄 20g，山药、杜仲、当归各 15g，山茱萸、枸杞子、女贞子、菟丝子各 12g，狗脊、川续断各 30g，桃仁、红花、土鳖虫、陈皮各 10g。

用法：每日 1 剂，水煎取汁分早晚 2 次温服。

功效：补肾填精，活血通络。

适应证：主治骨质疏松性腰背痛。

加减：偏肾阳虚者去枸杞子、女贞子，加鹿角胶、肉桂各 10g；偏肾阴虚者去菟丝子，加生龟甲 5g；牵及下肢疼痛者加牛膝、独活 10g。

（13）温阳止痛汤（王敏验方，专利号 201410299654.9）

成分：制川乌、制草乌各 5g，肉桂、川椒各 3g，制附子、续断、巴戟天、狗脊、地龙、白芥子（包煎）、枳壳、牛膝各 10g。

用法：每日 1 剂，水煎取汁分 2 次温服。每服 5 剂为 1 个疗程。

功效：温阳散寒，除湿止痛。

适应证：主治腰椎骨质疏松。

（14）通络补髓汤（赵国生验方，专利号 201410299450.5）

成分：生地黄、熟地黄、桑寄生、鸡血藤、当归尾、白芍、丹参、木香各 10g，山茱萸、杜仲、五味子各 3g。

用法：每日 1 剂，水煎取汁分 2 次温服。每服 5 剂为 1 个疗程。

功效：滋阴养血，通络补髓。

适应证：主治腰椎骨质疏松。

（15）补肾活血汤（《伤科大成》，专利号 201410299764.5）

成分：熟地黄、丹参各 25g，龟甲 30g，生地黄、枸杞子、山茱萸、仙灵脾、黄芪各 15g，骨碎补、当归各 20g，牡丹皮、川芎各 10g，木香 3g，甘草 5g。

用法：诸药加水 600mL，文火煎，取汁 300mL，每日 1 剂，分 3 次服。

功效：益气活血，补肾壮骨。

适应证：主治骨折后期断端骨质疏松。

加减：上肢骨折加桂枝 15g；下肢骨折加牛膝 15g；足跟骨折加木瓜 15g；腹泻者加扁豆、云茯苓、白术各 10g。

（16）滋肾强骨汤（徐经新验方，专利号 201410299758.X）

成分：女贞子、菟丝子、茯苓、当归、龟甲、川续断、甘草、鹿角胶（另烊）各 10g，枸杞子、地黄各 15g，杜仲、补骨脂各 20g，黄芪、川芎各 9g，牛膝 6g，大枣 6 枚。

用法：水煎服，每日 1 剂，连续服 10 个月。

功效：补肝肾，壮筋骨。

适应证：主治骨质疏松。

（17）无名异冲剂（福州屏山制药厂，专利号 201410299652.X）

成分：无名异、陈皮各 10g，麦饭石、川续断各 15g，淫羊藿 8g，黄芪 25g，当归 5g，骨碎补、补骨脂各 12g，炙甘草 6g。

用法：按上述药量比例制成冲剂。每包 15g，日服 3 次，每次 1 包，12 天为 1 个疗程。

功效：补肾填髓，活血止痛。

适应证：主治骨质疏松。

（18）护骨合剂（重庆市中医院制剂）

成分：熟地黄、山茱萸、何首乌、枸杞子、龟甲、山药各 3 份；杜仲、巴戟天、仙灵脾、茯苓各 2 份；覆盆子、紫河车各 1 份。

用法：诸药按比例制成合剂，每天 50mL，分 1～2 次口服，1 个月为 1 个疗程，连服 3 个月。

功效：补肾益精，强筋壮骨。

适应证：主治绝经后骨质疏松。

（19）补肾生髓丸（黑龙江中医药大学附属医院院内制剂，专利号 201410299763.0）

成分：川续断、巴戟天、桑寄生各 2 份，熟地黄、紫河车、龟甲胶、山茱萸各 3 份，骨碎补、五味子各 1 份。

用法：诸药按比例研制成丸剂，每服 9g，每日 3 次，连续服用 10～12 周。

功效：补肾益精，壮骨生髓。

适应证：主治骨质疏松。

（20）补肾壮骨胶囊（专利号 201410299762.6）

成分：女贞子、菟丝子、杜仲、淫羊藿各 15g，熟地黄 20g，骨碎补 12g，黄精 10g。

用法：诸药共研细末装胶囊，每日 3 次，每次 6g，白开水冲服。

功效：补肾益髓，壮骨通络。

适应证：主治骨质疏松。

三、物理疗法

骨质疏松的物理疗法目的是恢复骨量及缓解症状，主要是光线疗法，即人工紫外线疗法和日光浴疗法，它对骨质疏松会起重要的直接治疗作用。此外，还可应用电、磁、温热等物理疗法对症治疗，以缓解临床症状，它只起间接治疗作用。

1. 人工紫外线疗法

患者戴墨镜，着三角内裤，女士穿泳衣，要求暴露所有非必要部位的皮肤。第一野光的中心正对前正中线与双股上三分之一连线的交点；第二野光正对后正中线臀折纹处。照射的距离：卧位垂直距离 100cm。治疗骨质疏松时，第一次的剂量不可以选择二级红斑量。采用全身照射时，不宜使用超过 E0 级剂量，根据患者的耐受情况可选择不同的进度法。一般分为基本进度法、加速进度法及缓慢进度法。

2. 日光浴疗法

场所：山区、河岸、阳台、空旷地、海滨浴场或专门建筑的日光浴场。

最佳时间：因不同地区日光照射强度和全年气象差异而有所不同。例如，夏天炎热的季节，如大连、青岛、兴城地区 7 ～ 9 月份，一般以上午 9 ～ 11 时，下午 3 ～ 4 时为宜。在春秋季节，以上午 11 ～ 12 时较合适。冬季气温低于 20 度时，不宜在室外进行。

照射剂量：必须严格掌握照射剂量。计算方法：用日照计测量某地当时获得 1 卡热量所需的日照时间，根据所需要的治疗剂量计算照射时间。如无日照计可根据气象观测资料的日光照射卡热分钟数表示日照时间。

3. 高频电疗

高频电流具有止痛、改善组织血液循环、消炎、降低肌张力及结缔组织张力的治疗作用。

4. 水疗

矿泉浴采用全身浸浴，水温 42 ～ 46℃，每天 1 次，每次 20mL，每周休息 1 次。水疗利用水的物理性质，产生温热作用，通过药浴的方式发挥药物治疗作用，并通过水中的各种体育锻炼发挥运动作用。

四、运动疗法

方法：运动方法多种多样，其中最为简单易行的为步行，其运动强度为最大耗氧量（摄氧量）的 50% 左右。60 岁左右的老年，其脉搏数达到 110 次 / 分的程度，即运动到稍稍出汗是安全的。一次散步的时间在 30 分钟之内，50 ～ 60 岁的中老年，一日早晚两次，以每次 8000 步左右为标准，且每周要安排有 2 日左右的休息。既可预防骨量的减少，又能增加肌肉力量，使肌肉的协调运动良好，改善动作的机械性、灵敏性，从而有效地防止跌倒。

临床实践证明，通过相应的运动训练，能够提高骨质疏松患者的骨矿含量，并且运动时的肌肉活动可对骨产生应力，刺激骨形成，从而达到防止骨质疏松的目的。运动疗法具有简单、实用、有效的优点，尤其适合于绝大多数未住院患者的基础治疗。

五、针灸疗法

传统的针灸疗法通过刺激相关的穴位，提高骨质疏松内分泌性激素水平，调节骨代谢，增加骨密度，缓解疼痛。该疗法是一种安全有效、副作用小、价格便宜的防治骨质疏松方法。

1. 毫针疗法

刺法：根据病证虚实采用强弱不同的刺激手法。留针 20 分钟，每日或隔日针刺 1 次，10 次为 1 疗程。

辨证施治：

（1）肾阴不足证

临床表现：腰膝酸痛，头晕耳鸣，失眠多梦，咽干颧红，五心烦热，潮热盗汗，溲黄便干。男子兼见阳强易举、遗精早泄，女子见经少或经闭等肾阴虚证。舌红少津无苔，脉细数。

取穴：肾俞、命门、关元、气海、太溪、照海、足三里、三阴交。

（2）肾阳不足证

临床表现：腰膝酸软，腰背冷痛，畏寒肢冷，下肢为甚，精神萎靡，面色白或黧黑无泽，头目眩晕，浮肿，腰以下为甚，久泻不止，完谷不化，五更泄泻，小便频数，清长，夜尿多，男子阳痿早泄，女子宫寒不孕，舌淡胖苔白，脉沉迟。

取穴：肾俞、命门、关元、气海、腰阳关、神阙、脾俞、膏肓。

（3）气血两虚证

临床表现：四肢倦怠，面色苍白或萎黄，头晕，气短懒言，心悸怔忡，饮食减少，舌淡苔薄白，脉细弱或虚大无力。

取穴：肾俞、命门、关元、气海、脾俞、胃俞、章门、中脘。

另，针灸治疗骨质疏松最常用的耳穴有肝、脾、肾、内分泌、卵巢、子宫等。

2. 艾灸疗法

主穴：大椎、大杼、肝俞；中脘、膻中、足三里；脾俞、肾俞、命门；神阙、关元。

方法：骨质疏松患者采用补肾填精、温阳壮骨、疏通经络等中药（如补骨脂、当归、生地黄、熟地黄、仙茅、淫羊藿、丁香、肉桂等），研制成末备用。灸前用80%酒精调匀，压制成直径为3cm、厚0.8cm的药饼。每穴放1个药饼，饼上放置艾炷，隔日灸1次，每次1组穴，每穴灸5壮。按上述4组穴顺序灸毕，再隔灸，如此循环至24次完毕。

3. 天灸疗法

主穴：肾俞。

方法：骨质疏松患者治宜补肾壮骨、活血化瘀，使用对穴区有较强刺激作用的中药（如淫羊藿、刺五加、丹参、蛇床子、辣椒等）制成天灸用中药膜，外敷于肾俞穴，每次外敷0.5g天灸药膜，2～36小时后自然干落，穴区多呈潮红，或起小泡。每周2次，连敷6个月。

4. 雷火灸

方法：雀啄法、小回旋法、螺旋形灸法、横行灸法、纵行灸法、斜向灸法、拉辣式灸法、泻法、摆阵法等。

特点：具有通经活络、活血化瘀、消肿止痛、追风除湿、温经散寒、散瘿散瘤、扶正祛邪等功效。有药力峻、火力猛、渗透力强、灸疗广泛的特点。

5. 埋线疗法

穴位埋线疗法是针灸学的一个重要分支，且穴位埋线方法施术简单，作用持久，安全有效，无毒副作用，患者不需每日前往医院治疗，相比于其他疗法具有优势。

（1）从肾论治为本

临床表现：周身骨痛，腰膝酸软，头晕耳鸣，形容枯槁，骨量减少为主症。兼冷痛，喜温喜按，形寒肢冷，纳呆便溏，小便频数清长，面浮肢肿，舌淡苔薄，脉迟细弱者为肾阳虚；兼心烦少寐，五心烦热，易惊盗汗，便秘溲黄，舌红脉细者为肾阴虚；五心烦热，盗汗或自汗，四肢发凉，失眠多梦，舌红无苔，脉细数或舌淡苔白，脉沉迟为肾阴阳两虚；头晕耳鸣，腰膝酸软，五心烦热，盗汗，震颤，记忆减退，舌红少苔，脉细数为肝肾阴虚。

治则：滋补肝肾，强壮筋骨。

治法：多以足少阴肾经、足太阳膀胱经的经穴为主，辅以任、督二脉及足厥阴肝经的经穴。

取穴：肾俞、命门、关元、太溪、大杼、阳陵泉、肝俞、三阴交。

加减：肾阳虚者，关元、命门；肾阴虚者，肾俞、太溪、复溜；肝肾阴虚者，肝俞、三阴交、太溪；血瘀疼痛甚者，配委中、夹脊；头晕耳鸣者，用悬钟。

（2）健脾生精为纲

临床表现：腰背、四肢关节疼痛，肌肉衰萎，骨髓变形为主症。兼而色少华，少气懒言，神疲肢倦，口淡自汗，舌淡苔白，脉濡缓无力为脾气虚；兼面白虚浮，手足欠温，口淡不渴，肠鸣腹痛，便溏或五更泄泻，舌胖嫩苔滑，脉迟细为脾阳虚；腰膝小腹冷痛，喜温喜按，形寒肢冷，而口浮肿，肌瘦而黄，食欲不振，腹胀便秘或久泻不下，舌胖苔白，脉沉细为脾肾阳虚。

治则：健脾和胃，生精壮骨。

治法：以足太阴脾经、足阳明胃经的经穴为主，辅以足少阴肾经、足太阳膀胱经的经穴。

取穴：脾俞、胃俞、中脘、足三里、三阴交。

加减：腹痛拘急配公孙；湿盛加阴陵泉；脾肾阳虚加关元、肾俞。

（3）祛瘀生新为要

临床表现：全身各部肢节疼痛，痛如锥刺，固定不移，屈伸不利，动则加剧，舌质紫暗或有瘀斑，脉细涩。

治则：活血祛瘀，生新壮骨。

治法：以足太阴脾经、足少阴肾经、足厥阴肝经的经穴为主。

取穴：脾俞、肾俞、太溪、太白、太冲、三阴交、血海。

6. 春分秋分穴位贴敷

"春分"（"秋分"）是天气由寒（暖）转暖（寒）的过渡期，在二十四节气中比较特殊，疾病的防治上需顺应自然界阴阳的变化，以达阴阳平衡之态。春分秋分穴位贴敷干预风湿病是在春分、秋分两个节气，在人体的特定穴位贴敷特定药物，以祛风散寒、除湿通络，达到改善疾病的临床症状，预防病情加重的目的。

（1）独特优势　①用药安全，诛伐无过；②简单易学，便于推广；③取材广泛，价廉药俭；④激发经气，整体调节；⑤亦防亦治，疗效肯定。

（2）前期准备

药物制备：采用透骨草、青风藤、红花、白芥子，剂量按 3∶3∶2∶1 的比例称取，均粉碎，过 100 目筛。选取新鲜生姜修整洗净，以 100g∶1mL 的比例与蒸馏水混合，榨汁机打碎，三层无菌纱布挤压取汁。药粉、姜汁、蒸馏水按 6g∶1mL∶9mL 比例放入容器中，搅拌均匀成膏状，密封、冷藏、避光放置 24 小时后使用。用勺状物将配置好的药膏置于直径为 2cm 的穴位贴敷贴药圈内抹平，用无菌的 0.8×38 TWLB 针头（注射针针座色标：深绿色）蘸取人工麝香，点在药膏中心，备用。

取穴：大椎、肺俞（双侧）、外关（双侧）、足三里（双侧）、命门、腰阳关，共计 9 穴。

（3）贴敷方法　选择安静、清洁的室内场所，根据贴敷穴位，依次选取坐位或立位进行。将制备好的穴位贴敷贴中心对准穴位贴牢，贴敷顺序为足三里、大椎、肺俞、腰阳关、命门、外关。"春分""秋分"第一天开始，5 日 1 次，每个节气共贴 3 次。

推荐时间：第一次贴 2～4 小时，第二次贴 4～6 小时，第三次贴 6～8 小时。如第三次贴敷 8 个小时，贴敷部位没有不适感，可以适当延长贴敷时间至 12 小时。1 年为 1 个疗程，建议连续贴敷 3 年。

（4）贴敷后特殊反应处理

水疱处理：局部皮肤起小水疱者，无须处理，仅需保持局部皮肤干燥，使其自然吸收。如水疱较大或有渗出者，应以消毒针具挑破底部，排尽液体，用碘伏消毒后，外用无菌纱布覆盖固定，疮面局部勿用手搔抓，以防感染。

瘙痒处理：贴敷后局部皮肤瘙痒者，不可局部刺激，轻者不必处置，严重者可应用湿敷液局部涂擦。

全身症状处理：出现全身接触性皮炎，应及时到医院就诊。

（5）注意事项及禁忌证

注意事项：①实施春分秋分穴位贴敷前，应告知受术者贴敷药物可能会导致皮肤红晕、起疱、瘙痒及色素沉着，取得受术者同意。②对医用胶带不耐受或过敏者，可选用低敏胶布或绷带固定贴敷药物。③告知患者贴敷药物后避免剧烈运动，防止脱落。④贴敷后药液可能会从贴敷处渗出，擦拭后按压药贴周围固定。⑤贴敷药物后注意局部防水，避免局部刺激。⑥配制好药物宜密封，在 4℃ 环境中保存，放置不应超过 2 周；在 −21℃ 环境中，放置不应超过 2 个月。

禁忌证：①贴敷局部皮肤有创伤、溃疡者慎用。②近三个月有生育要求的女性受术者慎用。③对贴敷药物、辅料成分过敏者禁用。④孕妇禁用，不宜长时间近距离接触贴敷药物。14 岁以下儿童禁用。⑤精神障碍或精神病患者禁用。⑥运动员赛前禁用。

六、其他疗法

1. 小针刀

原理：小针刀是目前公认的快速缓解软组织性疼痛的最有效治疗方法。通过小针刀对这些粘连、瘢痕及痉挛组织进行松解剥离，可迅速缓解肌群痉挛，解除粘连，改善肌群之间的力学关系；同时，切开瘢痕及粘连组织后，局部循环代谢得到改善，加速致痛物质代谢，改善局部血供，促进损伤组织修复，因而能较迅速缓解无菌性炎症，减轻疼痛。

方法：患者呈俯卧位，腹下垫枕，施术于胸腰部脊柱区：棘突、棘突间、棘旁、腰 3 椎横突尖、骶髂关节等部位，寻找阳性反应点（压痛点或疼结点），用龙胆紫溶液做一点状进针标记，术区按西医外科手术要求常规消毒、铺巾，医者戴一次性帽子、口罩和无菌手套。治疗时可先在治疗点给予 0.25%～0.5% 利多卡因（每点 1～2mL）局部皮下浸润麻醉，选用 3 号或 4 号针刀，在标记处刀口线与脊柱纵轴平行，按四步进针法进针刀，垂直于皮肤快速进针，达骨而后稍提起，行纵行疏通，横行剥离出针。出针后均需按压 3～5 分钟，防止出血，无菌纱布或创可贴贴敷治疗点，嘱患者平卧 4～6 小时，3 天内卧床休息为主。如臀部、颈部有阳性反应点一并治疗。每次选 5～10 个治疗点，每 7 天治疗 1 次。

2. 中药熏蒸疗法

中药熏蒸疗法通过药汽熏蒸体表以达到药物渗透和温热作用，从而发挥治疗作用。本疗法操作具有简单、方便、易学、经济、人力少、感觉舒适、无副作用、适应证广泛等优点，因此临床广泛应用。

处方：防己 20g，威灵仙 20g，川乌 20g，草乌 20g，透骨草 20g，狗脊 20g，续断 20g，红花 10g，川椒 15g。

方法：将饮片放入容器中，加入 5 倍水浸泡 3 小时，然后将药物放入煎药器具中（如砂锅、搪瓷锅）煎煮。具体煎煮方法：第一次煎煮加水量以水超过药物表面 3～5cm 为宜，用武火煎煮直至沸腾，后改用文火煎煮 20～30 分钟；第二次煎煮加水量以超过药物表面 3cm 为宜，用武火煎煮直至沸腾，沸腾后改用文火煎煮 40 分钟。上述中药煎汤并浓缩至 300mL 后将药液加入智能型中药熏蒸汽自控治疗仪，熏蒸腰背部，每日 1 次，每次 30 分钟，每周 5 次。两组均以 12 周为一个疗程。

注意：熏蒸结束后，嘱患者静卧 10～20 分钟后再慢慢起身，下床活动，防止引起体位性低血压，2 小时内禁沐浴。

3. 中药药浴疗法

药浴法是中医外治法之一，即用药液或含有药液的水洗浴全身或局部的一种方法。其形式多种多样：洗全身浴称"药水澡"；局部洗浴又有"烫洗""熏洗""坐浴""足浴"等之称，尤其烫洗最为常用。

处方：马钱子 6g，川续断 30g，狗脊 15g，桑寄生 30g，延胡索 15g，珍珠粉 10g，生龙骨 30g，生牡蛎 30g，焦杜仲 15g，淫羊藿 10g，自然铜 10g。

方法：①用十倍于药包（粉）的开水浸泡 5～10 分钟。②调好水温：根据自己的耐热习惯在 39～45℃之间调整水温，并在泡浴过程中适当调整温度。③把溶解好的药包和药水同时倒入木桶以后要用手揉捏药包，把里面的有效成分挤压出来。④首次泡药浴最好达到 10 分钟以上，直到发现有排毒反应后再休息，另外可以采用中间休息 2～3 次，每次 3 分钟的方法来缓解身体不适，只要累计泡浴时间达到 20 分钟即可。

4. 中药外敷疗法

中药外敷法是运用中药归经原则，以气味具厚药物为引导，率领群药，开结行滞直达病灶。本法既能通过皮肤的吸收和渗透发挥药理作用，又可通过对敷药部位或穴位的刺激达到调节机体神经、组织、器官等功能的作用。

处方：乳香、没药、当归、丁香、透骨草、续断、补骨脂、骨碎补、红花、白芷、苏木、土鳖虫、牛膝等。

方法：将上药打成粉末，与凡士林混合调制。选取敷药部位，局部消毒，后将调制好的药物外敷，然后包扎固定。

5. 中药塌渍疗法

中药塌渍疗法是通过介质（凡士林）促进皮肤对药物的吸收，同时辅以红外线灯局部热疗，扩张毛细血管，提高药物交换和吸收速度，同时增强局部代谢，达到缓解疼痛、促进损伤修复的目的。

处方：透骨草 20g，伸筋草 15g，麻黄 12g，桂枝 18g，白术 15g，当归 12g，川芎 12g，川牛膝 12g，川续断 18g，花椒 18g，鸡血藤 18g，川乌 20g，草乌 20g，毛姜 15g，延胡索 10g，乳香 12g，淫羊藿 15g。

6. 中药离子导入法

中药离子导入是中医辨证论治和局部对症治疗的有机结合。在直流电场的作用下，药物中带电的胶体微粒透入皮肤直达病所，强制性活血化瘀，软坚散结，同时电流也有一定的理疗作用。

处方：威灵仙 60g，骨碎补、淫羊藿、川乌、草乌、狗脊、川牛膝、丹参、鸡血藤各 30g，鳖甲、龟甲、透骨草、土鳖虫、乌梢蛇、乳香、没药各 20g，制马钱子 10g。

方法：使用电离子导入治疗机，取 80mL 药液加温至 40～50℃，将两块 8cm×12cm 的 10 层纱布垫浸湿，一块平放于病变部位，上置 6cm×8cm 铅板，连接治疗机输出导线阳极；另一块平放于相应部位之俞穴上，上置 6cm×8cm 铅板，连接治疗机输出导线阴极。两极板均用绝缘布覆盖后压上沙袋，开通机器，调节电流至 10～20mA，治疗 30～40 分钟。每日治疗 1 次，12 次为 1 个疗程，疗程间隔 2～3 天。

7. 高压氧疗法

高压氧疗法是将患者置于高压力的氧环境中，通过增加吸氧浓度来治疗疾病的方法。近年来，有些学者发现高压氧对骨质疏松患者骨密度的提高有一定作用，并且与单纯药物治疗相比，加用高压氧疗法时，骨质疏松疼痛的缓解更为明显。

方法：高压氧疗采用宁波产 90-Ⅱ型单人纯氧舱治疗。患者进入高压氧舱后开始加压，20 分钟内加压到 0.2MPa，其中当舱内压力升到 0.02MPa 时，洗舱 5 分钟；然后再升压至 0.2MPa，稳压 40 分钟（吸氧浓度 75%～80%），最后 15～20 分钟匀速减至环境压出舱。为控制舱内氧浓度，稳压全过程中需进行持续低流量等量换气，并在减压全过程一直予低流量氧气入舱。每天 1 次，10 次为 1 疗程，需连续治疗 2 个疗程。

8. 臭氧疗法

臭氧具有消炎镇痛的作用，近年来应用已经越来越广泛。

（1）臭氧夹脊穴穴位注射　将患者压缩性骨折周围进行常规消毒，在双侧夹脊穴下，以 35mg/L 进行臭氧穴位注射，胸段夹脊穴根据患者身体情况 3～5mL，腰段夹脊穴根据患者身体情况 5～10mL，每 3～4 天 1 次。

（2）臭氧注射联合中药针灸治疗　将患者位于手术台上进行消毒铺巾，进行麻醉浸润，选择于安全三角椎间盘外侧入路处进针进行臭氧注射，过程需缓慢，观察注射情况，且无须抗生素预防，同时联合中药针灸治疗。

使用外用中药在腰部进行热敷，每天30分钟，每天3～4次,2周为1疗程。

9.蜡疗

蜡疗可致治疗区域局部皮肤毛细血管扩张、充血，局部甚至全身汗腺分泌增加，新陈代谢加快，从而促进骨的再生及骨痂形成。

方法：先准备一个30cm×40cm的大方盘，在方盘内放一块稍大面积的保鲜膜；将医用石蜡置于恒温蜡疗仪内加热至80℃熔化，用长勺把熔化的石蜡取到方盘内，铺蜡厚度为2cm，待降温至蜡表面凝固成固体状态（约45℃）后，双手托平蜡块敷于患者疼痛处，并外用被子加盖保温。每次敷30分钟，患者感觉无蜡温后取出，局部用纱布擦干，并继续保温敷蜡部位以避免风寒。

（王丽敏　赵夜雨）

参考文献

[1]潘小燕.针灸治疗原发性骨质疏松的取穴规律[J].四川中医，2011，29（3）:55-58.

[2]刘保新.浅论绝经后骨质疏松穴位埋线疗法的辨证取穴论治[J].中国中医骨伤科杂志，2011，19（4）:56-57.

[3]岳月，高明利."春·秋分贴敷"-时间医学与痹证防治[J].实用中医内科杂志，2014，28（3）：150-151.

[4]蒙家辉，罗小珍，罗盛华，等.针灸结合蜡疗治疗骨质疏松腰背痛的临床疗效研究[J].中国全科医学，2010，13（19）:2155-2157.

[5]Haines CJ, Chung TKH, Leung PC, et al.Dietary calcium intake in postmenopausal Chinese women[J]. Eur J Clin Nutr, 1994, 48: 591-594.

[6]刘保新，王力平，徐敏，等.小针刀治疗80岁以上骨质疏松性脊柱骨折腰背疼痛患者的疗效[J].中华老年医学杂志，2011，31（10）:3811-3812.

[7]梁健.小针刀疗法干预治疗老年性骨质疏松23例疗效观察[J].贵州

医药，2013，37（11）：1006-1008.

[8] 赵振，项颗，李秀玲，等 . 温经助阳中药熏蒸疗法治疗老年性骨质疏松 24 例 [J]. 中国中医药现代远程教育，2014，12（12）:15-16.

[9] 梅群超 . 中药熏蒸治疗老年骨质疏松腰背疼痛的治疗效果及护理 [J]. 当代护士，2016（11）：79-80.

[10] 张亚辉 . 经皮椎体成形联合椎旁注射治疗骨质疏松脊椎压缩性骨折 [J]. 中国社区医师：医学专业，2013，19（21）:40.

[11] 陈莉 . 中药制剂穴位注射配合中药外敷治疗骨质疏松性腰背痛 83 例 [J]. 实用中医药杂志，2012，28（9）:755.

[12] 邢林波，席世珍，刘怡芳 . 中药塌渍治疗老年骨质疏松压缩性骨折的临床护理研究 [J]. 中医临床研究，2014，6（6）:106-107.

[13] 寇西桃，张永顺，文建军 . 中药离子导入治疗腰腿痛 64 例疗效分析 [J]. 中医正骨，2000，12（9）:56.

[14] 井爱平，黄卫祖，李英 . 低频脉冲电磁场对骨质疏松治疗作用 [J]. 中国临床康复，2001，5（12）:30-31.

[15] 翁瑛霞，高巧英，邵宏伟，等 .126 例骨质疏松患者的疼痛与脉冲电磁场疗效的初步分析 . 中国骨质疏松杂志，2003，9（4）:317-318.

[16] 寇西桃，张永顺，文建军 . 中药离子导入治疗腰腿痛 64 例疗效分析 [J]. 中医正骨，2000，12（9）：56.

[17] 徐明义，张平 . 骨质疏松的物理治疗研究进展 [J]. 中国骨质疏松杂志，2017，23（9）:1245-1249.

[18] 杨捷云 . 实用高压氧学 [M]. 北京：学苑出版社，1997.

[19] 刘敏，黄兆民，朱双罗，等 . 高压氧治疗对老年性骨质疏松疼痛的疗效研究 [J]. 中国医师杂志，2003，5（11）:1488-1489.

第五章

骨质疏松的
西医治疗

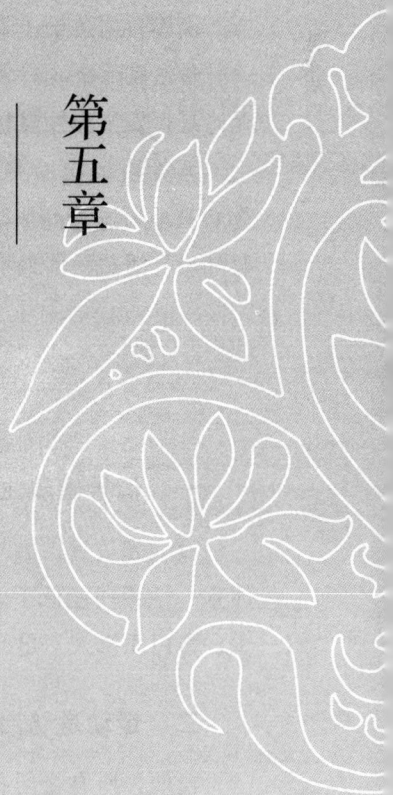

骨质疏松的主要防治目标包括：改善骨骼生长发育，促进成年期达到理想的峰值骨量；维持骨量和骨质量，预防增龄性骨丢失；避免跌倒和骨折。

骨质疏松的治疗对象：

确诊骨质疏松（骨密度：T ≤ –2.5），无论是否发生脆性骨折。

骨密度低下（骨密度：–2.5 ≤ T ≤ –1.0），具备一项骨质疏松危险因素，无论是否发生脆性骨折。

无骨质疏松检测条件时，具备以下情况之一：①已发生脆性骨折；② OSTA 筛选为高风险；③ FRAX 工具计算髋骨骨折概率 ≥ 3% 或任何重要部位骨质疏松性骨折概率 ≥ 20%。

第一节　非药物治疗

一、倡导健康生活方式

吸烟和过量饮酒均不利于骨骼和整体健康，应尽可能避免。另外，低体重、性腺功能低下、饮用过多的咖啡、缺乏体力活动、高钠饮食、光照少、蛋白质摄入不足等都是骨质疏松的危险因素。

二、运动是防治骨质疏松的有效方法

目前，所有骨质疏松相关指南均强调非药物治疗的重要性，并指出体育锻炼可有效降低骨折风险。我国原发性骨质疏松诊疗指南（2017）指出：建议进行有助于骨健康的体育锻炼和康复治疗。运动可改善机体敏捷性、力量、姿势及平衡等，减少跌倒风险，还有助于增加骨密度。适合于骨质疏松患者的运动包括负重运动及抗阻运动，推荐规律的负重及肌肉力量练习，如重量训练及其他抗阻运动、行走、慢跑、太极拳、瑜伽、舞蹈和乒乓球等，以减少跌倒和骨折风险。运动应循序渐进、持之以恒。在这些运动中，太极拳是比较适合中国人提高骨量及平衡能力的运动。

三、预防跌倒以降低脆性骨折风险

重度骨质疏松患者由于骨骼结构强度下降，在受到外界冲击后极易出现脆性骨折，因此应注意预防跌倒，尤其是中老年患者。预防跌倒的有效方法不仅包括进行定期的负重及肌肉强化运动，还包括检查和校正视觉和听觉、评估可能存在的任何神经问题、审查处方药是否具有可能影响平衡与稳定的副作用、提供检查家居安全项目单、穿着髋关节保护器等。

四、避免使用可能降低骨量的药物

中国原发性骨质疏松症诊疗指南（2017）指出以下药物可能影响骨代谢：糖皮质激素、抗癫痫药物、芳香化酶抑制剂、促性腺激素释放激素类似物、抗病毒药物、噻唑烷二酮类药物、质子泵抑制剂和过量甲状腺激素等。

五、积极治疗其他导致骨质疏松的疾病

积极治疗各种原发疾病，包括性腺功能减退症等多种内分泌系统疾病、风湿免疫性疾病、胃肠道疾病、血液系统疾病、神经肌肉疾病、慢性肾脏及心肺疾病等，尤其是慢性消耗性疾病与营养不良、吸收不良等，包括防治各种性腺功能障碍性疾病和生长性疾病等。

第二节　药物治疗

西医学中常用的抗骨质疏松药物主要包括骨吸收抑制剂、骨形成促进剂、骨矿化物等，具体如下：

一、骨吸收抑制剂

（一）双膦酸盐类

FDA批准双膦酸盐类药物的适应证为绝经后女性和中老年男性的骨质

疏松，以及糖皮质激素导致的骨质疏松。临床数据表明，该类药物可有效抑制破骨细胞活性、降低骨转换，其代表药物阿仑膦酸盐可明显提高腰椎和髋部骨密度，显著降低椎体及髋部等部位骨折发生的危险。双膦酸盐类药物的不良反应相似，包括胃肠道反应（口服途径）、肾功能损伤、静脉给药后一过性类流感样症状等。颌骨坏死及不典型骨折罕见，用药 5 年以上的患者风险增加。胃及十二指肠溃疡、反流性食管炎患者慎用。

代表药物：第 1 代，不含氮的双膦酸盐：依替膦酸钠。第 2 代，含氮的双膦酸盐：如帕米膦酸二钠、伊班膦酸钠等。第 3 代，具杂环结构的含氮双膦酸盐：如阿仑膦酸钠、利塞膦酸钠、唑来膦酸钠注射液。

1. 阿仑膦酸钠

【成分】4- 氨基 –（1- 羟基亚丁基）–1,1- 二膦酸单钠三水合物。

【适应证】主要用于预防和治疗骨质疏松，如治疗绝经后女性的骨质疏松、男性骨质疏松及应用糖皮质激素所致的骨质疏松；用于预防髋部和脊椎骨折，如脊骨压缩性骨折等；用于治疗变形性骨炎（Paget's 病）和各种原因引起的高钙血症；可用于治疗恶性肿瘤相关性骨转移性骨痛。

【疗效】本品是骨代谢调节剂，为氨基二膦酸盐，与骨内羟磷灰石有强亲和力。该药成分能够进入骨基质羟磷灰石晶体中，当破骨细胞溶解晶体时，药物被释放以抑制破骨细胞活性，并通过成骨细胞间接抑制骨吸收。该药的特点是抗骨吸收活性强，且无骨矿化抑制作用。

【用量】阿仑膦酸钠片剂，70mg/ 片，口服每次 1 片，每周 1 次；10mg/ 片，口服每次 1 片，每日 1 次。阿仑膦酸钠肠溶片，70mg/ 片，口服每次 1 片，每周 1 次；10mg/ 片，口服每次 1 片，每日 1 次。阿仑膦酸钠 D_3 片：每片为阿仑膦酸钠 70mg+ 维生素 D_3 2800U 或 5600U 的复合片剂，口服每次 1 片，每周 1 次。

【用法】空腹服用，用 200 ～ 300mL 白水送服，服药后 30 分钟内避免平卧，应保持直立体位（站立或坐立）。此期间应避免进食牛奶、果汁等任何食品和药品。

【注意事项】胃及十二指肠溃疡、反流性食管炎者慎用。

【禁忌证】导致食管排空延迟的食管疾病，例如食管狭窄或迟缓不能；不能站立或坐直30分钟者；对本品任何成分过敏者；肌酐清除率小于35mL/min者；孕妇和哺乳期女性。

2. 唑来膦酸

【成分】1-羟基-2-（咪唑-1-基）-亚乙基-1,1-二磷酸。

【适应证】与标准抗肿瘤药物合用，用于治疗实体肿瘤骨转移患者和多发性骨髓瘤患者的骨骼损害；用于治疗恶性肿瘤引起的高钙血症（HCM）；CFDA批准治疗绝经后骨质疏松，有些国家还批准治疗男性骨质疏松和糖皮质激素诱发的骨质疏松。

【疗效】增加骨质疏松患者腰椎和髋部骨密度，降低发生椎体、非椎体和髋部骨折的风险。

【用法】静脉滴注，成人每次4mg，用100mL 0.9%氯化钠注射液或5%葡萄糖注射液稀释后静脉滴注，滴注时间应不少于15分钟。每3～4周给药一次或遵医嘱。

【注意事项】低钙血症者慎用，严重维生素D缺乏者需注意补充足量的维生素D；患者在首次输注药物后可能出现一过性发热、肌肉关节疼痛等流感样症状，多数在1～3天内缓解，严重者可予以非甾体类解热镇痛药对症处理；不建议预防性使用。

【禁忌证】对本品或其他双膦酸类药物过敏者；肌酐清除率小于35mL/min者；孕妇及哺乳期女性。

3. 利塞膦酸钠

【成分】2-（3-吡啶基）-1-羟基乙烷-1,1-双膦酸单钠盐二倍半水合物。

【适应证】CDFA批准治疗绝经后骨质疏松和糖皮质激素诱发的骨质疏松，有些国家还批准治疗男性骨质疏松。

【疗效】同唑来膦酸。

【用法】利塞膦酸钠片剂，35mg/片，口服每次1片，每周1次；5mg/片，口服每次1片，每日1次。空腹服用，用200～300mL白水送服，服药后30分钟内避免平卧，应保持直立体位（站立或坐立），此期间应避免进食牛奶、果汁等任何食品和药品。

【注意事项】同阿仑膦酸钠。

【禁忌证】同阿仑膦酸钠。

4.伊班膦酸钠

【成分】3 –（N–甲基–N–戊基）氨基 –1–羟基丙烷 –1,1–二膦酸；伊班膦酸；1–羟基–3 –（甲基戊基胺）– 丙烷 –1,1–双膦酸。

【适应证】伴有或不伴有骨转移的恶性肿瘤引起的高钙血症；CFDA 批准治疗绝经后骨质疏松。

【疗效】同唑来膦酸。

【用法】伊班膦酸钠静脉注射剂，1mg/ 安瓿，2mg 静脉滴注，每 3 个月 1 次；国外已有伊班膦酸钠口服片剂上市，150mg/ 片，每月口服 1 片。静脉滴注药物前注意充分水化，2mg 加入 250mL 0.9% 氯化钠溶液静脉滴注 2 小时以上，嘱患者多喝水；口服片剂应空腹服用，用 200 ～ 300mL 白水送服，服药后 30 分钟内避免平卧，应保持直立体位（站立或坐立），此期间应避免进食牛奶、果汁等任何食品和药品。

【注意事项】同唑来膦酸。

【禁忌证】肌酐清除率小于 35mL/min 或血肌酐 > 5mg/dL 者；对本品或其他双膦酸类药物过敏者；孕妇及哺乳期女性。

5.依替膦酸二钠

【成分】（1–羟基亚乙基）二膦酸二钠盐。

【适应证】CFDA 批准治疗绝经后骨质疏松和增龄性骨质疏松。

【疗效】同唑来膦酸。

【用法】依替膦酸二钠片剂，0.2g/ 片，口服每次 1 片，每日 2 次。依替膦酸二钠胶囊，0.2g/ 粒，口服每次 1 粒，每日 2 次。两餐间服用，本品需间断、周期性服药，即服药两周，停药 11 周，然后再开始第 2 周期服药，停药期间可补充钙剂及维生素 D；服药 2 小时内，避免食用高钙食品（例如牛奶或奶制品）、含矿物质的维生素、抗酸药。

【注意事项】肾功能损害者慎用。

【禁忌证】肌酐清除率小于 35 mL/min 者；骨软化者；对本品或其他双膦酸类药物过敏者；孕妇及哺乳期女性。

6. 氯膦酸二钠

【成分】二氯亚甲基二膦酸二钠四水合物。

【适应证】恶性肿瘤并发的高钙血症；溶骨性癌转移引起的骨痛；可避免或延迟恶性肿瘤溶骨性骨转移；各种类型骨质疏松。

【疗效】同唑来膦酸。

【用法】

静脉滴注：① Paget 病：300mg/ 日，静脉滴注 3 小时以上，共 5 日，以后改口服。②高钙血症：300mg/ 日，静脉滴注 3 ～ 5 日或一次给予 1.5g 静脉滴注，血钙正常后改口服。

口服：每次 1200mg，每天 2 次。若血清钙水平正常，可减为每次 800mg，若伴有高钙血症，可增至每次 1600mg。必须空腹服用，最好在餐前一小时服用。宜用作维持。

【注意事项】肝肾功能损害者慎用。开始治疗时可能会出现腹泻，该反应通常是轻度的。

【禁忌证】同依替膦酸二钠。

（二）降钙素（CT）

降钙素能抑制破骨细胞的生物活性并减少破骨细胞的数量，可在预防骨量丢失的同时增加骨量。其突出特点是能明显缓解骨痛，对骨质疏松性骨折或骨骼变形所致的慢性疼痛及骨肿瘤等疾病引起的骨痛均有效，因而更适合有疼痛症状的骨质疏松患者。降钙素的安全性总体良好，少数患者可有面部潮红、恶心等不良反应，偶有过敏反应，此外该类药物会轻度增加深静脉血栓风险，故有静脉血栓史及有血栓倾向者（如长期卧床和久坐期间）慎用。同时，FDA 认为长期使用鲑鱼降钙素可小幅增加患者患癌症风险，故应适当缩短应用此类药物的疗程。代表药物如下：

1. 注射用鲑鱼降钙素

【成分】鲑鱼降钙素。

【适应证】

（1）禁用或不能使用常规雌激素与钙制剂联合治疗的早期和晚期绝经后骨质疏松症及老年性骨质疏松症。

（2）继发于乳腺癌、肺癌或肾癌、骨髓瘤和其他恶性肿瘤骨转移所致的高钙血症。

（3）变形性骨炎。

（4）甲状旁腺机能亢进症、缺乏活动或维生素 D 中毒（包括急性或慢性中毒）。

（5）痛性神经营养不良症或 Sudeck 病。

【疗效】该药能显著降低高周转性骨病的骨钙丢失，诸骨质疏松症、变形性骨病（Paget 病）、痛性神经营养不良症和恶性骨质溶解症等停经后骨质疏松症患者中，该药对躯干骨作用比四肢骨更显著，对高周转性骨病比低周转性骨病作用更显著。该药能抑制破骨细胞活性，同时刺激成骨细胞形成和活性。降钙素也能抑制溶骨作用，从而降低病理性升高的血钙浓度，并通过减少肾小管再吸收而增加尿钙、磷和血钠的排泄，同时并不会将血清钙降至正常范围以下。

【用法】使用时每支加 1mL 灭菌注射用水溶解。皮下或肌肉注射，需在医生指导下用药。

骨质疏松症：每日 1 次，根据疾病的严重程度，每次 10 ～ 20μg 或隔日 20μg。为防止骨质进行性丢失，应根据个体需要，适量摄入钙和维生素 D。

高钙血症：每日每千克体重 1 ～ 2μg，一次或分两次皮下或肌肉注射，治疗应根据患者的临床和生物化学反应进行调整，如果注射的剂量超过 2mL，应采取多个部位注射。

变形性骨炎：每日或隔日 20μg。

痛性神经营养不良症：早期诊断是重要的，而且一旦确诊，应尽早使用降钙素治疗。每日 20μg 皮下或肌肉注射，持续 2 ～ 4 周；然后每周 3 次 20μg，维持 6 周以上，这取决于患者的反应。

【禁忌证】对降钙素过敏者禁用；孕妇及哺乳期女性禁用。

2. 鲑鱼降钙素鼻喷剂

【成分】鲑鱼降钙素。

【适应证】CFDA 批准用于预防因突然制动引起的急性骨丢失和由于骨质溶解、骨质减少引起的骨痛，以及其他药物治疗无效的骨质疏松症等。

【疗效】增加骨质疏松症患者腰椎和髋部骨密度，降低椎体及非椎体（不包括髋部）骨折的风险。

【用法】鲑鱼降钙素鼻喷剂，2mL（4400IU）/ 瓶，200IU 鼻喷，每日或隔日 1 次。

【注意事项】少数患者使用药物后出现面部潮红、恶心等不良反应，偶有过敏现象，可按照药品说明书的要求确定是否做过敏试验。

【禁忌证】对鲑鱼降钙素或本品中任何赋形剂过敏者。

（三）选择性雌激素受体调节剂

此类药物适用于 60 岁以前的围绝经期和绝经后女性，特别是有绝经期症状（如潮红、出汗等）或有泌尿生殖道萎缩症状的女性。临床研究证明，雌激素类药物能有效抑制破骨细胞活性，降低骨转换率至女性绝经前水平，阻止骨丢失，增加骨密度，进而增加骨质疏松患者腰椎和髋部骨密度，降低发生椎体及非椎体骨折的风险，同时能明显缓解绝经相关症状。应注意的是，有雌激素依赖性肿瘤（如乳腺癌、子宫内膜癌）、血栓性疾病、不明原因阴道出血及活动性肝病和结缔组织病者绝对禁用此药，而子宫肌瘤、子宫内膜异位症、有乳腺癌家族史、胆囊疾病和垂体泌乳素瘤者慎用此药。代表药物如下：

雷洛昔芬

【成分】{6– 羟基 –2–（4– 羟苯基）苯并 [b] 噻酚 –3– 基 }–{4–[2–（1– 哌啶基）乙氧基]– 苯基 }– 甲酮。

【适应证】主要用于预防和治疗绝经后女性的骨质疏松症。

【疗效】降低骨转换率至女性绝经前水平，阻止骨丢失，增加骨密度，降低发生椎体骨折的风险。

【用法】雷洛昔芬片剂，60mg/ 片，口服每次 60mg，每日 1 次。

【注意事项】少数患者服药期间会出现潮热和下肢痉挛症状，潮热症状严重的围绝经期妇女暂时不宜用。

【禁忌证】正在或既往患有静脉血栓栓塞性疾病者，包括深静脉血栓、肺栓塞和视网膜静脉血栓者；肝功能减退包括胆汁淤积、肌酐清除率小于35mL/min 者；难以解释的子宫出血者，以及有子宫内膜癌症状和体征者；对雷洛昔芬或任何赋形剂成分过敏者。

（四）雌激素类（ET）

雌、孕激素（EPT）补充疗法能降低骨质疏松性椎体、非椎体骨折风险，是防治绝经后骨质疏松的有效手段。该类药物适用于 60 岁以前围绝经期或绝经后女性，特别是有绝经症状（如潮热、出汗等）及泌尿生殖道萎缩症状的女性。雌、孕激素补充疗法可增加骨质疏松患者的腰椎和髋部骨密度，降低发生椎体及非椎体骨折的风险，同时能明显缓解绝经相关症状。而雌激素依赖性肿瘤（乳腺癌、子宫内膜癌）、血栓性疾病、不明原因阴道出血及活动性肝病和结缔组织病者，绝对禁忌应用此药。子宫肌瘤、子宫内膜异位症、有乳腺癌家族史、胆囊疾病和垂体泌乳素瘤者慎用。但是综合来看，绝经早期开始使用该药的收益大于风险。代表药物如下：

雌／孕激素

【适应证】围绝经期和绝经后女性，特别是有绝经相关症状（如潮热、出汗等）、泌尿生殖道萎缩症状，以及希望预防绝经后骨质疏松的女性。

【疗效】增加骨质疏松患者腰椎和髋部骨密度，降低发生椎体、髋部及非椎体骨折的风险，明显缓解更年期症状。

【用法】有口服、经皮和阴道用药多种制剂。应根据患者的个体情况来制定激素治疗的方案、剂量、制剂选择及治疗期限等。

【注意事项】严格掌握实施激素治疗的适应证和禁忌证，绝经早期开始用（60 岁以前或绝经不到 10 年）收益更大。使用最低有效剂量，定期进行（每年）安全性评估，特别是乳腺和子宫。

（五）RANKL 抑制剂

迪诺塞麦（denosumab）是一种 RANKL 抑制剂，为 RANKL 的特异性完全人源化单克隆抗体，能够抑制 RANKL 与其受体 RANK 的结合，减少破骨细胞形成、功能和存活率，从而降低骨吸收，增加骨量，改善皮质骨或松质骨的强度。该药物现已被美国 FDA 批准用于治疗有较高骨折风险的绝经后骨质疏松。代表药物如下：

迪诺塞麦

【适应证】国外批准的适应证为较高骨折风险的绝经后骨质疏松。

【疗效】增加骨质疏松患者腰椎和髋部骨密度，降低椎体、非椎体和髋部骨折风险。

【用法】迪诺塞麦注射剂，规格 60mg/mL，每半年使用 60mg，皮下注射。

【注意事项】治疗前必须纠正低钙血症，治疗前后需补充充足的钙剂和维生素 D。主要不良反应包括低钙血症、严重感染（膀胱炎、上呼吸道感染、肺炎、皮肤蜂窝组织炎等）、皮疹、皮肤瘙痒、肌肉或骨痛等。长期应用可能会过度抑制骨吸收，而出现下颌骨坏死或非典型性股骨骨折。

【禁忌证】低钙血症者。

（六）骨硬化蛋白单克隆抗体

近年来的研究表明，骨硬化蛋白可与 Wnt 通路共受体—低密度脂蛋白受体相关蛋白 5/6 结合，从而调控骨的生长。骨硬化蛋白的单克隆抗体对骨硬化蛋白的拮抗作用显著，且在刺激成骨活动的同时并不影响破骨活动，因而可以促进骨的形成。研究发现，在接受该药治疗的受试者中可见骨溶解标志物血清 C 端肽水平的降低，表明其具有一定的抑制骨溶解作用。此前已有多项动物试验证实，该药在造模大鼠中有着刺激成骨细胞活性、增加骨强度和骨密度，以及促进骨折愈合的作用。目前该药已经进入针对骨质疏松的人体临床试验阶段，关于此药物长期使用的安全性研究也正在进行中。

二、骨形成促进剂

（一）氟化物

氟化物适用于各种类型骨质疏松的治疗，尤其适用于骨矿密度低于骨折阈值、中轴骨骨矿密度丢失明显的患者。在应用氟化物治疗时，由于大量快速的新骨形成，会出现明显的钙缺乏，因此必须补充足量的钙和适量的活性维生素 D_3，以免发生低血钙、应力性骨折、骨关节疼痛和继发性甲亢等不良反应。氟化物对骨的作用与剂量有关，小剂量可降低骨松质骨折率，但大剂量可使骨形成异常，反而可增加骨脆性，尤其是会增加骨皮质骨折，故应谨慎使用。氟化物与抗骨吸收药物如双膦酸盐类或雌激素受体调节药联合应用时，在升高骨密度、减少骨折发生率方面明显优于单独用药。

（二）甲状旁腺激素（PTH）

PTH 是当前促进骨形成的代表性药物，小剂量重组人甲状旁腺激素（rhPTH，1-34）有促进骨形成的作用，适用于有骨折高发风险的绝经后女性骨质疏松。安全性方面，少数患者可出现下肢抽筋、头晕症状，但总体耐受性良好。动物实验发现，长期、大剂量的 rhPTH 治疗可增加骨肉瘤风险，因此应避免在畸形性骨炎、有骨骼放疗史及肿瘤骨转移合并高钙血症的患者中使用。目前推荐疗程不超过 1.5 ～ 2 年。通常建议在治疗终止后，继续应用骨吸收抑制剂以维持疗效。代表药物如下：

特立帕肽

【适应证】CFDA 批准用于有骨折高风险的绝经后骨质疏松的治疗；国外还批准用于男性骨质疏松和糖皮质激素性骨质疏松的治疗。

【疗效】能有效地治疗绝经后严重骨质疏松，提高骨密度，降低椎体和非椎体骨折发生的危险。

【用法】特立帕肽注射制剂，20μg/ 次，皮下注射，每日 1 次。

（三）维生素 K

人体内的维生素 K_2（四烯甲萘醌）可通过加快骨矿化速度来促进骨的形成，同时抑制 COX-2 的表达以降低破骨细胞活性。维生素 K_2 可在活化骨钙素促进骨形成时，促进谷氨酸向 γ - 羧基谷氨酸的转化，为骨钙的生成提供物质基础。2011 年的骨质疏松诊疗指南已将维生素 K_2 列为骨质疏松的治疗药物，长期应用可明显改善人体骨密度，并降低成人男性、女性腰椎及髋部的骨折风险。大剂量应用时，应警惕可能出现的血液高凝状态。代表药物如下：

四烯甲萘醌

【适应证】CFDA 批准的适应证为骨质疏松患者。

【疗效】促进骨形成，并有一定抑制骨吸收的作用，能够轻度增加骨质疏松患者的骨量。

【用法】四烯甲萘醌胶囊，15mg/ 粒，口服每次 15mg，每日 3 次。

【禁忌证】服用华法林的患者。

三、骨矿化物

锶是一种人体必需的微量元素，雷奈酸锶是由微量元素锶和大分子有机酸雷奈酸形成的大分子络合物。在治疗骨质疏松的药物中，雷奈酸锶是为数不多的既能刺激成骨细胞形成，又能抑制破骨细胞吸收的药物，可有效降低绝经后骨质疏松患者椎体和髋部骨折的风险。代表药物如下：

雷奈酸锶

【适应证】CFDA 批准用于治疗绝经后骨质疏松。

【疗效】能显著提高骨密度，改善骨微结构，降低发生椎体和非椎体骨折的风险。

【用法】雷奈酸锶干混悬剂，2g/ 袋，口服每次 2g，睡前服用，最好在进食 2 小时之后服用。

【注意事项】不宜与钙和食物同时服用，以免影响药物吸收。

【禁忌证】伴有已确诊的缺血性心脏病、外周血管病和/或脑血管疾病者，或伴有未控制的高血压者；肌酐清除率＜ 30mL/min 的重度肾功能损害者。

四、骨肽类药物和二膦酸盐制剂

（一）骨肽类药物

骨肽类药物的主要成分是从动物骨骼（猪、鹿等）中提取的骨多肽，包含骨形态生成蛋白、骨源性生长因子、β - 转化生长因子、成纤维细胞生长因子等，可刺激成骨细胞活性，改善骨质疏松。一些代表性药物，如复方骨肽注射液、全蝎钛，同时富含多种修复骨质的元素，如有机钙、磷、无机钙等；而如注射用鹿瓜多肽，在治疗骨质疏松的同时，还具有抗炎、镇痛、抗风湿的作用。代表药物如下：

1. 复方骨肽注射液

【成分】本品为复方制剂，由有机钙、磷、无机钙、微量元素、氨基酸等构成。

【适应证】用于治疗风湿性关节炎、类风湿关节炎、骨质增生、骨折等骨代谢疾病。

【疗效】本品含多种骨代谢的活性肽类，可以调节钙磷代谢，增加骨钙沉积，并能够调节骨代谢，刺激成骨细胞增殖，促进新骨形成，可用于防治骨质疏松，并具有抗炎、镇痛的作用。

【用法】肌肉注射，每次 2 ～ 4mL，一日 1 次。静脉滴注，每次 4 ～ 10mL，15 ～ 30 天为一疗程。亦可在痛点或穴位注射。

2. 鹿瓜多肽注射液

【成分】本品为复方制剂，是鹿科动物梅花鹿（Cervus Nippon Temmick）的骨骼和葫芦科植物甜瓜（Cucumis melo L.）的干燥成熟种子经分别提取后制成的灭菌水溶液。

【适应证】用于风湿性关节炎、类风湿关节炎、强直性脊柱炎、各种类型骨折、创伤修复及腰腿疼痛等。

【用法】肌肉注射，每次 2 ～ 4mL，每日 4 ～ 8mL。静脉滴注，每日 8 ～ 12mg，加入 250 ～ 500mL 5% 葡萄糖注射液或 0.9% 氯化钠注射液静脉滴注，10 ～ 15 日为一疗程或遵医嘱，小儿酌减。

3. 注射用骨肽

【成分】本品为新鲜或冷冻的猪四肢骨提取的骨肽溶液制成的无菌冻干品。辅料为甘露醇。

【适应证】用于促进骨折愈合，也可用于增生性骨关节疾病及风湿性关节炎、类风湿关节炎等症状改善。

【疗效】本品含多种影响骨代谢的活性肽类，可以调节骨代谢，刺激成骨细胞增殖，促进新骨形成，调节钙、磷代谢，增加骨钙沉积，具有防治骨质疏松的作用。

【用法】肌肉注射，每次 10mg，每日 1 次，20 ～ 30 日为一疗程，亦可在痛点和穴位注射或遵医嘱。静脉滴注，每次 50 ～ 100mg，每日 1 次，溶于 200mg 0.9% 氯化钠注射液，15 ～ 30 天为一疗程。

4. 骨肽片

【成分】本品为健康猪或胎牛四肢骨提取物骨肽粉制成的片剂，每片含多肽类物质不低于 40mg。

【适应证】用于骨性关节炎；风湿性关节炎、类风湿关节炎；骨折（也可用于骨质疏松、颈椎病）。

【疗效】同注射用骨肽。

【用法】口服，每次 1 ～ 2 片，每日 3 次。饭后服用，15 天为一个疗程。

（二）二膦酸盐制剂

代表药物为锝亚甲基二膦酸盐，为一种新型的二膦酸盐制剂，其中的微量元素 ^{99}Tc 和二膦酸盐联合可发挥协同作用，可改善骨代谢，具有明显的抑制骨吸收、促进成骨及增加骨密度的作用。

锝亚甲基二膦酸盐注射液

【成分】锝 [^{99}Tc] 亚甲基二膦酸盐。

【适应证】类风湿关节炎等自身免疫性疾病及骨科疾病。

【疗效】本品为类风湿关节炎治疗药物，具有消炎、镇痛、免疫调节及破骨修复作用。

【用法】临用前，在无菌操作条件下，将 A 剂 5mL 注入 B 剂瓶中，充分振摇，使冻干物溶解，室温静置 5 分钟，即制得锝 [^{99}Tc] 亚甲基二膦酸钠注射液。静脉注射，每日 1 次，20 日为一个疗程。也可根据病情，适当增加剂量和延长疗程，或遵医嘱。

【注意事项】本品如发生变色或沉淀，应停止使用。心功能不全者慎用。

【禁忌证】过敏体质（特异质），血压过低，严重肝、肾功能不良患者禁用。

第三节　疗效评价

骨质疏松治疗的目的在于提高骨量、改善骨质量、降低骨折发生率，但因药物机制的不同，对骨密度和骨结构的影响亦不同，疗效也存在着明显的差异。因此，临床上对骨质疏松的治疗效果进行全面评价是十分必要的。

一、疼痛评价

骨质疏松性骨痛是影响患者生活质量的主要因素之一，常导致患者惧怕活动，进而加重骨质疏松。因此，准确的疗效评价方法，不仅有利于指导康复计划的制定，也便于比较不同治疗方式间的疗效差别，以提高治疗水平。

1. 患者自我评价

疼痛的部位主要包括腰背部、髋关节和膝关节等，疼痛方式包括前屈后仰痛、翻身痛和负重痛等。临床上一般运用疼痛视觉模拟评分（VAS）法，由患者对自身休息痛和活动痛的严重程度进行评分（0～10分），其中0分代表无疼痛，10分代表可感觉的最严重疼痛。

一般通过对比患者前后两次疼痛评估的分数，对缓解效果进行评价：无缓解（疼痛评分不变或上升）、轻度缓解（疼痛评分下降大于1/4）、中度缓解（疼痛评分下降1/2到1/4）、明显缓解（疼痛评分下降1/2到3/4）、完全缓解（疼痛评分下降大于3/4或疼痛消失）。

2. 医生评价

医生评价主要针对椎体压痛和肋骨压痛，同样应用VAS法进行评价，以患处轻压疼痛且退缩为重度（7～10分），重压疼痛且退缩为中度（4～6分），重压疼痛无退缩为轻度（1～3分），重压无痛为0分。

有效率和显效率的评价：无缓解（疼痛评分不变或上升）、轻度缓解（疼痛评分下降 1 ～ 2 分）、明显缓解（疼痛评分下降 3 ～ 4 分）、完全缓解（疼痛消失）。其中，显效为疼痛完全缓解；有效为疼痛缓解 2 分；无效为疼痛缓解＜ 1 分；显效率与有效率合计为总有效率。

二、骨折次数

骨质疏松患者因骨量、骨强度下降，受轻微的外力就可能会发生骨折。骨质疏松性骨折会造成自理能力下降、劳动力损失、致残甚至致死，给患者本人、家庭成员及国家社会带来了巨大的经济和生理、心理负担，严重影响骨质疏松患者的生存质量。因此，纳入骨折次数评价对于骨质疏松性骨折后果的评价非常必要。

三、骨折风险评估工具

对于有骨折风险的患者，如果能够进行及时的诊断和干预，就可以有效避免多数骨折的发生。目前，世界卫生组织（WHO）推荐使用综合性的骨折风险评估工具（fracture risk assessment tool，FRAX）来代替单独的骨密度评价，以评估患者未来 10 年的骨折发生风险，进而鉴别需要进行骨密度监测和骨质疏松干预治疗的患者。目前，已有很多学者将 FRAX 应用于临床。有些研究认为，FRAX 在评估患者未来的骨折风险时，优于使用 BMD 联合一个或多个骨折风险因子；但也有学者发现，骨质疏松性骨折患者的 FRAX 结果与正常老年人群的结果间差距非常小，FRAX 在预测骨折发生风险上的敏感性较差。

四、低体重和低体重指数

低体重和低体重指数（body mass index，BMI）是骨质疏松性骨折的风险因素之一。研究发现，当骨质疏松患者的 BMI 值低于 $20kg/m^2$ 时，骨折的发生率就会上升；而当患者的 BMI 值高于 $20kg/m^2$ 时，骨折的发生率就会下降。在临床工作中，医生需要通过一个可靠的患者绝对骨折风险模型，来判断是否需要使用抗骨质疏松药物，同时对临床中的骨折预防和骨密度减低性疾病的治疗产生具体而积极的影响。

五、骨密度

目前，骨质疏松的诊断与评估主要依靠DXA测定的骨密度。但该方法主要用于已有明显症状或继发性骨质疏松患者，而对于有骨折家族史、抽烟、类风湿关节炎等具有骨质疏松高危因素的患者，其骨质疏松性骨折的危险性往往被忽视。世界卫生组织（WHO）在1998年发布了骨质疏松的诊断标准，并于2004年对该标准进行了更新（表5-1）。这一标准中规定：在绝经后女性和50岁以上男性中，将DXA测得的股骨颈骨密度较白种人年轻女性峰值骨量减少2.5标准差（-2.5SD）及以上，作为骨质疏松的诊断标准。鉴于黄种人峰值骨量低于白种人等原因，我国推荐使用低于峰值骨量2标准差（-2.0SD），或者骨量下降达到25%作为诊断标准。

表5-1　国内外骨密度诊断骨质疏松的标准及分级

诊断标准分级	WHO 标准差诊断法	OCCCS 标准差诊断法	OCCCS（百分率诊断法）
正常	≥ -1.0SD	±1SD 之内	±12% 之内
骨量减少	-1.0SD ~ -2.5SD	-1 ~ -2SD	-13% ~ 24%
骨质疏松	≤ -2.5SD	≤ -2SD	骨量丢失 ≥ 25%
严重骨质疏松	≤ -2.5SD，并发生一处或多处骨折	<-2SD 并发生一处或多处骨折	≥ 25% 并发生一处或多处骨折 或没有骨折但丢失大于37%

源自 WHO:GUIDELINE FOR PRECLINICAL EVALUATION AND CLINICAL TRIALS IN OSTEOPOROSIS, 1998, GENEVA:WHO:WHO SCIENTIFIC GROUP ON THE ASSESSMENT OF OSTEOPEPERPSIS AT PRIMARY HEALTH CARE LEVEL，SUMMARY MEERING REPORT, Brussels, Belgium, 5-7 MAY 2004.（OCCCS）中国老年学学会骨质疏松委员会。

六、亚洲人骨质疏松自我筛查工具

亚洲人骨质疏松自我筛查工具（osteoporosis self-assessment tool for Asians，OSTA）是一项基于亚洲国家和地区的绝经后女性的危险因素研究结果。该研究共纳入了11项可能与骨密度具有相关性的风险因素，经过多变量回归模型分析，提出仅以年龄和体重 2 项简易指标来进行骨质疏松筛查。OSTA 指数计算方法是：（体重 – 年龄）×0.2。计算得到的 OSTA 指数，按 < –4、–4 ～ –1 和 > –1 分，分为骨质疏松高、中、低风险组。这一工具评价方法简单、便捷，因此随着临床应用的深入，该工具的适用人群已逐渐扩展至老年男性，并广泛应用到骨质疏松的筛查之中。

七、骨代谢生化指标

骨代谢生化指标包括骨转换生化标志物和一些调节骨代谢的激素，前者可进一步分为骨吸收标志物和骨形成标志物，后者包括甲状旁腺激素、维生素 D 和降钙素等。随着检测技术逐渐成熟，骨代谢生化指标在临床中的应用日趋广泛。但由于采用了不同来源的标本和不同的方法、设备等，不同机构的检测结果间存在着较大的差异。

骨代谢生化指标虽不能作为骨质疏松诊断的金标准，但通过检测血、尿中相关指标的水平，可以了解骨组织代谢的基本情况，用于骨代谢状态评价、骨质疏松诊断分型、骨折风险预测、抗骨质疏松治疗疗效评价，以及代谢性骨病的鉴别诊断等，并且在骨质疏松发病机制、药物研究及流行病学研究等方面具有重要的意义。这些指标对于评价骨丢失和骨折风险同样具有重要意义，如骨吸收、骨形成标志物水平的升高分别提示骨吸收、骨形成增多，而骨吸收大于骨形成会导致骨量的减少，因此可以用来预测进一步骨丢失的风险。此外，骨代谢生化指标水平升高，提示全身骨转换速率加快，而高骨转换速率与骨质疏松性骨折呈正相关，因此这些指标具有骨折预测价值。具体的骨代谢生化指标请参见第三章第一节"实验室检查"。

值得注意的是，在进行有效的药物治疗之后，出现有统计学意义的骨密度提高需要至少 1 ～ 3 年的时间，而骨代谢生化指标在数月内即可检测出明显的变化，这对于骨质疏松的疗效监测十分有利。其中，骨形成标志物的检测能较早地反映人体对治疗的反应，因此常被用作大样本临床研究的观察终点之一。另外，骨转换生化标志物的检测还能够帮助临床医生判断患者的依从性，若在应用抗骨吸收治疗药物后，患者体内的骨转换标志物仍维持在较高水平，则提示患者服药依从性较差或吸收利用障碍。由于骨代谢生化指标的检测具有较大的生物学差异和检测变异性，因此无法在不同个体间进行比较，只有在单一个体的骨代谢生化指标出现较大变化时，才具有临床意义。骨形成标志物主要包括骨钙素、骨保护素、碱性磷酸酶等。

1.骨钙素（OC）

OC是骨骼中含量最多的非胶原蛋白，具体作用尚不是很明确，但已知它能维持骨正常矿化速率。新合成的骨钙素大部分在骨组织的细胞外基质中沉积，小部分释放进入机体血液循环，可作为反映骨形成的标志物。在组织形态学和钙动力学两方面，血清骨钙素水平与骨形成间均具有良好的相关性。血清骨钙素的水平越高，提示成骨越活跃，骨代谢的速率越快；反之骨钙素水平越低，则提示骨代谢的速率越低。血清骨钙素能直观地反映出成骨细胞特别是新生成骨细胞的活性，是反映成骨细胞活动和骨质矿化状态的特异性指标。

2.骨保护素（OPG）

OPG是肿瘤坏死因子受体超家族的成员，是一种可溶性的分泌性糖蛋白，主要由成骨细胞产生，通过调节破骨细胞的活性来调节骨代谢。OPG能特异性地抑制破骨细胞的形成与分化，使骨密度增加。细胞核因子 κ B 受体活化因子（RANK）也是肿瘤坏死因子受体超家族的成员之一，存在于破骨细胞和破骨细胞前体细胞的表面，拥有唯一可结合的配体 RANKL。近几年来研究者们发现，OPG/RANK/RANKL 系统在骨代谢和骨重塑的过程中发挥着十分重要的作用。RANK 可通过与其配体 RANKL 结合，诱导破骨细胞分化，促进骨吸收；同时，OPG 也能够与 RANK 竞争性结合 RANKL，使 RANKL 与 RANK 的结合受到阻碍，从而抑制破骨细胞的形成和分化，使得骨吸收受到抑制。因此，OPG 可以作为骨代谢生化指标，反映骨代谢的过程，同时也是抗骨质疏松疗效的评价指标。

3.碱性磷酸酶（ALP）

ALP 是第一个应用于临床的骨转换生化指标，也是目前临床常用的骨形成评价指标。ALP 存在于骨骼、肝、肾、小肠、胎盘等多种组织中，对于骨组织的敏感性和特异性欠佳，故目前临床上多检测 ALP 的同工酶，即骨源性碱性磷酸酶（BALP）。BALP 是一种成骨细胞合成分泌的、覆在成骨细胞表面的特异性糖蛋白，是骨矿化过程中必不可少的物质。BALP 不受肝脏、肾脏、肠道等疾病的影响，具有较高的骨组织特异性，并且样本稳定性好、生物变异度低、受昼夜节律影响小，是有效反映骨形成的特异而敏感的生化指标。有研究报道，骨质疏松患者体内 BALP 水平明显高于骨量减少组，表明骨质疏松患者骨转换率加快、骨密度降低、血清 BALP 水平代偿性增高。BALP 在骨质疏松早期诊断中的价值已被广泛认可，并在临床上应用。免疫分析法测定 BALP 的敏感性较高，且操作简易，是目前测定 BALP 最常用的方法。

八、骨质疏松相关问卷

1. 骨质疏松知识评估工具（osteoporosis knowledge assessment tool，OKAT）

这一工具主要用于评估普通人群对骨质疏松知识的了解程度，也可作为疾病知识普及的手段。有学者认为，对骨质疏松知识的充分了解，有助于患者自我防护行为的建立。长期临床观察证实，良好的健康教育确实可以有效延缓骨质疏松的发生。

2. 欧洲基金会骨质疏松生活质量问卷（quality of life questionnaire of the European Foundation for osteoporosis，QUALEFFO-41）

该问卷是最早用于评估骨质疏松患者生活质量的调查问卷之一。研究发现，有效干预绝经后女性的生活方式，可显著改善患者的生活质量，对骨质疏松的早期防治有重要意义。

3. 骨质疏松健康相关生活质量评估问卷（assessment of health related quality of life in osteoporosis，ECOS-16）

该问卷是专门用于评估绝经后妇女健康相关的生活质量问卷。该问卷的应答率、可靠性和重复性都很出色，最终评估时需要结合患者的受教育水平对骨质疏松发生和易受累人群的影响，以及骨折的发生部位和时间两个重要变量。

4.骨质疏松患者生活质量问卷调查（quality of life questionnaire in osteoporosis，QUALIOST）

这是一个用于评价骨质疏松患者生活质量的调查问卷。由于主要针对的是绝经后女性，因此在一定程度上限制了其使用范围。此外，由于患者主观因素在其中占主要地位，因此该问卷的评价敏感度稍差。

5.骨质疏松患者治疗满意度调查问卷（the osteoporosis patient treatment satisfaction questionnaire，OPSAT-Q）

该问卷专门用于评估骨质疏松患者接受二膦酸盐类药物治疗后的生活质量改善情况，以了解患者对药物的特殊要求，从而提高患者的依从性。

九、结语

目前，用于骨质疏松功能状况和疼痛程度评价的方法较多，但仍缺乏一种简洁实用，具有良好信度、效度和灵敏度，并且同时适用于患者和医生的疗效评价方法。因此，仍然需要进行多中心、大样本的研究，依托规范的循证医学证据，使用严格的统计学方法进行验证，制定更为实用、准确且可靠的评价方法，才能进一步推广应用。

（孙蓬远　王一雯）

参考文献

[1]Cauley JA, Harrison SL, Cawthon PM, et al.Objective measures of physical activity, fractures and falls：the osteoporotic fractures in men study[J].J Am Geriatr Soc, 2013, 61（7）:1080-1088.

[2]Dawson-Hughes B, Harris SS, Krall EA, et al.Effect of calcium and vitamin D supplementation on bone density in men and women 65 years of age

or older [J].The New England journal of medicine, 1997, 337（10）:670-676.

[3] 胡军，张华，牟青.骨质疏松的流行病学趋势与防治进展 [J]. 临床荟萃，2011，26（8）:729-731.

[4]Robert P, Heaney MD.Vitamin D-baseline status and effective dose[J]. The New England Journal of Medicine, 2012, 367（1）:77-78.

[5]Emmanuel, Papadimitropoulos, George, et al.Meta analyses of therapies for postmenopausal osteoporosis. Ⅷ :Meta analysis of the efficacy of vitamin D treatment in preventing osteoporosis in postmenopausal women[J].Endocrine reviews, 2002, 23（4）:560-569.

[6]Moyer VA. U.S. Preventive Services Task Force. Vitamin D and calcium supplementation to prevent fractures in adults: U.S Preventive Services Task Force recommendation statement[J].Annals Internal Medicine, 2013, 158（9）:691-696.

[7]Elders PJ, Lips P, Netelenbos JC, et al.Long-term effect of calcium supplementation on bone loss in perimenopausal women[J].Journal of bone and mineral research, 1994, 9（7）:963-970.

[8]Ian R, Reid, Barbara, et al.Randomized controlled trial of calcium in healthy older women[J].The American journal of medicine, 2006, 119（9）:777-785.

[9]Nahid, Yazdanpanah, M Carola, et al.Effect of dietary B vitamins on BMD and risk of fracture in elderly men and women the Rotterdam study[J]. Bone, 2007, 41（6）:987-994.

[10]Zhor, Ouzzif, Khalid, et al.Relation of plasma total homocysteine, folate and vitamin B_{12} levels to bone mineral density in Moroccan healthy postmenopausal women[J].Rheumatology international, 2012, 32（1）:123-128.

[11]Markus, Herrmann, Britt, et al.Experimental folate and vitamin B_{12} deficiency does not alter bone quality in rats[J].Journal of bone and mineral research, 2009, 24（4）:589-596.

[12]Markus, Herrmann, Natalia, et al.Accumulation of homocysteine by decreasing concentrations of folate, vitamin B_{12} and B_6 does not influence the activity of human osteoblasts in vitro[J].Clinica chimica acta; international journal of clinical chemistry, 2007, 384（1-2）:129-134.

[13]Markus Herrmann, Johannes Schmidt, Natascha Umanskaya, et al.Stimulation of osteoclast activity by low B-vitamin concentrations [J]. Bone, 2017, 4（41）:584-591.

[14]GS Kim, CH Kim, JY Park, et al.Effects of vitamin B_{12} on cell proliferation and cellular alkaline phosphatase activity in human bone marrow stromal osteoprogenitor cells and UMR106 osteoblastic cells[J]. Metabolism:clinical and experimental, 1996, 45（12）:1443-1446.

[15]R Carmel, KH Lau, DJ Baylink, et al.Cobalamin and osteoblast-specific proteins[J].The New England journal of medicine, 1988, 319（2）:70-75.

[16]P D'Aoust, CA McCulloch, HC Tenenbaum, et al.Etidronate（HEBP）promotes osteoblast differentiation and wound closure in rat calvaria[J].Cell and tissue research, 2000, 302（3）:353-363.

[17]Dennis M, Black Pierre D, Delmas Richard, et al.Once-yearly zoledronic acid for treatment of postmenopausal osteoporosis[J].The New England journal of medicine, 2007, 356（18）:1809-1822.

[18]Black DM, Thompson DE, Bauer DC, et al.Fracture risk reduction with alendronate in women with osteoporosis:the fracture intervention trial fit research group [J].J Clin Endocrinol Metab, 2000, 85（11）:4118-4124.

[19]MR McClung, P Geusens, PD Miller, et al.Effect of risedronate on the risk of hip fracture in elderly women.Hip Intervention Program Study Group[J]. The New England journal of medicine, 2001, 344（5）:333-340.

[20]Harris ST, Watts NB, Genant HK, et al.Effects of risedronate treatment on vertebral and nonvertebral fractures in women with postmenopausal osteoporosis:a randomized controlled trial.Vertebral Efficacy With Risedronate

Therapy（VERT）Study Group[J].JAMA,1999,282（14）:1344-1352.

[21]Rizzoli R,Burlet N,Cahall D,et al.Osteonecrosis of the jaw and bisphosphonate treatment for osteoporosis[J].Bone,2008,42（5）:841-847.

[22]Rizzoli R,Akesson K,Bouxsein M,et al.Subtrochanteric fractures after long-term treatment with bisphosphonates:a european society on clinical and economic aspects of osteoporosis and osteoarthriti，and international osteoporosis foundation working group report[J].Osteoporos Int,2011,22（2）:373-390.

[23]Shane E,Burr D,Ebeling PR,et al.Atypical subtrochanteric and diaphyseal femoral fractures:report of a task force of the American Society for Bone and Mineral Research[J].J Bone Miner Res, 2010,25（11）:2267-2294.

[24]Chesnut CH 3rd,Silverman S,Andriano K,et al.A randomized trial of nasal spray salmon calcitonin in postmenopausal women with established osteoporosis:the prevent recurrence of osteoporotic fractures study. PROOF Study Group[J].Am J Med,2000,109（4）:267-276.

[25]J Lui.Prevention and treatment of postmenopausal osteoporosis[J]. Zhonghua fu chan ke za zhi,1997,32（9）:517-519.

[26]Cosman F, Lindsay R.Selective estrogen receptor modulators: Clinical spectrum[J].Endocr Rev,1999,20（3）:418-434.

[27]Vogel VG,Costantino JP,Wickerham DL,et al.Tamoxifen for prevention of breast cancer: report of the National Surgical Adjuvant Breast and Bowel Project P-1 Study[J].J Natl Cancer Inst,2002,94（19）:1504.

[28]Reinholz GG,Getz B,Sanders ES,et al.Distinct mechanisms of bisphosphonate action between osteoblasts and breast cancer cells: identity of a potent new bisphosphonate analogue[J].Breast Cancer Res Treat,2002,71（3）:257-268.

[29]GG Reinholz,B Getz,L Pederson,et al.Bisphosphonates directly regulate cell proliferation,differentiation,and gene expression in human

osteoblasts[J].Cancer Reserch,2000,60（21）:6001-6007.

[30]North American Menopause Society. Management of osteoporosis in postmenopausal women:2006 position statement of The North American Menopause Society[J].Menopause,2006,13（3）:340-367.

[31]Anderson GL,Limacher M,Assaf AR, et al.Womens Health Initiative Steering Committee.Effects of conjugated equine estrogen in postmenopausal women with hysterectomy:the Women's Health Initiative randomized controlled trial[J].JAMA,2004,291（14）:1701-1712.

[32]Wells G,Tugwell P,Shea B,et al.Meta-analyses of therapies for postmenopausal osteoporosis. V. Meta-analysis of the efficacy of hormone replacement therapy in treating and preventing osteoporosis in postmenopausal women[J].Endocrine Reviews,2002,23:529-539.

[33]Cummings SR,San Martin J,McClung MR,et al.Denosumab for prevention of fractures in postmenopausal women with osteoporosis[J].The New England journal of medicine,2009,361:756-765.

[34]Isabel M,Martín-Baez,Raquel,et al.Severe hypocalcaemia post-denosumab[J].Nefrologia:publicacion oficial de la Sociedad Espanola Nefrologia,2013,33（4）:614-615.

[35]Michael R,McClung,Steven,et al.Effect of denosumab treatment on the risk of fractures in subgroups of women with postmenopausal osteoporosis[J].Journal of bone and mineral research:the official journal of the American Society for Bone and Mineral Research,2012,27（1）:211-218.

[36]Stopeck AT,Lipton A,Body JJ,et al.Denosumab compared with zoledronic acid for the treatment of bone metastases in patients with advanced breast cancer: a randomized, double-blind study[J].J Clin Oncol 2010,28（31）:5132-5139.

[37]Xavier B,Adolfl DP,Raquel L,et al.Quality of life in postmenopausal osterporosis[J].Health and Quality of life Qutcomes,2005,3:78.

[38]Krishnan V,Bryant HU,Macdougald OA.Regulation of bone mass by Wnt signalling[J].J Clin Invest,2006,116（5）:1202-1209.

[39]Padhi D,Jang G,Stouch B,et al.Single-dose,placebo-controlled,randomized study of AMG 785,a sclerostin monoclonal antibody[J]. J Bone Miner Res,2011,26（1）:19-26.

[40]Bodine PV,Komm BS.Wnt signaling and osteoblastogenesis[J].Rev Endocr Metab Disord,2006,7（1-2）:33-39.

[41]Qiu W, Andersen TE, Bollerslev J,et al.Patients with high bone mass phenotype exhibit enhanced osteoblast differentiation and inhibition of adipogenesis of human mesenchymal stem cells[J].J Bone Miner Res, 2007,22（11）:1720-1731.

[42]Hodsman AB,Bauer DC,Dempster DW,et al.Parathyroid hormone and teriparatide for the treatment of osteoporosis: a review of the evidence and suggested guidelines for its use[J].Endocrine reviews,2005,26（5）:688-703.

[42]Ryder KM,Tanner SB,Carbone L,et al.Teriparatide is safe and effectively increases bone biomarkers in institutionalized individuals with osteoporosis[J].J Bone Miner Metab,2010,28（2）:233-239.

[43]Losada B, Zanchetta J, Zerbini C,et al.Active comparator trial of teriparatide vs alendronate for treating glucocorticoid-induced osteoporosis:results from the Hispanic and non-Hispanic cohorts[J].J Clin Densitom,2009,12（1）:63-70.

[44]Harper KD, Krege JH, Marcus R,et al.Osteosarcoma and teriparatide [J].J Bone Miner Res,2007,22（2）:334.

[45]Orimo H,Fujita T,Onomura T,et al.Clinical evaluation of soft capsule menatetrenone（Ea-0167）in the treatment of osteoporosis. Late Phase II Dose Study[J].J. New Rem. Clin, 1992,41:1249-1279.

[46]PJ Marie.Strontium ranelate:a novel mode of action optimizing bone formation and resorption[J].Osteoporosis international:a journal established as

result of cooperation between the European Foundation for Osteoporosis and the National Osteoporosis Foundation of the USA, 2005, 16（1）:7-10.

[47]Marie PJ.Strontium ranelate: new insights into its dual mode of action[J].Bone, 2007, 40（5）:5-8.

[48]Baron R, Tsouderos Y.In vitro effects of S12911-2 on osteoclast function and bone marrow macrophage differentiation[J].Eur J Pharmacol, 2002, 450（1）:11-17.

[49]Takahashi N, Sasaki T, Tsouderos Y, et al.S12911-2 Inhibits osteoclastic bone resorption in vitro[J]. J Bone Miner Res, 2003, 18（6）:1082-1087.

[50]Mentaverri R, Hurtel AS, Kamel S, et al. Extra cellular concentrations of strontium directly stimulates osteoclast apoptosis[J].J Bone Min Res, 2003, 18:237.

[51]Cesareo R, Napolitano C, Iozzino M.Strontium ranelate in postmenopausal osteoporosis treatment:a critical appraisal[J]. International journal of women's health, 2010, 2:1-6.

[52]Roux C, Fechtenbaum J, Kolta S, et al.Strontium ranelate reduces the risk of vertebral fracture in young postmenopausal women with severe osteoporosis[J].Ann Rheum Dis, 2008, 67（12）:1736-1738.

[53]贾文，尹莹，董雪，等.穴位注射骨肽注射液治疗原发性骨质疏松症临床观察[J]. 山西中医，2014，30（9）:32-34.

[54]林文鑫.鹿瓜多肽的药理作用和临床应用[J]. 实用全科医学，2006（6）:730.

[55]张奇峰，闫淑芳.99锝-亚甲基二磷酸盐治疗骨质疏松症疗效分析[J]. 中华实用诊断与治疗杂志，2012，26（4）:380-381.

[56]Ensrud KE, Liui LY, Taylor BC, et al.A comparison of prediction models for fractures in older women: is more better [J].Archives of internal medicine, 2009, 169（22）:2087-2094.

[57]Donaldson MG, Cawthon PM, Lui LY, et al.Estimates of the proportion

of older white men who would be recommended for pharmacologic treatment by the new US National Osteoporosis Foundation guidelines[J].J Bone Miner Res,2010,25（7）:1506-1511.

[58] 王佩芳，王培嘉，唐燕红，等．骨质疏松性骨折的治疗费用 2000-2004 年统计 [J]．中国骨质疏松杂志，2006，12（3）：274-277.

[59]Kanis JA,Oden A,Johnell O,et al. The use of clinical risk factors enhances the performance of BMD in the prediction of hip and osteoporotic fractures in men and women[J]. Osteoporos Int，2007，18（8）：1033-1046.

[60]Rizzoli R, Akesson K,Bouxsein M,et al.Subtrochanteric fractures after long-term treatment with bisphosphonates:a European Society on Clinical and Economic Aspects of Osteoporosis and Osteoarthritis,and International Osteoporos is Foundation Working Group Report[J]. Osteoporosis international,2011,22（2）:373-390.

[61]De Laet C,Oden A,Johansson H,et al.The impact of the use of multiple risk indicators for fracture on case-finding strategies:a mathematical approach[J].Osteoporosis international,2005,16: 313-318.

[62]Kanis JA,Johansson H,Oden A,et al.A family history of fracture and fracture risk:a meta-analysis[J].Bone,2004,35（5）:1029-1037.

[63]Kanis JA,Johansson H,Oden A,et al.A meta-analysis of prior corticosteroid use and fracture risk[J].J Bone Miner Res,2004,19（6）：893-899.

[64]Richard, Barnett.Alcohol use disorders[J].Lancet（London, England）,2017,389（10064）:25.

[65]Chakkalakal DA，Novak JR，Fritz ED ,et al.Inhibition of bone repair in a rat model for chronic and excessive alcohol consumption[J].Alcohol（Fayetteville, N.Y.）,2005,36（3）:201-214.

[66]Tania MW,Brian O,Sue F,et al.The design of a valid and reliable questionnaire to measure osteoporosis knowledge in women:the Osteoporosis

Knowledge Assessment Tool（OKAT）[J].BMC Musculoskeletal Disorders,2003（4）:17.

[67]Lips P,Coorer C,Agnusdei D,et al.Quality of life in patients with vertebral fractures: validation of the quality of life questionnaire of the European Foundation for Osteoporosis（QUALEFFO）[J].Osteoporosis Int,1999,10（2）:150-160.

[68] 林华，陈新，朱秀芬，等 . 生活方式调整干预绝经后骨量减少 . 中国骨质疏松杂志，2008,14（6）:409-413.

第六章

骨质疏松的
常用中药与方剂

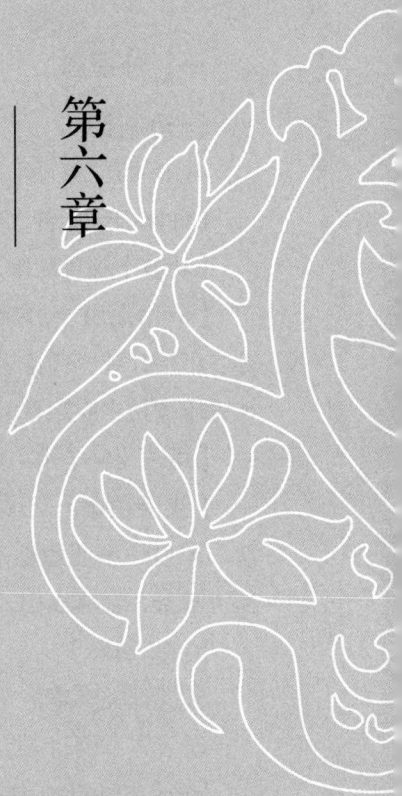

第一节　常用中药

一、补虚药

（一）补阳药

1. 补骨脂

【性味归经】苦、辛，温。归肾、脾经。

【功效】补肾壮阳，固精缩尿。

【应用】用于治疗肾虚阳痿，腰膝酸软冷痛，肾虚遗精，遗尿，尿频等。可治疗脾肾阳虚引起的五更泄泻。亦可用于治疗肾不纳气之虚寒喘咳。在骨质疏松中应用常配伍活血化瘀之品。

【用法用量】水煎服，6～10g。

【使用注意】阴虚火旺者忌服。《本草经疏辑要》：凡病阴虚火动，梦遗，尿血，小便短涩及目赤口苦舌干，大便燥结，内热作渴，火升目赤，易饥嘈杂，湿热成痿，以致骨乏无力者，皆不宜服。

【古籍摘要】

①《证类本草》："兴阳事，治冷劳，明耳目。"

②《本草纲目》："治肾泄，通命门，暖丹田，敛精神。"

【现代研究】补骨脂水煎剂可改善去卵巢骨质疏松大鼠骨代谢指标和血清细胞因子水平。补骨脂能直接促进成骨细胞活性，使骨形成大于骨吸收，减缓了骨质疏松的发生。补骨脂对新生大鼠成骨细胞的增殖有显著促进作用，表明其防治骨质疏松症的作用与增加成骨细胞的数量及促进其增殖能力有关。研究表明，补骨脂提取物能明显促进成骨细胞 ALP 活性和 I 型胶原蛋白分泌，增强骨钙素 mRNA 的表达，刺激骨形成从而发挥抗骨质疏松的作用。还有人认为补骨脂水提液通过调节成骨细胞分泌骨保护素（OPG）和核因子 - κB 受体激活配体（RANKL）的量来促进骨形成、抑制骨吸收，从而治疗骨质疏松。

2. 淫羊藿

【性味归经】辛、甘，温。归肝、肾经。

【功效】补肾阳，强筋骨，祛风除湿。

【应用】

①用于肾阳虚衰，阳痿尿频，腰膝无力。本品辛甘性温燥烈，长于补肾壮阳，单用有效，亦可与其他补肾壮阳药同用。单用本品浸酒服，以益丈夫兴阳，理腰膝冷痛，如淫羊藿酒（《食医心镜》）；与肉苁蓉、巴戟天、杜仲等同用，治肾虚、阳痿、遗精等，如填精补髓丹（《丹溪心法》）。

②用于风寒湿痹，肢体麻木。本品辛温散寒，祛风胜湿，入肝肾强筋骨，可用于风湿痹痛，筋骨不利及肢体麻木，常与威灵仙、苍耳子、川芎、肉桂同用，即仙灵脾散（《太平圣惠方》）。

【用法用量】煎服，3～15g。

【使用注意】阴虚火旺者不宜服。

【古籍摘要】

①《名医别录》："主阴痿绝伤，茎中痛，利小便，益气力，强志。"

②《日华子本草》："治一切冷风劳气，补腰膝，强心力，丈夫绝阳不起，女子绝阴无子，筋骨挛急，四肢不任，老人昏耄，中年健忘。"

【现代研究】现代药理研究表明，淫羊藿有增强下丘脑—垂体—性腺轴、肾上腺皮质轴及胸腺轴等内分泌系统的激素样作用；淫羊藿水提物能促进骨髓细胞 DNA、组织蛋白质合成及成骨细胞生长。研究发现 5mg/mL 的淫羊藿水提液可以促进成骨细胞的增殖，但对成骨细胞的分化没有影响；其中的单体成分淫羊藿苷有促进成骨细胞分化及矿化的功能，并能促进骨髓基质细胞向成骨细胞分化。在基因研究方面，单体成分淫羊藿苷可促进 BMP7-mRNA 的表达，BMP7 是 BMP 家族中的重要成员，是多效性细胞因子，与骨骼疾病密切相关，在成骨部位高表达，具有高效骨诱导作用，可诱导间充质细胞向骨细胞、软骨细胞分化，进而产生新骨，修复和重建骨、软骨缺损。淫羊藿次苷Ⅰ、淫羊藿次苷Ⅱ、淫羊藿定 B、淫羊藿定 C 也具有促进体外培养的成骨细胞增殖和矿化的作用，另外，淫羊藿还能剂量依赖性地抑制骨髓细胞诱导分化形成破骨细胞样细胞，进而抑制骨吸收。最近，有报道提出淫羊藿95%乙醇提取物的各个萃取部分（包括石油醚、氯仿、醋酸乙酯、正丁醇）及50%乙醇提物、水提物部分对骨髓基质细胞成骨分化有影响，发现醋酸乙酯部分具有促进基质细胞成骨分化的作用。

3. 杜仲

【性味归经】甘，温。归肝、肾经。

【功效】补肝肾，强筋骨，安胎。

【应用】

①用于肾虚腰痛及各种腰痛。以其补肝肾、强筋骨，肾虚腰痛尤宜，其他腰痛用之，均有扶正固本之效。常与胡桃肉、补骨脂同用，治肾虚腰痛或足膝痿弱，如青娥丸（《太平惠民和剂局方》）；与独活、桑寄生、细辛等同用，治风湿腰痛冷重，如独活寄生汤（《备急千金要方》）；与川芎、桂心、丹参等同用，治疗外伤腰痛，如杜仲散（《太平圣惠方》）；与当归、川芎、芍药等同用，治疗女性经期腰痛；与鹿茸、山茱萸、菟丝子等同用，治疗肾虚阳痿，精冷不固，小便频数，如十补丸（《鲍氏验方》）。

②用于胎动不安或习惯堕胎。常以本品补肝肾，固冲任，安胎，单用有效，亦可与桑寄生、续断、阿胶、菟丝子等同用。如《圣济总录》杜仲丸，单用本品为末，枣肉为丸，治胎动不安；《简便单方俗论》以之与川续断、山药同用，治习惯性堕胎。

【用法用量】煎服，10～15g。

【使用注意】炒用破坏其胶质，有利于有效成分煎出，故比生用效果好。本品为温补之品，阴虚火旺者慎用。

【古籍摘要】

①《神农本草经》："主腰脊痛，补中，益精气，坚筋骨，强志，除阴下痒湿，小便余沥。久服轻身耐老。"

②《名医别录》："主治脚中酸疼痛，不欲践地。"

【现代研究】现代研究证实，杜仲提取物具有雌激素样作用，能抑制骨转换、减少骨吸收。张立等的研究发现，杜仲叶醇提取物能提高模型大鼠的股骨线密度、面密度及其血清 E2 含量（ $P<0.01$ ），提示杜仲叶具有较强的类雌激素样作用，可阻止糖尿病合并去势大鼠骨丢失。

4. 鹿角

【性味归经】咸，温。入肝、肾经。

【功效】行血，消肿，益肾。

【应用】用于治疗肾阳不足，阳痿遗精，腰脊冷痛，阴疽疮疡，乳痈初起，瘀血肿痛等。

【用法用量】内服：煎汤，5 ～ 10g；研末，每次 1 ～ 3g；或入丸、散。外用：适量，磨汁涂、研末撒或调敷。熟用偏于补肾益精，生用偏于散血消肿。

【使用注意】阴虚阳亢者忌服。

【古籍摘要】

①《证类本草》："主恶疮痈肿，逐邪恶气，留血在阴中。"

②《名医别录》："除小腹血急痛，腰脊痛，折伤恶血，益气。"

③《备急千金要方》："屑服方寸匕，日三，益气力，强骨髓，补绝伤。"

【现代研究】实验结果表明，鹿角盘提取物通过促进 MG-63 成骨细胞的增殖、分化、矿化和提高成骨细胞中 OPG/RANKL 的比值，从而促进骨形成。并且，从转录水平上，鹿角盘提取物能够显著地上调 OPG mRNA 的表达，而下调 RANKL mRNA 的表达，间接抑制了破骨细胞的分化和成熟，从而起到防治骨质疏松症的作用。

血清 ALP 活性和 Hyp 含量是常用的评价骨形成、骨转换的指标。血清中 ALP 有 50% 来自成骨细胞分泌，一般认为 ALP 的升高是伴随着骨吸收亢进而出现的代偿性骨形成增强引起的。Hyp 是胶原蛋白中的特殊氨基酸，占 10% ～ 13%。鹿角脱盘胶原蛋白可显著降低血清 ALP 活性，改善去卵巢所致骨的高转换状态。值得注意的是，本研究中鹿角脱盘胶原蛋白 3 个剂量组血清中 Hyp 含量均显著增加，可能系鹿角脱盘胶原蛋白中的 Hyp 被吸收入血所致。

5. 肉苁蓉

【性味归经】甘、咸，温。归肾、大肠经。

【功效】补肾，益精，润燥，滑肠。

【应用】

①用于肾阳不足，精血亏虚证。治肾阳不足，精血亏虚之阳痿，与熟地黄、菟丝子、五味子等配伍，以补肾阳，益精血，如肉苁蓉丸；治宫冷不孕，可与鹿角胶、当归、紫河车等配伍，以补肝肾，益精血，暖胞宫；治腰膝酸软，筋骨无力，常与杜仲、巴戟天等配伍，以温补肝肾，壮腰膝，强筋骨，如金刚丸。

②用于肠燥便秘。治老人、虚人之肠燥便秘而属于肾阳不足，精血亏虚者，可单用，或与当归、枳壳等配伍，以养血润肠，行气通便，如济川煎。

【用法用量】内服：煎汤，1.5 ～ 6g；或入丸、散。

【使用注意】胃弱便溏，相火旺者忌服。

【古籍摘要】

《证类本草》："主五劳七伤，补中。除茎中寒热痛，养五脏，强阴，益精气，妇人癥瘕，除膀胱邪气，腰痛，止痢。"

【现代研究】邢晓旭等通过实验研究发现，肉苁蓉中苯乙醇苷类的两个主要成分麦角甾苷和松果菊苷对大鼠成骨细胞表达 BMP2 均有促进作用，并且能促使大鼠颅骨成骨细胞的胞浆中合成碱性磷酸酶。骨形态发生蛋白（bone morphogenetic proteins，BMP）属于转化生长因子 β（transforming growth factor β，TGF-β）超家族成员，是一种可溶的、低分子跨膜糖蛋白，是唯一能够诱导异位成骨的因子，其中 BMP2 是最主要的骨形成调控因子，具有最高的成骨活性。碱性磷酸酶（ALP）是成骨细胞分化的特异性标志之一，骨形成时成骨细胞可分泌大量的碱性磷酸酶参与骨的矿化，因此，ALP 活性可以反映成骨细胞的活跃状况。曾建春等通过实验研究发现，肉苁蓉具有促进骨髓间充质干细胞（BMSCs）增殖和诱导 BMSCs 向成骨分化的作用。长期临床应用中未见肉苁蓉的不良反应，将其作为体内诱导剂具有广泛的临床应用前景。间充质干细胞（MSCs）是一种多潜能成体干细胞，主要存在于骨髓，还存在于胚胎时期间充质来源的骨外组织。BMSCs是骨髓基质的组成成分，具有向成骨细胞、软骨细胞、神经细胞、脂肪细胞、心肌细胞等多向分化的能力，能在肉苁蓉含药血清诱导下向成骨细胞分化，分别作为组织工程的种子细胞和诱导因子对治疗骨质疏松、骨折不愈合将有良好的前景。Liang 等研究发现，肉苁蓉水提物通过调节卵巢切除小鼠血清中骨钙素（BGP）、抗酒石酸酸性磷酸酶（TRAP）及骨髓中 1 mRNA、Smad5 mRNA、TGF-β1 mRNA 和 TIEG1 mRNA 的表达水平，起到治疗骨质疏松的作用。

6. 菟丝子

【性味归经】甘、温。归肝、肾、脾经。

【功效】补肝肾，益精髓，明目。

【应用】

①补肝肾：本品为补肾缩尿、止遗精之常用药，用于肝肾不足之腰膝酸痛、阳痿、遗精。本品性柔润，平补肝肾而不燥。

②安胎：用于体弱易于流产者，常配桑寄生、续断。

【用法用量】内服：煎汤，6～15g；或入丸、散。外用：适量，炒研调敷。

【使用注意】阴虚火旺、大便燥结、小便短赤者不宜服用。

【古籍摘要】

①《日华子本草·蜀本草》："主续绝伤，补不足，益气力，肥健。汁去面。久服明目，轻身延年。"

②《证类本草》："补人卫气，助人筋脉。"

③《新修本草》："养肌强阴，坚筋骨，主茎中寒，精自出，溺有余沥，口苦燥渴，寒血为积。"

④《药性论》："能治男子、女人虚冷，填精益髓，去腰疼膝冷。久服延年，驻悦颜色。又主消渴，热中。"

【现代研究】菟丝子主要成分总黄酮通过促进体外培养的成骨细胞的

增殖与分化，以及对成骨细胞分泌的Ⅰ型胶原（COL-Ⅰ）含量的影响，表明菟丝子总黄酮能促进大鼠成骨细胞增殖，提高碱性磷酸酶（APL）活性，促进骨钙素（BGP）的分泌，并能促进增殖分化过程中COL-Ⅰ的合成与分泌。杜波等运用菟丝子含药血清对成骨细胞的影响表明，不同浓度及时间后，菟丝子含药血清通过提高APL活性，促进COL-Ⅰ mRNA表达，促进成骨细胞的增殖。程孟春等研究证明，菟丝子醇提物不同剂量下可通过直接抑制前破骨细胞的增殖，从而抑制破骨细胞的生成。

7. 肉桂

【性味归经】辛、甘，大热。入肝、肾、脾经。

【功效】温中补阳，散寒止痛。

【应用】

①用于肾阳不足、畏寒肢冷、脾阳不振、脘腹冷痛、食少溏泄等症。肉桂为大热之品，有益火消阴、温补肾阳的作用，故适用于命门火衰、畏寒肢冷、阳痿、尿频等症，常与温补肝肾药如熟地黄、枸杞子、山茱萸等配伍；对脾肾阳虚所致的腹泻，可与山药、白术、补骨脂、益智仁等同用。

②用于久病体弱、气衰血少、阴疽色白、漫肿不溃或久溃不敛之症。本品能振奋脾阳，又能通利血脉，故常用于久病体弱、气衰血少之症，用少量肉桂配入补气、补血药如党参、白术、当归、熟地黄等品之中，有鼓舞气血生长之功。治阴疽自陷，可与炮姜、熟地黄、鹿角胶、麻黄、白芥子、生甘草同用。

③用于脘腹冷痛、寒痹腰痛、经行腹痛等症。肉桂能温中散寒而止痛，故遇虚寒性的脘腹疼痛，单用一味，亦有相当功效；如虚寒甚者，尚可与其他温中散寒药如附子、干姜、丁香、吴茱萸等合用。治寒痹腰痛，可与独活、桑寄生、杜仲、续断、狗脊等同用。治妇人冲任虚寒、经行腹痛，可与当归、川芎、白芍、艾叶等配伍。

【用法用量】内服：煎汤，2～5g，不宜久煎；研末，0.5～1.5g；或入丸剂。外用：适量，研末，调敷；浸酒，涂擦。

【使用注意】阴虚火旺忌服，孕妇慎服。

【古籍摘要】

①《神农本草经辑注》："治上气咳逆，结气，喉痹，吐呕。利关节，补中益气。"

②《名医别录》："主治心痛，胁风，胁痛，温筋通脉，止烦，出汗。"

③《名医别录》："主温中，利肝肺气，心腹寒热，冷疾，霍乱，转筋，头痛，腰痛，出汗，止烦，止唾、咳嗽、鼻衄、能堕胎，坚骨节，通血脉，理疏不足，宣导百药，无所畏。"

④《历代本草药性汇解》："治一切风气，补五劳七伤，通九窍，利关节，益精，明目，暖腰膝，破痃癖癥瘕，消瘀血，治风痹，关节挛缩，续筋骨，生肌肉。"

【现代研究】肉桂醛能改善糖尿病和肥胖症动物的胰岛素抵抗状态，以及调节糖脂代谢水平。Kentaro Tsuji-Naito 等研究发现，锡兰肉桂提取物肉桂醛和 2-甲氧基肉桂醛通过 c-fos/NFATc 1 途径，抑制 RANKL 诱导的破骨细胞形成，且对破骨细胞的抑制呈一定量效关系。邵培等发现，肉桂醛对成骨细胞增殖和成骨功能的改善呈效应剂量依赖性，其中较低浓度的桂皮醛（8 ～ 16μg/mL）对成骨细胞的成骨功能有促进作用。

8. 续断

【性味归经】苦，微温。入肝、肾经。

【功效】补肝肾，强筋骨，续伤折，治崩漏。

【应用】

①用于肝肾不足、腰膝酸痛、脚软乏力等症。续断补肝肾、强筋骨的功效与杜仲相近，故在临床上用于肝肾不足、腰膝酸痛、乏力等症时，两药往往同用。

②用于筋骨折伤等症。本品能通利血脉，有接骨疗伤作用，为伤科要药，常配伍土鳖虫、自然铜等同用。

③用于女性经水过多、妊娠胎动漏血等症。本品能补肝肾而治崩漏，在临床上常与杜仲、阿胶、当归、地黄、艾叶炭等药配伍同用。

【用法用量】内服：煎汤，6 ～ 15g；或入丸、散。外用：鲜品适量，捣敷。

【古籍摘要】

①《神农本草经辑注》："治伤寒，补不足，金疮，痈伤，折跌，续筋骨，妇人乳难，崩中，漏血，久服益气力。"

②《名医别录》："主治崩中漏血，金疮血内漏，止痛，生肌肉，及腕伤、恶血、腰痛，关节缓急。"

③《滇南本草》："补肝，强筋骨，走经络，止经中（筋骨）酸痛，安胎，止妇人白带，生新血，破瘀血，落死胎，止咳嗽咳血，治赤白便浊。"

【现代研究】卿茂盛等为了观察续断对大鼠去卵巢骨质疏松性骨折愈合中生物力学性能的影响，选取 30 只 4 月龄大鼠，去卵巢 3 个月造成绝经后骨质疏松，之后造成桡骨远端骨折，灌续断汤 1 个月后检测骨痂生物力学强度；结果发现续断能改善骨质疏松性骨折愈合骨痂的生物力学性能，具有一定的促进骨折愈合作用。

9. 鹿茸

【性味归经】甘、咸，温。入肝、肾经。

【功效】补督脉，助肾阳，生精髓，强筋骨。

【应用】

①用于肾阳不足、阳痿、肢冷、腰瘦、小便清长、精衰、血少、消瘦乏力及小儿发育不良、骨软行迟等症。鹿茸是一味补督脉的要药，又能助肾阳、补精髓、强筋骨，适用于肾阳不足、精衰血少及骨软行迟等症。本品可单味服用，也可配合熟地黄、山茱萸、菟丝子、肉苁蓉、巴戟天等同用。

②用于冲任虚损、带脉不固、崩漏带下等症。鹿茸髓补益肝肾，调理冲任，固摄带脉，故可止漏束带，用治崩漏带下属于虚寒症状者，可与阿胶、当归、熟地黄、山茱萸、怀山药、白芍、乌贼骨等配伍同用。

此外，本品亦可用于慢性溃疡经久不敛及阴性疮肿内陷不起等症，有补养气血、内托升陷的功效。

【用法用量】内服：研粉冲服，1～3g；或入丸剂，亦可浸酒服。

【使用注意】阴虚阳亢者忌服。

【古籍摘要】

①《神农本草经辑注》："治漏下，恶血，寒热，惊痫，益气，强志，生齿，不老。"

②《名医别录》："主治虚劳洒洒如疟，羸瘦，四肢酸疼，腰脊痛，小便利，泄精，溺血，破留血在腹，散石淋痈肿，骨中热疽，养骨，安胎下气，杀鬼精物，不可近阴令痿。久服耐老。"

③《历代本草药性汇解》："补虚赢，壮筋骨，破瘀血，杀鬼精，安胎，下气，酥炙入用。"

④《本草纲目》："生精补髓，养血益阳，强健筋骨。治一切虚损，耳聋，目暗，眩晕，虚痢。"

【现代研究】鹿茸抗 OP 的物质基础主要是其所含有的性激素样、增加骨基质和促进骨生长作用的活性物质（雌酚酮、雌二醇和磷脂类物质）。郑洪新等研究表明，活性鹿茸与热炸茸均可明显增加去卵巢大鼠骨密度值，降低血清 TRAP、ALP 水平；改善骨小梁形态，增加骨小梁厚度，但活性鹿茸的作用更明显。离体实验和整体实验表明，鹿茸生长素对实验动物的软骨细胞及成骨样细胞有很强的促进有丝分裂作用；能增加骨痂内羟脯氨酸及钙的含量，促进骨愈合。说明该药能增加成骨细胞的数量和活性，促进骨胶原的积累和钙盐的沉积，从而达到治疗 OP 的作用。

10. 巴戟天

【性味归经】甘、辛，微温。归肾、肝经。

【功效】补肾阳，强筋骨，祛风湿。

【应用】

①用于肾阳虚弱，精血不足证。治肾阳亏虚，精血不足之阳痿、不孕，与淫羊藿、仙茅、枸杞子等配伍，以补肾阳，益精血，如赞育丹；治月经不调，少腹冷痛，常与肉桂、吴茱萸、高良姜等配伍，以补肾暖宫，温经散寒，如巴戟丸。

②用于肝肾不足，或风湿久痹。治筋骨痿软，腰膝冷痛，或风湿久痹，步履维艰，常与杜仲、肉苁蓉、菟丝子等配伍，以补肝肾，强筋骨，填精

血，祛风湿，如金刚丸。

【用法用量】煎服，3～10g。

【使用注意】阴虚火旺或有湿热者忌用。

【古籍摘要】

①《神农本草经》："治大风邪气，阴痿不起，强筋骨，安五脏，补中，增志，益气。"

②《本草备要》："强阴益精，治五劳七伤；辛温散风湿，治风气、脚气、水肿。"

【现代研究】巴戟天含植物甾醇、糖类及树脂等。药理实验证明，巴戟天具有类肾上腺皮质激素样作用，可调节机体免疫功能，增强肾虚患者淋巴细胞的比值，促进淋巴细胞转化，提高淋巴细胞的数量和功能，提高机体免疫功能等。

（二）补阴药

1. 枸杞子

【性味归经】甘，平。归肝、肾、肺经。

【功效】滋肾，润肺，补肝，明目。

【应用】

①用于肝肾亏虚证。治肝肾不足之两目干涩、视物昏花，常与熟地黄、山茱萸、山药等同用，如杞菊地黄丸；治精血亏虚，腰膝酸软，头晕眼花，须发早白，脱发及肾虚不育，与当归、制何首乌、菟丝子等配伍，如七宝美髯丹；治疗消渴，可单用嚼食或熬膏服，也可配伍养阴生津之品如麦冬、沙参、山药等。

②用于阴虚劳嗽。常与麦冬、知母、贝母等养阴润肺止咳药配伍。

此外，本品有补血之功，治疗血虚萎黄，失眠多梦，头晕耳鸣等，常与养血安神之品配伍，如杞园膏。

【用法用量】内服：煎汤，5～15g；或入丸、散、膏、酒剂。

【古籍摘要】

①《名医别录》："主治风湿，下胸胁气，客热头痛，补内伤，大劳、

嘘吸，坚筋骨，强阴，利大小肠。久服耐寒暑。"

②《历代本草药性汇解》："能补益精诸不足，易颜色，变白，明目，安神，令人长寿。"

③《食疗本草》："坚筋能老，除风，补益筋骨，能益人，去虚劳。"

【现代研究】张丽等人发现枸杞子乙酸乙酯提取物（ethyl acetate extraction from fructus lycii，EAEF）具有良好的抗氧化活性，徐飞等人在 EAEF 中分离得到了黄酮类物质槲皮素单体。实验中 EAEF 溶剂乙酸乙酯残留率为 0.01%，其值远低于《中国药典》（2010 年版）中乙酸乙酯的残留标准 0.5%。EAEF 的 LD_{50} 及 MTD>10g/kg，属实际无毒，其在一定浓度范围内应用是相对安全可靠的。实验中所用的 EAEF 中多酚类物质含量 30.17%，其中包含较多的黄酮类物质，对骨质疏松具有一定的防治作用。大豆异黄酮是典型的植物雌激素，实验表明黄酮类物质对骨质疏松具有一定的防治作用。其中，大豆异黄酮能同时作用于成骨细胞和破骨细胞，发挥协调作用，大豆苷元是大豆异黄酮的主要成分之一，能改善去卵巢小鼠的皮毛蓬松、行动迟缓、反应迟钝和精神不振等症状，增加去卵巢小鼠的子宫重量系数、骨小梁分布密度和骨皮质厚度，还能通过调节 OPG/RANKL 比例调节骨重建过程中成骨细胞和破骨细胞的平衡，具有良好的抗骨质疏松作用。

2. 龟甲

【性味归经】咸、甘，平。入肝、肾经。

【功效】滋阴，潜阳，补肾，健骨。

【应用】

①用于肝肾阴虚证。治阴虚阳亢，头晕目眩之证，常与天冬、白芍、牡蛎等配伍，如镇肝息风汤；治阴虚内热，骨蒸潮热，盗汗遗精者，常与熟地黄、知母、黄柏等滋阴降火药配伍，如大补阴丸；治阴虚风动，神倦瘈疭者，宜与阿胶、鳖甲、地黄等配伍，如大定风珠。

②用于肾虚筋骨痿弱。治肾虚之筋骨不健、腰膝酸软、步履乏力、小儿鸡胸、龟背、囟门不合诸症，常与熟地黄、知母、黄柏、锁阳等配伍，

如虎潜丸；治小儿脾肾不足，阴血亏虚，发育不良，出现鸡胸、龟背者，常与紫河车、鹿茸、山药等补脾益肾、益精养血药配伍。

③用于阴血亏虚之惊悸、失眠、健忘。治阴血不足，心肾失养之惊悸、失眠、健忘，常与石菖蒲、远志、龙骨等配伍，如枕中丹。

此外，治阴虚血热，冲任不固之崩漏、月经过多，常与地黄、黄芩、地榆等滋阴清热、凉血止血药配伍。

【用法用量】内服：煎汤，9～24g，先煎；熬膏或入丸、散。外用：烧灰研末敷。

【使用注意】孕妇或胃有寒湿者忌服。

【古籍摘要】

①《名医别录》："主头疮难燥，女子阴疮及惊恚气，心腹痛不可久立，骨中寒热，伤寒劳复，或肌体寒热欲死，以作汤良。久服益气资智，亦使人能食。"

②朱震亨："补阴，主阴血不足，去瘀血，止血痢，续筋骨，治劳倦，四肢无力。"

③《本草蒙筌》："专补阴衰，善滋肾损。"

④《本草纲目》："治腰脚酸痛，补心肾，益大肠，止久痢久泄，主难产，消痈肿，烧灰敷臁疮。"

【现代研究】龟甲可诱导间充质干细胞（MSCs）向成骨细胞方向分化，表现为 ALP 活性升高和形成钙沉积。实验发现龟甲能明显促进骨钙素（BGP）升高，表明其能促进 MSCs 向成骨细胞方向分化。龟甲有效成分可靶向维生素 D 受体（VDR）促进 MSCs 成骨分化，VDR 在 MSCs 向成骨分化过程中起到重要的作用，其过表达质粒有协同龟甲提取物促进 MSCs 向成骨分化的作用，VDR 基因沉默抑制龟甲提取物诱导 MSCs 向成骨分化，其机制是通过抑制 mi RNA-351 的表达来增强翻译水平。研究发现，在 VDR 调控成骨分化过程中形成"中药小分子物质 -miRNA-mRNA-lncRNA"的多元调控网络。

3. 女贞子

【性味归经】苦、甘，平。入肝、肾经。

【功效】补肝肾，强腰膝。

【应用】治阴虚内热，头晕，目花，耳鸣，腰膝酸软，须发早白。可滋补肝肾，明目乌发，用于眩晕耳鸣，腰膝酸软，须发早白，目暗不明。

【用法用量】内服：煎汤，6～12g；熬膏或入丸剂。外用：熬膏点眼。

【使用注意】脾胃虚寒泄泻及阳虚者忌服。

【古籍摘要】

①《神农本草经》："主补中，安五脏，养精神，除百疾。久服肥健。"

②《本草纲目》："强阴，健腰膝，明目。"

【现代研究】研究发现，女贞子及含女贞子的复方可能从以下 3 个方面发挥治疗骨质疏松的作用：①调节骨代谢，增加骨组织中钙磷的量，降低骨高转换率，减少骨胶原降解；②调节骨细胞，使间充质干细胞向成骨细胞定向分化，或者激活 / 抑制相关信号通路基因的转录，促进成骨细胞增殖和分化，抑制破骨细胞活性，同时升高雌激素水平；③改善骨微结构，提高骨密度、骨强度而改善骨质量。

女贞子提取物可以提高小肠的 Ca 吸收率，减少尿 Ca 排泄，维持体内 Ca 稳态。其作用机制如下：①调节小肠近端和肾脏与 Ca 吸收相关的维生素 D 受体（VDR）、钙结合蛋白 -9K（Ca BP-9K）、钙结合蛋白 -28K（Ca BP-28K）、瞬时受体电位通道 V 亚家族 6（TRPV6）基因表达和 25- 羟基 α 羟化酶的活性，从而提高大鼠肠 Ca 吸收率，减少尿中 Ca 的量，提高血清维生素 D 代谢物 $1,25-(OH)_2-D_3$ 水平和甲状腺旁素的水平。②增加正在发育大鼠的肾和十二指肠趋钙基因的转录水平。③升高去卵巢小鼠钙结合蛋白和降低钙敏感受体的 m RNA 表达。④增加成骨细胞（UMR-106）的钙化基质形成和细胞外 Ca 和 P 的沉积。张明发等研究发现，女贞子及其活性成分齐墩果酸、熊果酸、红景天苷、酪醇等具有抗骨质疏松作用。女贞子、淫羊藿配伍通过调节糖皮质激素性骨质疏松（GIOP）大鼠的骨代谢，降低血清碱性磷酸酶（AKP）、抗酒石酸酸性磷酸酶（Str ACP）水平，升高血清骨钙素（BGP）水平，纠正 Ca、P 代谢紊乱，发挥治疗骨质疏松的作用。本药复方制剂二至丸（由女贞子、墨旱莲组成）能够增加血清中

Ca、P 的量，降低骨组织的转化率。

（三）补气药

1. 黄芪

【性味归经】甘，微温。入脾、肺经。

【功效】补气升阳，固表止汗，托疮生肌，利水退肿。

【应用】

①用于气虚衰弱、倦怠乏力，或中气下陷、脱肛、子宫脱垂等症。黄芪健脾益气，且具升阳举陷的功效，故可用于气虚乏力及中气下陷等症。在临床上用于补气健脾，常与党参、白术等配伍；用于益气升阳而举陷，常与党参、升麻、柴胡、炙甘草等合用。

②用于表虚不固的自汗症。用于表虚自汗，常与麻黄根、浮小麦、牡蛎等配伍；如表虚易感风寒者，可与防风、白术同用。

③用于气血不足、疮疡内陷、脓成不溃或久溃不敛者。黄芪能温养脾胃而生肌，补益元气而托疮，故一般称为疮痈要药。如用于疮疡内陷、久溃不敛，可与党参、肉桂、当归等配伍；用于脓成不溃，可与当归、金银花、白芷、穿山甲、皂角刺等同用。

④用于水肿、脚气、面目浮肿等症。黄芪能益气而健脾，运阳而利水，故可用于水肿而兼有气虚症状者，多配合白术、茯苓等同用。

此外，本品又可与活血祛瘀通络药如当归、川芎、桃仁、红花、地龙等配伍，用于中风偏枯、半身不遂之症，有益气活血、通络利痹的功效。对于消渴也可应用，常与生地黄、麦冬、天花粉、山药等配伍。

【用法用量】9～30g，煎服。

【古籍摘要】

《日华子本草》："助气，壮筋骨，长肉，补血，破癥癖，瘰疬瘿赘，肠风，血崩带下。"

【现代研究】黄芪的酒精提取物主要为黄芪总黄酮，含有多种黄酮苷元、山奈酚、槲皮素、异鼠李素等。刘心萍等研究发现，黄芪总黄酮能提高由维 A 酸致 OP 模型大鼠的骨密度值和生物力学参数（最大载荷、最大效应、屈服点值），其作用机制可能与其类雌激素样作用有关。

2. 白术

【性味归经】甘、苦，温。归脾、胃经。

【功效】健脾益气，燥湿利水，止汗，安胎。

【应用】

①用于脾气虚证。治脾气虚弱之食少神疲，与人参、茯苓、炙甘草配伍，即四君子汤；治脾胃虚寒之腹满泄泻，与人参、干姜、炙甘草配伍，即理中汤；治脾虚而有积滞之脘腹痞满，与枳实配伍，即枳术丸。

②用于痰饮，水肿。治脾虚中阳不振，痰饮内停者，与桂枝、茯苓、甘草等配伍，以温脾化饮，如苓桂术甘汤；治脾虚水肿，与茯苓、泽泻等配伍，以健脾利湿，如四苓散。

③用于气虚自汗。治脾虚气弱，肌表不固而自汗，可单用为散服，或与黄芪、防风等配伍，以益气固表止汗，如玉屏风散。

④用于胎动不安。治脾虚气弱，胎动不安之症。如有内热者，可配黄芩，以清热安胎；若兼气滞胸腹胀满者，可配苏梗、砂仁、陈皮等，以理气安胎；而兼胎气不固、腰酸腹痛者，又多与杜仲、续断、菟丝子等合用，以补肝肾固冲任而安胎。

【用法用量】煎服，6～12g。燥湿利水宜生用，补气健脾宜炒用，健脾止泻宜炒焦用。

【使用注意】本品温燥，阴虚内热或津液亏耗燥渴者不宜。

【古籍摘要】

①《神农本草经》："主风寒湿痹，死肌，痉，疸。止汗，除热，消食。"

②《医学启源》："除湿益燥，和中益气。其用有九：温中一也；去脾胃中湿二也；除胃热三也；强脾胃，进饮食四也；和胃，生津液五也；主肌热六也；治四肢困倦，目不欲开，怠惰嗜卧，不思饮食七也；止渴八也；安胎九也。"

【现代研究】邱芸将白术以 4.5g（生药）/kg 对大鼠进行灌胃给药，给药后进行血清 Ca、P 及 ALP 浓度测定，结果显示与对照组比较，治疗组血清 ALP、磷含量及钙磷离子浓度乘积差异有高度统计学意义（$P < 0.01$）。因此认为白术的健脾和胃功效，能达到防治骨质疏松症的目的。

3. 山药

【性味归经】甘，平。归脾、肺、肾经。

【功效】补脾养胃，生津益肺，补肾涩精。

【应用】

①用于脾虚证。治脾虚食少，体倦便溏，儿童消化不良的泄泻，及女性带下等，常与人参、白术、茯苓等配伍，以健脾益气，渗湿止泻，如参苓白术散。

②用于肺虚证。治肺虚，与太子参、南沙参等同用；治肺肾气阴两虚者，可与熟地黄、山茱萸、苏子等配伍，如薯蓣纳气汤。

③用于肾虚证。治肾虚不固的遗精、尿频等，与熟地黄、山茱萸、菟丝子等配伍，以益肾固精止遗；治肾虚不固，带下清稀或脾虚有湿的带下清稀、绵绵不止，前者常与熟地黄、山茱萸、五味子等补肾固涩药配伍，而后者常与党参、白术、车前子等健脾利湿药配伍；若带下发黄而有湿热者，常与黄柏、椿皮等清热燥湿药配伍。

④用于消渴气阴两虚证。治阴虚内热，口渴多饮，小便频数的消渴证，常与黄芪、知母、五味子等益气生津药配伍，以益气养阴，生津止渴，如玉液汤。

【用法用量】煎服，15 ～ 30g。麸炒可增强补脾止泻作用。

【古籍摘要】

①《神农本草经》："主伤中，补虚羸，除寒热邪气，补中益气力，长肌肉。"

②《本草纲目》："益肾气，健脾胃，止泄痢，化痰涎，润皮毛。"

③《本草正》："山药，味微甘而淡，性微涩。所以能健脾补虚，滋精固肾，治诸虚百损，疗五劳七伤。第其气轻性缓，非堪专任，故补脾肺必主参、术，补肾水必君茱、地，涩带浊须破故同研；固遗泄仗菟丝相济。"

【现代研究】贾朝娟等人探索山药对卵巢切除所致骨质疏松症大鼠的OB 和 MSC OPG、RANKL 蛋白及其 mRNA 表达的影响，结果与模型组比较，山药组大鼠胫骨 TBV% 显著增高，TRS% 及 TFS%、MAR、OSW 和 mAR 均明显降低；同时 OB 和 MSC OPG 蛋白和 mRNA 表达皆显著增高，而 RANKL 蛋白和 mRNA 表达皆显著降低。研究认为山药对卵巢切除所致骨质疏松症具有明显的治疗作用，能促进 OB 和 MSC OPG 的表达并抑制RANKL 的表达，是其能够治疗骨质疏松症的机理之一。

（四）补血药

1. 熟地黄

【性味归经】甘，微温。归肝、肾经。

【功效】滋阴，补血。

【应用】

①用于血虚诸证。治血虚萎黄，心悸怔忡及女性月经不调，崩漏下血，常与当归、白芍、川芎配伍，即四物汤，随证化裁，治疗各科疾病之血虚证。

②用于肝肾阴虚诸证。治肝肾阴虚之骨蒸潮热，盗汗遗精，内热消渴，常与山药、山茱萸配伍，滋补肝肾，如六味地黄丸；治肝肾精血亏虚之腰膝酸软、眩晕、耳鸣、须发早白，常与制何首乌、牛膝、菟丝子配伍，养血滋阴，补精益髓，如七宝美髯丹。

【用法用量】内服：煎汤，10～30g；入丸、散，熬膏或浸酒。

【使用注意】脾胃虚弱，气滞痰多，腹满便溏者忌服。

【古籍摘要】

①《本草纲目》："填骨髓，长肌肉，生精血，补五脏内伤不足，通血脉，利耳目，黑须发，男子五劳七伤，女子伤中胞漏，经候不调，胎产百病。"

②《本草从新》："滋肾水，封填骨髓，利血脉，补益真阴，聪耳明目，黑发乌须。又能补脾阴，止久泻，治劳伤风痹，阴亏发热，干咳痰嗽，气短喘促，胃中空虚觉馁，痘证心虚无脓，病后胫股酸痛，产后脐腹急疼，

感证阴亏，无汗便闭，诸种动血，一切肝肾阴亏，虚损百病，为壮水之主药。"

【现代研究】有学者提出熟地黄能通过提高雌性小鼠血清雌二醇的浓度，对抗老化进程中成骨细胞孕激素受体含量的下降而防止骨质疏松的发生。实验观察 1g/（kg·d）、2g/（kg·d）及 4g/（kg·d）三个剂量的熟地黄水煎液，从子宫系数、子宫病理表现及血清 E2 水平来看，熟地黄直接通过提高雌激素及雌激素受体水平来发挥效应的表现并不十分突出，反映出熟地黄对去卵巢大鼠骨代谢的作用可能有异于淫羊藿、葛根等补肾中药的可以直接提高去势大鼠血清雌激素水平的作用。另外，雌性大鼠去势后，血清 ALP、BGP、尿 DPD/Cr、Ca/Cr 均明显升高，而服用熟地黄 3 个月干预后，与己烯雌酚干预效果一样可以抑制这种升高趋势，间接反映了熟地黄对骨吸收的抑制作用。

2. 何首乌

【性味归经】苦、甘、涩，微温。归肝、心、肾经。

【功效】何首乌：解毒，消痈，截疟，润肠通便。制何首乌：补肝肾，益精血，乌须发，强筋骨。

【应用】

①用于血虚诸证。治血虚萎黄，以制何首乌与熟地黄、当归等配伍；治肝血不足，目失涵养，两目干涩，视力减退，以制何首乌与熟地黄、枸杞子等养血益精之品同用。

②用于精血亏虚诸证。治肝肾精血亏虚之眩晕耳鸣、须发早白、腰膝酸软、肢体麻木，可单用制何首乌，或以之与菟丝子、当归、枸杞子等配伍，以补益肝肾，乌发壮骨，如七宝美髯丹。

③用于久疟不止。治久疟体虚，气血耗伤者，用何首乌与人参、当归等配伍，以补气血，截虚疟，如何人饮。

④用于疮痈，瘰疬及风疹瘙痒。用何首乌，内服外用均可。治疮痈，单用或与金银花、连翘、苦参等清热解毒药配伍；治瘰疬，与夏枯草、玄参等配伍；治风疹瘙痒及皮肤溃破，与白芥子、苦参、防风等配伍。

⑤用于肠燥便秘证。治血虚津亏，肠燥便秘，以何首乌与当归、火麻

仁等配伍。

此外，本品能化浊降脂，现代用于高脂血症。

【用法用量】制何首乌：煎服，6～12g；何首乌：煎服，3～6g。

【使用注意】制何首乌：湿痰壅盛者慎用；何首乌：大便溏薄者忌用。

【古籍摘要】

①《开宝本草》："主瘰病，消痈肿，疗头面风疮，五痔，止心痛，益血气，黑髭鬓，悦颜色，久服长筋骨，益精髓，延年不老；亦治妇人产后及带下诸疾。"

②《本草纲目》："此物气温味苦涩，苦补肾，温补肝，能收敛精气，所以能养血益肝，固精益肾，健筋骨，乌髭发，为滋补良药，不寒不燥，功在地黄、天门冬诸药之上。"

【现代研究】陈少茹等人综合各研究结果认为，入药的何首乌不但能使环磷酰胺所致骨质疏松模型小鼠的胸腺萎缩受到抑制，胸腺重量、骨钙总含量、骨羟脯氨酸总含量增加，起类似雌激素的功效，还能增加患有骨质疏松的 SD 雄性大鼠的肾脏 1a 羟化酶的活性，全方位保护肾脏，使髓足骨有所养，起到增强骨的抗骨折和抗压碎能力，从而增强抗骨质疏松能力。张海啸等人进行的研究中，与卵巢切除组比较，何首乌组的骨有机质和骨矿物质均有显著性升高；骨组织病理形态改善；骨抗酒石酸酸性磷酸酶（TRAP）活性变化没有出现明显改变（$P>0.05$），而 ALP 活性出现明显的变化。从而得出何首乌水提液可能主要通过增强 ALP 活性，抑制骨胶原、骨钙、骨磷的丢失，从而抑制去卵巢大鼠的骨质疏松。

二、活血化瘀药

1. 骨碎补

【性味归经】苦，温。归肝、肾经。

【功效】活血续伤，补肾强骨。

【应用】

①用于跌打损伤或创伤，筋骨损伤，瘀滞肿痛。本品能活血散瘀、消

肿止痛、续筋接骨，以其入肾治骨、能治骨伤碎而得名，为伤科要药。治跌扑损伤，可单用本品浸酒服，并外敷，亦可水煎服；或配伍没药、自然铜等，如骨碎补散（《太平圣惠方》）。

②用于肾虚腰痛脚弱，耳鸣耳聋，牙痛，久泄。本品苦温入肾，能温补肾阳，强筋健骨，可治肾虚之证。治肾虚腰痛脚弱，配补骨脂、牛膝，如神效方（《太平圣惠方》）；治肾虚耳鸣、耳聋、牙痛，配熟地黄、山茱萸等。

【用法用量】煎服，10～15g。外用适量，研末调敷或鲜品捣敷，亦可浸酒擦患处。

【使用注意】阴虚火旺，血虚风燥慎用。

【古籍摘要】

①《药性论》："主骨中疼痛，风血毒气，五劳六极，口手不收，上热下冷，悉能主之。"

②《开宝本草》："主破血，止血，补伤折。"

③《景岳全书》："味微苦，性温平，乃足少阴、厥阴肝肾药也。能活血止血，补折伤，疗骨中邪毒，风热疼痛，及痢后下虚。或远行，或房劳，或外感风湿，以致两足痿弱疼痛，俱宜以四斤丸、补阴药之类佐而用之。或炒熟研末，用猪腰夹煨，空心食之，能治耳鸣及肾虚久痢牙疼。"

【现代研究】骨碎补具有补肾强骨、续伤止痛的功效，其所含成分有双氢黄酮苷、橙皮苷、原儿茶酸等。其中骨碎补总黄酮可能是其抗成骨细胞的主要成分，具有良好的促进骨形成，防止骨丢失作用。刘剑刚等的实验结果表明，骨碎补总黄酮具有增加大鼠骨密度的作用，并可提高动物的血钙水平。

2. 牛膝

【性味归经】苦、酸，平。归肝、肾经。

【功效】补肝肾，强筋骨，逐瘀通经，引血下行。

【应用】

①用于血瘀证。治疗妇科瘀血经产诸证，如痛经、月经不调、经闭、

产后腹痛、胞衣不下等，常与当归、红花、桃仁等配伍；治跌打损伤，血瘀内停，瘀滞肿痛，可与续断、当归、乳香配伍。

②用于腰膝酸痛，下肢痿软。治肝肾不足，腰膝酸软无力者，可与杜仲、续断等配伍，如续断丸；若风湿痹痛日久，损及肝肾，腰膝疼痛，常与当归、桑寄生、杜仲等配伍，如独活寄生汤；治湿热成痿，足膝痿软者，常与黄柏、苍术配伍，如三妙丸；治风湿所致的下肢关节疼痛，可与独活、川芎、防己等配伍。

③用于淋证，水肿，小便不利。治热淋、血淋、石淋等，可与滑石、瞿麦、冬葵子等配伍；治水肿、小便不利，常与地黄、泽泻、车前子等配伍，如济生肾气丸。

④用于上部火热证。治气火上逆，血热妄行之吐血、衄血，可与栀子、白茅根、代赭石配伍；治肝阳上亢的头痛眩晕，常与代赭石、龙骨、牡蛎等配伍，如镇肝息风汤；治胃火上炎的牙龈肿痛、口舌生疮，常与石膏、知母、地黄等配伍，如玉女煎。

【用法用量】内服：煎汤，5～15g；浸酒、熬膏或入丸、散。外用：捣敷。

【使用注意】凡中气下陷，脾虚泄泻，下元不固，梦遗失精，月经过多，及孕妇均忌服。

【古籍摘要】

①《神农本草经》："寒湿痿痹，四肢拘挛，膝痛不可屈伸，逐血气，伤热火烂，堕胎。"

②《本草纲目》："疗伤中少气，男子阴消，老人失溺，补中续绝，益精利阴气，填骨髓，止发白，除脑中痛及腰脊痛，妇人月水不通，血结。"

【现代研究】牛膝主要活性成分是甾酮类化合物，包括蜕皮甾酮和牛膝甾酮等。高晓燕等研究发现，牛膝中低极性部位（醇提液及石油醚与乙酸乙酯萃取液）可能含有直接作用于 OB 的活性成分。彭宣灏等研究发现，牛膝中胡萝卜苷和成骨样细胞 UMR106 共同体外培养后，对成骨样细胞 UMR106 有较强的促进增殖作用，3 次实验的最高增殖率平均为 45.8%。

3. 丹参

【性味归经】苦，微寒。归心、心包、肝经。

【功效】活血祛瘀，凉血清心，养血安神。

【应用】

①用于胸肋胁痛、风湿痹痛、癥瘕结块、疮疡肿痛、跌仆伤痛、月经不调、经闭痛经、产后瘀痛等症。丹参活血祛瘀作用亦非常广泛，尤以治疗胸肋疼痛、癥瘕结块，以及月经不调、经闭经痛具有良效，常与川芎配伍应用。惟药性寒凉，用于血热瘀肿病症尤为适宜。在治疗胸腹疼痛属于气滞血瘀方面，往往配合砂仁、檀香等药同用。

②用于温病热入营血、身发斑疹、神昏烦躁等症。丹参性寒，入血分而能凉血，入心经而能清心，故可用治热入营血、身发斑疹，以及神昏烦躁等症，常与鲜地黄、犀角、玄参等药同用。

③用于心悸怔忡、失眠等症。丹参还有养血安神的作用，用于心悸失眠，常与酸枣仁、柏子仁等药配合同用。

此外，近年来临床常用本品治疗冠心病、心肌梗死、肝脾肿大、子宫外孕等病症。

【用法用量】内服：煎汤，5～15g；或入丸、散。外用：熬膏涂，或煎水熏洗。

【古籍摘要】

①《本草纲目》："养血，去心腹痼疾结气，腰脊强脚痹，除风邪留热。久服利人。"

②《日华子本草辑注》："养神定志，通利关脉。治冷热劳，骨节疼痛，四肢不遂，排脓止痛，生肌长肉，破宿血，补新生血，安生胎，落死胎，止血崩带下，调妇人经脉不匀，血邪心烦，恶疮疥癣，瘿赘肿毒，丹毒，头痛赤眼，热温狂闷。"

【现代研究】丹参主要化学成分为水溶性和脂溶性两大类，水溶性成分主要是丹参素，脂溶性成分为菲醌衍生物，其中丹参醌有较强的雌激素活性，对骨折愈合也有促进作用，故具有抗 OP 活性。崔燎等研究发现，丹参水提物能完全对抗由泼尼松所致的骨指标异常，其作用表现为骨干重量、骨无机质钙盐和有机质羟脯氨酸的含量明显增加；骨形态计量学分析发现，骨量提高，骨结构改善，骨小梁表面破骨细胞的数目和周长均降低，骨形成率增加；体外成骨细胞培养实验发现，成骨细胞活性提高，ALP 分泌增加。并认为 DWE 防治 OP 的有效成分可能是丹参素，其作用机制主要是通过抑制骨吸收，促进成骨细胞功能，促进骨基质合成；还可能抑制骨髓脂质代谢，从而改善骨结构。

4. 三七

【性味归经】甘、微苦，温。归肝、胃经。

【功效】散瘀止血，消肿定痛。

【应用】

①用于出血证。治吐血、衄血、崩漏，单用本品，米汤调服；治咯血、吐血、衄血及二便下血，与花蕊石、血余炭配伍，如化血丹；治各种外伤出血，单用本品研末外掺，或配龙骨、血竭等同用，如七宝散。

②用于瘀血证。治跌打损伤，瘀滞疼痛，可单用，或与当归、红花、土鳖虫等同用，如跌打丸；治胸痹刺痛，可单用，或与薤白、瓜蒌、桂枝等配伍；治血瘀经闭，痛经，产后瘀阻腹痛，恶露不尽，与当归、川芎、桃仁等配伍；治疮痈初起，疼痛不已，以本品研末，米醋调涂；治痈疽破烂，与乳香、没药、儿茶等同用，如腐尽生肌散。

此外，本品尚有补虚强壮的作用，民间用治虚损劳伤，常与猪肉炖服。

【用法用量】研末吞服，每次 1～3g；煎服，3～10g。外用适量。

【使用注意】孕妇慎用。

【古籍摘要】

《本草纲目》："止血散血定痛。"

【现代研究】郭福探讨三七对骨重建偶联中细胞因子 IGF-1 和 IL-6 的表达的影响，通过三七总皂苷被家兔吸收后，将其血清放入体外成骨细胞和破骨细胞共培养体系，观察培养体系中 IGF-1 和 IL-6 的变化。得出三七组的成骨细胞含量和 IGF-1 含量均高于对照组，并随着三七的浓度升高而逐渐升高；破骨细胞含量和 IL-6 含量均低于对照组，并随着三七的浓度升高而逐渐降低。因此三七能够促进成骨细胞增长，促进成骨细胞分泌 IGF-1，抑制成骨细胞分泌 IL-6，从而抑制破骨细胞增长，抑制骨吸收功能，达到治疗骨质疏松症的作用。

三、清热药

1. 知母

【性味归经】苦、甘，寒。归肺、胃、肾经。

【功效】清热泻火，生津润燥。

【应用】

①用于气分实热证。治外感热病，高热烦渴，与石膏相须为用，以清气泄热，除烦止渴，如白虎汤。

②用于肺热咳嗽，阴虚燥咳。治肺热咳嗽，咳痰黄稠，常与贝母、黄芩、桑白皮等配伍，如二母宁嗽丸；治肺热伤阴，燥咳无痰，常与天冬、麦冬、川贝母配伍，以养阴润肺止咳，如二冬二母汤。

③用于阴虚消渴。治阴虚内热，津伤口渴，或消渴引饮，常与天花粉、葛根等配伍，如玉液汤。

④用于骨蒸潮热。治肾阴亏虚，阴虚火旺，骨蒸潮热，遗精盗汗，常与黄柏、熟地黄等配伍，以滋阴降火，如知柏地黄丸。

⑤用于肠燥便秘。治阴虚肠燥便秘，常与地黄、玄参、麦冬等药配伍，以润燥通便。

【用法用量】煎服，6～12g。清热泻火宜生用；滋阴润燥宜盐水炙用。

【使用注意】本品性寒质润，有滑肠之弊，脾虚便溏者慎用。

【古籍摘要】

①《历代本草药性汇解》："泻无根之肾火，疗有汗之骨蒸，止虚劳之阳胜，滋化源之阴生。"

②《本草纲目》："知母之辛苦寒凉，下则润肾燥而滋阴，上则清肺金而泻火，乃二经气分药也。"

【现代研究】杨茗等研究知母皂苷元（SAR）对体外培养成骨细胞活性和破骨细胞分化及功能的影响，通过培养小鼠胚胎成骨细胞 MC_3T_3-E_1，分别采用 MTT 法、ALP 试剂盒检测及茜素红染色法观察 SAR 对 MC_3T_3-E_1 细胞增殖、ALP 活性及矿化结节形成的影响。与对照组相比，各质量浓度 SAR（0.01、0.1、1μg/mL）对 MC_3T_3-E_1 细胞均具有明显的促增殖作用；能促进体外培养的成骨细胞的增殖与分化成熟，可抑制骨髓细胞向破骨细胞分化，从而减少破骨细胞的产生。

2. 地黄

【性味归经】甘、苦，寒。归心、肝、肾经。

【功效】清热凉血，养阴生津。

【应用】

①用于热入营血，温毒发斑，吐血衄血。治温热病热入营血，壮热烦渴，神昏舌绛，常与玄参、金银花、黄连等同用，如清营汤；治热毒斑疹色紫暗，多与赤芍、紫草、玄参同用；治血热吐血衄血、便血崩漏，与鲜荷叶、生艾叶、生侧柏叶同用，即四生丸。

②用于阴虚内热，骨蒸劳热。治阴虚内热，潮热骨蒸，可配知母、地骨皮，如地黄膏；治温病后期，余热未尽，阴津已伤，夜热早凉，配青蒿、鳖甲、知母等，如青蒿鳖甲汤。

③用于津伤口渴，内热消渴，津伤便秘。治热病伤阴，烦渴多饮，常与麦冬、沙参、玉竹等配伍，如益胃汤；治阴虚内热之消渴证，配山药、黄芪、山茱萸，如滋膵饮；治热伤津液，肠燥便秘，配玄参、麦冬，如增液汤。

【用法用量】煎服，10 ～ 15g。鲜品用量加倍，或以鲜品捣汁入药。

【使用注意】脾虚湿滞，腹满便者不宜使用。

【古籍摘要】

①《神农本草经》："主折跌绝筋，伤中，逐血痹，填骨髓，长肌肉，作汤，除寒热积聚，除痹，生者尤良。"

②《珍珠囊补遗药性赋》："凉心火之血热……滋肾水，补益真阴。"

【现代研究】李小林的研究中，与模型组比较，地黄中、大剂量组和雌二醇组均可使血清 ALP、u-Ca、D-Pyr/Cr 排出量降低，股骨密度、腰椎骨整合素 β1 mRNA 表达增加；认为地黄能抑制由于去卵巢雌激素缺乏引发的骨转换增强，提高骨密度，促进腰椎骨组织整合素 β1 mRNA 表达，增强骨质量。

张鑫研究发现，卷柏及地黄提取物能提高大鼠体内 E2 与 CT 水平，与模型组比有显著性差异（$P<0.05$）；降低血清中 BG、TC、TG、HDL-C、LDL-C、ALP、TRAP、BGP、PTH、PICP 水平，与模型组比具有显著性差异（$P<0.05$）；能明显升高刚度，与模型组比有显著性差异（$P<0.05$）。HE染色结果显示，卷柏及地黄提取物能够抑制大鼠子宫内膜的萎缩及脱落；能够改善大鼠骨髓腔的相对扩大及骨小梁的变细、稀疏。因此得出结论：卷柏及地黄提取物能调节绝经后骨质疏松大鼠糖脂代谢紊乱，提高去卵巢大鼠血清雌激素水平，改善骨生物力学性能，且对骨代谢生化指标有一定的调节作用，可改善去势大鼠子宫与股骨的病理形态，提示卷柏及地黄提取物对绝经后骨质疏松大鼠模型具有一定的干预作用。

3. 黄柏

【性味归经】苦，寒。归肾、膀胱经。

【功效】清热燥湿，泻火除蒸，解毒疗疮。

【应用】

①用于湿热泻痢，黄疸尿赤，带下阴痒，热淋涩痛，脚气痿躄。治湿热蕴结肠胃之泻痛，常与白头翁、黄连、秦皮等药配伍，如白头翁汤；若治湿热郁蒸之黄疸，可与栀子、甘草配伍，如栀子柏皮汤；治湿热下注之阴痒带下、黄浊臭秽，常与芡实、车前子、白果等药配伍，如易黄汤；若治湿热蕴结膀胱，小便短赤涩痛，宜与萆薢、茯苓、车前子等药同用，如萆薢分清饮；若治湿热浸淫筋脉所致脚气、足膝肿痛、痿躄，每与苍术、牛膝配伍，如三妙丸。

②用于疮病肿毒，湿疹湿疮。治火热毒盛所致之疮疡肿毒，常与黄芩、黄连、栀子配伍，如黄连解毒汤，内服外用均可；治湿疹瘙痒，可与荆芥、

苦参、白鲜皮等清热解毒燥湿药配伍。

③用于骨蒸劳热，盗汗，遗精。治阴虚火旺，骨蒸潮热，腰酸耳鸣，盗汗遗精，每与知母、地黄、山药等配伍，如知柏地黄丸。

【用法用量】煎服，3～12g。外用适量。生黄柏苦燥性寒，泻火解毒、清热燥湿。

【使用注意】本品苦寒易伤胃气，脾胃虚寒者禁用。

【古籍摘要】

《医学启源》："《主治秘要》云：其用有六：泻膀胱龙火一也；利小便热结二也；除下焦湿肿三也；治先见血四也；去脐下痛五也；补肾气不足，壮骨髓六也。"

【现代研究】年华等人的研究表明，黄柏主要活性成分黄柏小檗碱能够增加去卵巢大鼠子宫重量、股骨干骺端的骨密度和血清无机磷含量；降低碱性磷酸酶活性和甲状旁腺素浓度，增加血清雌二醇、骨钙素、降钙素浓度。结论：黄柏小檗碱对去卵巢大鼠骨质疏松症具有防治作用，其机制可能是抑制骨吸收、促进骨形成，促进雌二醇和降钙素合成。

四、祛风湿药

1. 狗脊

【性味归经】苦、甘，温。归肝、肾经。

【功效】祛风湿，补肝肾，强腰膝。

【应用】

①用于风湿痹证。治肝肾不足，兼有风寒湿邪之腰痛脊强，不能俯仰者，配杜仲、续断、海风藤等，如狗脊饮；治腰痛，配萆薢、菟丝子，即狗脊丸。

②用于腰膝酸软，下肢无力。治肝肾虚损，腰膝酸软，下肢无力，配杜仲、牛膝、熟地黄、鹿角胶等。

③用于遗尿，白带过多。治肾虚不固之尿频、遗尿，配益智仁、茯苓、杜仲等；若冲任虚寒，带下过多清稀，配鹿茸、白蔹、艾叶，如白蔹丸。

此外，狗脊的绒毛有止血作用，外敷可用于金疮出血。

【用法用量】煎服，6～12g。

【使用注意】肾虚有热，小便不利，或短涩黄赤者慎服。

【古籍摘要】

①《神农本草经》："主腰背强，关机缓急，周痹，寒湿，膝痛。颇利老人。"

②《本草纲目》："强肝肾，健骨，治风虚。"

③《本草正义》："能温养肝肾，通调百脉，强腰膝，坚脊骨，利关节，而驱痹着，起痿废；又能固摄冲带，坚强督任，疗治女子经带淋露，功效甚宏，诚虚弱衰老恒用之品；且温而不燥，走而不泄，尤为有利无弊，颇有温和中正气象。"

【现代研究】狗脊提取物具有促进成骨细胞增殖和抑制破骨细胞生成的双向调节作用。索天娇等通过动物实验研究发现，狗脊生、制品的正丁醇及乙酸乙酯提取物均可提高卵巢去势大鼠的子宫指数，降低血清碱性磷酸酯酶水平，提高骨皮质和骨松质的密度，提高骨生物力学指标，可以使骨小梁的排列更整齐、连续性更好，可用于防治骨质疏松症。于海涛等通过研究发现，狗脊可以防治大鼠卵巢切除型骨质疏松症，认为狗脊的抗骨质疏松作用可能是通过促进骨细胞增殖、增加骨量、促进骨细胞分化、增加骨密度等机理实现的。冯淑华等通过研究发现，狗脊在高、中质量浓度时对骨生长促进作用有显著意义，而低质量浓度时则无显著意义；认为狗脊中含有的黄酮、异黄酮等成分具有雌激素样作用，能够影响骨的生长，具有抗骨质疏松的作用。Cuong 等认为，狗脊具有抑制破骨细胞生成等作用，可用于防治骨质疏松症。徐钢等通过狗脊不同炮制品水煎液抗维甲酸致雄性大鼠骨质疏松症研究发现，狗脊各炮制品对破骨细胞均有一定程度的抑制作用，可以减少骨量丢失，促进骨形成，因此可用于骨质疏松症的预防和治疗。

2.桑寄生

【性味归经】苦、甘，平。归肝、肾经。

【功效】祛风湿，补肝肾，强筋骨，安胎元。

【应用】

①用于风湿痹证。治痹证日久，伤及肝肾，腰膝酸软，筋骨无力者尤宜，配独活、杜仲、牛膝、桂心等同用，如独活寄生汤。

②用于崩漏经多，妊娠漏血，胎动不安。治肝肾亏虚，月经过多，崩漏，妊娠下血，胎动不安，配阿胶、续断、当归等，如桑寄生散；或配阿胶、续断、菟丝子，如寿胎丸。

【用法用量】煎服，9～15g。

【古籍摘要】

①《神农本草经》："主腰痛，小儿背强，痈肿，安胎，充肌肤，坚发齿，长须眉。"

②《本草蒙筌》："凡风湿作痛之症，古方每用独活寄生汤煎调。川续断与桑寄生气味略异，主治颇同，不得寄生，即加续断。"

【现代研究】武贵红进行的动物实验结果显示，模型组大鼠的骨密度（BMD）、血清雌二醇（E2）水平显著下降（$P<0.01$），而血清骨钙素（BGP）及抗酒石酸酸性磷酸酶（TRACP）水平明显升高（$P<0.01$）；桑寄生组大鼠 BMD 水平增加，而 TRACP 水平得到恢复。表明桑寄生能抑制去卵巢大鼠的骨质疏松，具有调节骨代谢的作用。董佳梓等人进行大鼠实验结果表明，桑寄生的作用是促进大鼠护骨素（osteoprote-gerin，OPG）蛋白表达，降低白细胞介素 -1（IL-1）含量，从而发挥治疗骨质疏松症的作用。

3. 秦艽

【性味归经】辛、苦，平。归胃、肝、胆经。

【功效】祛风湿，清湿热，止痹痛，退虚热。

【应用】

①用于风湿痹证。治风湿热痹，关节红肿疼痛，多配防己、牡丹皮、络石藤、忍冬藤等；治风寒湿痹，肢节疼痛拘挛，配天麻、羌活、当归、川芎等，如秦艽天麻汤。

②用于脑卒中半身不遂。治脑卒中半身不遂，口眼斜，四肢拘急，舌

强不语等，单用大量水煎服即能奏效；治脑卒中口眼斜，言语不利，恶风恶寒者，配升麻、葛根、防风、芍药等祛风散寒药，如秦艽升麻汤；治血虚脑卒中者，配当归、熟地黄、白芍等补血药，如秦艽汤。

③用于骨蒸潮热，疳积发热。治骨蒸日晡潮热，配青蒿、地骨皮、知母等，如秦艽鳖甲散；治小儿疳积发热，配薄荷、炙甘草，即秦艽散。

④用于湿热黄疸。治湿热黄疸，单用为末服；亦配茵陈、栀子、大黄等，如山茵陈丸。

此外，本品尚能治痔疮肿毒等。

【用法用量】煎服，3～10g。

【古籍摘要】

①《神农本草经》："主寒热邪气，寒湿风痹，肢节痛，下水，利小便。"

②《名医别录》："治风无问久新，通身挛急。"

【现代研究】张小丽等人通过维甲酸致大鼠骨质疏松和大鼠佐剂性关节炎的试验，研究了防己、秦艽、独活、菝葜、寻骨风的药理作用和中药药性。研究结果表明，秦艽组大鼠的骨钙素含量明显高于模型组（ $P < 0.05$ ），提示骨中的矿物质含量增加；且秦艽组大鼠的抗骨折力强度明显优于模型组。

五、其他中药

1. 山茱萸

【性味归经】酸、涩，微温。归肝、肾经。

【功效】补益肝肾，涩精固脱。

【应用】

①用于肝肾不足、头晕目眩、耳鸣、腰酸等症。山茱萸功能补肝益肾，凡肝肾不足所致的眩晕、腰酸等症，常与熟地黄、枸杞子、菟丝子、杜仲等配伍同用。

②用于遗精、遗尿、小便频数及虚汗不止等症。山茱萸酸涩收敛，能

益肾固精。对肾阳不足引起的遗精、尿频均可应用，常配合熟地黄、菟丝子、沙苑子、蒺藜、补骨脂等同用；对于虚汗不止，本品又有敛汗作用，可与龙骨、牡蛎等同用。

此外，本品又能固经止血，可用治女性体虚、月经过多等症，可与熟地黄、当归、白芍等配伍应用。

【用法用量】内服：煎汤，5～10g；或入丸、散。

【使用注意】凡命门火炽，强阳不痿，素有湿热，小便淋涩者忌服。

【古籍摘要】

《神农本草经》："主心下邪气，寒热温中，逐寒湿痹，去三虫。"

【现代研究】在一项研究中，山茱萸水提液治疗 SAM-P/6 骨质疏松模型小鼠，连续给药两周，取动物股骨切片，在电子显微镜下利用电子计算机进行图像分析，测定骨小梁面积、骨皮质厚度和骨细胞数。结果显示，山茱萸水提液能显著增加骨小梁面积、骨皮质厚度和骨细胞数，有抗骨质疏松的作用。

2. 葛根

【性味归经】甘、辛，平。入脾，胃经。

【功效】解表，透疹，生津，止泻。

【应用】

①用于感冒、发热、恶寒、无汗、项强等症。葛根有发汗、退热作用，与柴胡等配伍可用于表热证；与麻黄、桂枝、芍药同用，治风寒表证而见项背强、无汗、恶风者。

②用于麻疹透发不畅。葛根有透发麻疹作用，因其兼有生津、止泻功能，所以麻疹发热口渴，或伴有腹泻等症，常与升麻等配合应用。

③用于胃热口渴等症。本品能生津止渴，对热病口渴或消渴等症，可配麦冬、天花粉等同用。

④用于脾虚泄泻、湿热泻痢等症。本品性能升发清阳，鼓舞脾胃阳气上升，有止泄泻的作用，临床常配合党参、白术等治疗脾虚泄泻；又可配黄连、黄芩等，用于湿热泻痢等症。

【用法用量】内服：煎汤，10～15g；或捣汁。外用：适量，捣敷。

【使用注意】

①张元素："不可多服，恐损胃气。"

②《本草正》："其性凉，易于动呕，胃寒者所当慎用。"

③《本草从新》："夏日表虚汗多尤忌。"

【古籍摘要】

①《神农本草经》："主消渴，身大热，呕吐，诸痹，起阴器，解诸毒。"

②《名医别录》："主治伤寒中风头痛，解肌，发表，出汗，开腠理，疗金疮，止痛，胁风痛。""生根汁，大寒，治消渴，伤寒壮热。"

【现代研究】葛根黄酮提取物及葛根素被发现具有改善骨代谢的作用，有可能适用于预防骨质疏松。研究发现，葛根在中、低剂量时抑制去卵巢小鼠骨密度和骨量减少，高剂量时显著增加骨密度和骨量。研究人员根据国外报道某些异黄酮类化合物对不同雌激素受体亚型具有选择性结合作用的研究，从理论上推测葛根异黄酮对原发性骨质疏松可能具有防治作用，并进行了系列研究。整体动物实验证实，葛根、葛根总异黄酮及葛根素对去卵巢引起的大鼠原发性骨质疏松有良好的防治作用；另外，葛根异黄酮对地塞米松所致大鼠继发性骨质疏松也有明显防治作用。体外实验结果表明，葛根素对大鼠成骨细胞的增殖无明显促进作用，但能够促进成骨细胞合成、分泌碱性磷酸酶；同时，其可以减少破骨细胞活性骨吸收陷窝面积和培养液上清液中 Ca^{2+} 含量。可见，葛根通过抑制骨吸收、刺激骨形成来调控骨代谢。

3. 蛇床子

【性味归经】辛、苦，温。入肾经。

【功效】温肾壮阳，燥湿杀虫。

【应用】

①用于肾虚阳痿及女子不育等症。本品内服有温肾壮阳之功，对肾虚阳痿及女子不孕等症，常与五味子、菟丝子等同用。

②用于阴部湿痒、疥疮、顽癣等症。蛇床子外用煎水洗阴部，有杀虫、除湿热的功效。近来用本品制成栓剂，外用治阴道滴虫病。

【用法用量】内服：煎汤，3 ～ 9g；或入丸、散剂。外用：适量，煎汤熏洗；或制成坐药、栓剂；或研细末调敷。

【古籍摘要】

①《神农本草经》："主妇人阴中肿痛，男子阳痿、湿痒，除痹气，利关节，癫痫，恶创。"

②《证类本草》："治男子、女人虚，湿痹，毒风，顽痛，去男子腰疼。浴男女阴，去风冷，大益阳事。主大风身痒，煎汤浴之瘥。疗齿痛及小儿惊痫。"

③《日华子本草》："治暴冷，暖丈夫阳气，助女人阴气，扑损瘀血，腰胯疼痛，阴汗湿癣，肢顽痹，赤白带下，缩小便。"

【现代研究】蛇床子素在大鼠体内能明显抑制去卵巢诱导的骨钙转换，防止骨钙丢失，具抗骨质疏松的作用。鲍君杰等研究发现，去卵巢大鼠口服蛇床子素后，大鼠血清 E2 水平上升，骨密度提高，骨组织形态改善；结果表明，蛇床子素能提高去卵巢大鼠股骨骨密度，改善股骨组织形态，预防骨质疏松的发生；其作用机制可能与增加血清 E2、CT、TGF-B1 和 BGP 含量等相关。

第二节　常用方剂

1. 六味地黄丸

【出处】《小儿药证直诀》。

【组成】熟地黄 160g，山茱萸（制）80g，牡丹皮 60g，山药 80g，茯苓 60g，泽泻 60g。

【功效主治】滋阴补肾。用于肾阴亏损，头晕耳鸣，腰膝酸软，骨蒸潮热，盗汗遗精，消渴。

【方解】由仲景的八味丸减桂、附化裁而成，可以补益肝、脾、肾三脏，用于真阴不足、精血亏虚之证。方中熟地黄大补肾阴，养血生精；泽泻分消肾与膀胱之邪浊；山茱萸温肝涩精秘气；牡丹皮清泄君相之伏火；山药补脾固肾；茯苓淡渗脾湿。诸药相伍，寓泻于补，补不碍邪，不燥不寒，相和相济。

【煎服法】口服，水蜜丸一次 6g，小蜜丸一次 9g，大蜜丸每次 1 丸，每日 2 次。

【名家论述】

①清·柯琴：肾虚不能藏精，坎宫之火无所附而妄行，下无以奉春生之令，上绝肺金之化源。地黄禀甘寒之性，制熟味更浓，是精不足者补之以味也，用以大滋肾阴，填精补髓，壮水之主。以泽泻为使，世或恶其泻肾去之，不知一阴一阳者，天地之道，一开一阖者，动静之机。精者，属癸，阴水也，静而不走，为肾之体；溺者，属壬，阳水也，动而不居，为肾之用。是以肾主五液，若阴水不守，则真水不足，阳水不流，则邪水逆行，故君地黄以护封蛰之本，即佐泽泻以疏水道之滞也。然肾虚不补其母，不导其上源，亦无以固封蛰之用。山药凉补，以培癸水之上源；茯苓淡渗，以导壬水之上源；加以茱萸之酸温，藉以收少阳之火，滋厥阴之液；丹皮辛寒，以清少阴之火，还以奉少阳之气也。滋化源，奉生气，天癸居其所矣。壮水制火，特其一端耳。(《古今名医方论》)

②清·费伯雄：此方非但治肝肾不足，实三阴并治之剂。有熟地之腻补肾水，即有泽泻之宣泄肾浊以济之；有萸肉之温涩肝经，即有丹皮之清泻肝火以佐之；有山药收摄脾经，即有茯苓之淡渗脾湿以和之。药止六味，而大开大阖，三阴并治，洵补方之正鹄也。(《医方论》)

③清·张秉成：此方大补肝脾肾三脏，真阴不足，精血亏损等证。古人用补，必兼泻邪，邪去则补乃得力。故以熟地之大补肾脏之精血为君，必以泽泻分导肾与膀胱之邪浊为佐；山萸之补肝固精，即以丹皮能清泄厥阴、少阳血分相火者继之；山药养脾阴，茯苓渗脾湿，相和相济，不燥不寒，乃王道之方也。(《成方便读》)

【现代研究】现代研究表明，六味地黄丸具有如下作用：①对免疫系统具有重要调节功能，对 POP 肾阴虚证的免疫调节可能与上调 IRF1 基因的表达有关；②能够明显提高肾上腺皮质激素致肾阴虚幼龄大鼠的血清 IL-2、IL-6、IgG 水平；③激活老年小鼠的造血干细胞，影响其骨髓中造血干细胞的数量和增殖能力，从而提高造血机能和免疫功能；④显著改善快速老化小鼠低下的 T、B 淋巴细胞功能，纠正脾脏 CD4/CD8T 细胞亚群比例失衡。

六味地黄丸能够上调 POP 肾阴虚证患者 JAK/STAT 通路中免疫相关基因 IRF1 表达。JAK/STAT 信号通路是众多细胞因子信号转导的重要途径，广泛参与细胞增殖、分化、凋亡及免疫调节等过程。许多研究已经证实 JAK/STAT 信号通路不仅与免疫系统之间存在密切关系，该通路在骨发育和骨代谢生理过程中也发挥重要作用。如 Kaneshiro S 等的研究发现，IL-6 能通过 JAK/STAT 信号通路调控破骨细胞分化；课题组前期研究结果表明 POP 肾阴虚证的发病机制可能与 JAK/STAT 信号通路有关。

IRF1 是一种核转录因子，具有广泛的生物学功能，在先天性免疫和适应性免疫调控等方面发挥重要作用。如 Salem S 等的研究表明，IRF1 参与成骨细胞和破骨细胞的成熟和分化，对骨代谢起着重要的调控作用。结果表明，POP 肾阴虚证经六味地黄丸治疗后 IRF1 表达上调，据此推测 IRF1 基因可能通过免疫调节参与骨代谢过程，是联系骨免疫系统的关键因子之一。

2. 左归丸

【出处】《景岳全书》。

【组成】熟地黄 250g，山药 120g（炒），枸杞子 20g，山茱萸 120g，川牛膝 90g（酒洗，蒸熟，精滑者不用），菟丝子 120g（制），鹿角胶 120g（敲碎，炒珠），龟甲胶 120g（切碎，炒珠）。

【功效主治】滋阴补肾，益精养血。治真阴肾水不足，不能滋养营卫，渐至衰弱，或虚热往来，自汗盗汗，或遗淋不禁，或眼花耳聋，或口燥舌干，或腰酸腿软。

【方解】本方出自《景岳全书》，系《小儿药证直诀》地黄丸加减衍化而成。方中熟地黄、山药、山茱萸补益肝肾阴血；龟甲胶、鹿角胶均为血肉有情之品，二味合用，峻补精血，调和阴阳；复配菟丝子、枸杞子、牛膝补肝肾，强腰膝，健筋骨。合用具有滋阴补肾、益精养血之功。

【煎服法】空腹时用滚汤或淡盐汤送下 100 丸。

【名家论述】

①清·徐大椿：肾脏虚衰，真水不足，故见虚烦虚躁血气痿弱之证。熟地补阴滋肾，萸肉秘气涩精，枸杞填精补髓，山药补脾益阴，菟丝补肾脏以强阴，龟胶强肾水以退热，牛膝引药下行兼利二便也。然甘平之剂，不得阳生之力，而真阴之枯槁者，何以遽能充足乎？故少佐鹿胶以壮肾命精血，则真阴无不沛然矣，何虚躁虚烦之足患哉？其所去所加恰当。(《医略六书·杂病证治》)

②清·徐镛：左归宗钱钟阳六味丸，减去丹皮者，以丹皮过于动汗，阴虚必多自汗、盗汗也；减去茯苓、泽泻者，意在峻补，不宜于淡渗也。方用熟地之补肾为君；山药之补脾，山茱之补肝为臣；配以枸杞补精，川膝补血，菟丝补肾中之气，鹿胶、龟胶补督任之元。虽曰左归，其实三阴并补，水火交济之方也。(《医学举要》)

③清·顾松园：此方壮水之主，以培左肾之元阴。凡精气大损，年力俱衰，真阴内乏，不能滋溉荣卫，渐至衰羸，即从纯补，犹嫌不足，若加苓、泽渗利，未免减去补力，奏功为难。故群队补阴药中，更加龟、鹿二胶，取其为血气之属，补之效捷耳。景岳云：余及中年，方悟补阴之理，因推展其义，而制左归丸饮，但用六味之义，而不用六味之方，活人应手之效，不能尽述。凡五液皆主肾，故凡属阴分之药，亦无不皆能走肾，有谓必须引导者，皆属不明耳。(《顾松园医镜》)

【现代研究】既往的研究表明，去卵巢后骨质疏松症大鼠 TGF-β1/Smads 信号转导通路发生异常可能是原发性骨质疏松症发生的重要机制。中医学认为肾虚是 PMOP 发病的本源，而现代研究发现，人体肾组织中 TGF-β1 的表达非常丰富。实验发现左归丸能通过下调肾组织中 TGF-β1、Smad4 的 mRNA 表达，抑制骨吸收，纠正骨代谢紊乱，改善绝经后机体肾虚的状态，通过补肾填精途径起到防治 PMOP 的作用。

3. 大补阴丸

【出处】《丹溪心法》。

【组成】黄柏 120g，知母 120g，熟地黄 180g，龟甲 180g。

【功效主治】滋阴降火。用于阴虚火旺证，骨蒸潮热，盗汗遗精，咳嗽咯血，心烦易怒，足膝疼热，或消渴易饥，舌红少苔，尺脉数而有力。

【方解】熟地黄益髓填精；龟甲为血肉有情之品，擅补精血，又可潜阳，二药重用，意在大补真阴，壮水制火以培其本，共为君药。黄柏、知母清热泻火，滋阴凉金，相须为用，泻火保阴以治其标，并助君药滋润之功，同为臣药。再以猪脊髓、蜂蜜为丸，取其血肉甘润之质，助君药滋补精髓，兼制黄柏之苦燥，用为佐药。诸药合用，使水充而亢阳有制，火降则阴液渐复，共收滋阴填精、清热降火之功。

【名家论述】

①清·汪讱庵：此足少阴药也。四者皆滋阴补肾之药，补水即所以降火，所谓壮水之主以制阳光是也。加脊髓者，取其能通肾命，以骨入骨，以髓补髓也。（《医方集解》）

②清·王晋三：丹溪补阴立法，义专重于黄柏，主治肾虚劳热，水亏火炎，以之治虚火呃逆，亦为至当。《难经》言：逆气而里急，冲之为病也。以冲为阴脉之海，并足少阴之脉，行乎幽门通谷夹巨阙而上，故丹溪谓呃逆属于肝肾之虚者，其气必从脐下直冲上出于口，断续作声。第肝肾之气，在下相凌，左肾属水，不能自逆，而右肾为相火所寓，相火炎上，挟其冲气，乃能逆上为呃。主之以黄柏，从其性以折右肾之相火，知母滋肾水之化源，熟地黄固肾中之元气，龟板潜通奇脉，伏藏冲任之气，使水不妄动。治虚呃用参术汤下之者，人之阴气，依胃为养，胃土损伤，则相火直冲清道而上，此土败于相火之贼，当崇土以制龙雷之火也。（《绛雪园古方选注》）

③清·张秉成：夫相火之有余，皆由肾水之不足，故以熟地大滋肾水为君。然火有余则少火化为壮火，壮火食气，若仅以滋水配阳之法，何足以杀其猖獗之势？故必须黄柏、知母之苦寒入肾，直清下焦之火者以折服

之。龟为北方之神，其性善藏，取其甘寒益肾，介类潜阳之意，则龙雷之火，自能潜藏勿用。猪为水畜，用骨髓者，取其能通肾命，以有形之精髓而补之也。和蜜为丸者，欲其入下焦，缓以奏功也。（《成方便读》）

④清·吴谦：朱震亨云：阴常不足，阳常有余，宜常养其阴，阴与阳齐，则水能制火，斯无病矣。今时之人，过欲者多，精血既亏，相火必旺，真阴愈竭，孤阳妄行，而劳瘵、潮热、盗汗、骨蒸、咳嗽、咯血、吐血等证悉作。所以世人火旺致此病者，十居八九，火衰成此疾者，百无二三。震亨发明先圣千载未发之旨，其功伟哉！是方能骤补真阴，承制相火，较之六味功效尤捷。盖因此时以六味补水，水不能遽生；以生脉保金，金不免犹燥。惟急以黄柏之苦以坚肾，则能制龙家之火；继以知母之清以凉肺，则能全破伤之金。若不顾其本，即使病去犹恐复来，故又以熟地、龟板大补其阴，是谓培其本、清其源矣。虽有是证，若食少便溏，则为胃虚，不可轻用。（《医宗金鉴·删补名医方论》）

【现代研究】汪文来等将以摘除卵巢方法制作的骨质疏松症动物模型大鼠分为空白对照组、假手术组、模型组、已烯雌酚组和大补阴丸高、中、低剂量组共 7 组，发现与模型组比较，大补阴丸高、中剂量组 TBV% 显著增高，TRS%、TFS%、MAR、mAR 显著降低，大补阴丸对去卵巢所致的大鼠骨质疏松症具有一定治疗作用。

4. 虎潜丸

【出处】《丹溪心法》。

【组成】黄柏 250g（酒炒），龟甲 120g（酒炙），知母 60g（酒炒），熟地黄 60g，陈皮 60g，白芍 60g，锁阳 45g，虎骨 30g（炙），干姜 15g。

【功效主治】滋阴降火，强筋壮骨。治肝肾阴虚，精血不足，筋骨软弱，腿足消瘦，行走无力，舌红少苔，脉细弱；现用于脊髓灰质炎后遗症，慢性关节炎，脑卒中后遗症而属肝肾不足者。

【方解】方中重用黄柏，配合知母以泻火清热；熟地黄、龟甲、白芍滋阴养血；虎骨强壮筋骨；锁阳温阳益精；干姜、陈皮温中健脾，理气和胃。诸药合用，共奏滋阴降火、强壮筋骨之功。

【煎服法】每次 1 丸，日服 2 次。空腹，淡盐汤或温开水送下。

【名家论述】

①明·李中梓：人之一身，阴气在下，阴不足则肾虚。肾主骨，故艰于步履。龟属北方，得天地之阴气最厚，故用以为君。虎属西方，得天地之阴气最强，故用以为臣。独取胫骨，从类之义也。用此二物者，古人所谓草木之药，性偏难效；气血之属，异类有情也。黄柏、知母所以去骨中之热；地黄、归、芍所以滋下部之阴。阴虚则阳气泄越而上，故加锁阳以禁其上行，加陈皮以导其下行。精不足者补之以味，故用羊肉为丸。命曰虎潜者，虎，阴也；潜，藏也。欲其封闭气血，而退藏于密也。(《删补颐生微论》)

②清·王又原：肾为作强之官，有精血以为之强也。若肾虚精枯，而血必随之，精血交败，湿热风毒遂乘而袭焉，此不能步履、腰酸、筋缩之症作矣。且兼水火，火胜烁阴，湿热相搏，筋骨不用宜也。方用黄柏清阴中之火，燥骨间之湿，且苦能坚肾，为治痿要药，故以为君。虎骨去风毒，健筋骨，为臣。然高原之水不下，母虚而子亦虚，肝脏之血不归，子病而母愈病，知母清肺原，归、芍养肝血，使归于肾；龟禀天地之阴独厚，茹而不吐，使之坐镇北方；更以熟地、牛膝、锁阳、羊肉群队补水之品，使精血交补；若陈皮者，疏血行气，兹又有气化血行之妙。其为筋骨壮盛，有力如虎也必矣。《道经》云：虎向水中生，以斯为潜之义焉。夫是以命之曰虎潜丸。(《古今名医方论》)

③清·叶仲坚：痿原虽分五脏，然其本在肾，其标在肺。《内经》云：五脏因肺热叶焦，发为痿躄。又曰：阳气内伐，水不胜火，则骨痿髓虚，故足不任身。骨痿者生于大热也，若视为虚寒而投以桂、附，多致不救。是方以虎名者，虎于兽中禀金气之至刚，风生一啸，特为肺金取象焉。其潜之云者，金从水养，母隐子胎，故生金者必丽水，意在纳气归肾也。龟应北方之象，禀阴最浓，首常向腹，善通任脉，能大补真阴，深得夫潜之意者。黄柏味浓，为阴中之阴，专补肾膀之阴不足，能使足膝中气力涌出，故痿家必用二者为君，一以固本，一以治标，恐奇之不去，则偶之也。熟

地填少阴之精，用以佐龟板、知母清太阴之气；用以佐黄柏、牛膝入肝舒筋；归、芍佐之，肝血有归；陈皮疏之，气血以流，骨正筋柔矣。又虑热则生风，逗留骨节，用虎骨所以驱之；纯阴无阳不能发生，佐锁阳以温之。羊肉为丸，补之以味。淡盐汤下，急于入肾。斯皆潜之为义。(《古今名医方论》)

④清·王晋三：虎，阴兽。潜，伏藏也。脏阴不藏，内热生痿者，就本脏分理以伏藏其阴也。故用龟甲为君，专通任脉，使其肩任三阴。臣以虎骨息肝风。丸以羊肉补精髓。三者皆有情之品，能恋失守之阴。佐以地黄味苦补肾，当归味辛补肝。使以牛膝行血，陈皮利气，芍药约阴下潜，知、柏苦以坚之，琐阳涩以固之，其阴气自然伏藏而内守矣。(《绛雪园古方选注》)

⑤清·费伯雄：虎潜丸，息肝肾之虚风。风从虎，虎潜则风息也。惟知柏苦寒，用以泄肾经之邪火则可；若谓补肾滋阴，则予不以为是，不如用枸、菟等类为佳。(《医方论》)

【现代研究】刘静仪等认为虎潜丸加减可用于肾虚型骨质疏松的治疗。李洪成等的研究表明，虎潜丸增加肾虚证患者的 BMD，可能与其可调节皮质醇的分泌水平有关。任艳玲等的研究表明，补肾健脾类中药的药物血清可上调成骨细胞中 TGF-β1 的信号转导分子 Smad2 mRNA 和蛋白的表达水平，促进成骨细胞的增长与分化。研究结果表明，虎潜丸可增加大鼠腰椎椎骨 BMD，上调肾组织中 TGF-β1 的表达，可能是其治疗骨质疏松的机制之一，但具体作用机制尚不明确，有待进一步研究。

5. 金匮肾气丸

【出处】《金匮要略》。

【组成】干地黄 240g，山药 120g，山茱萸 120g，泽泻 90g，茯苓 90g，牡丹皮 90g，桂枝 30g，附子 30g。

【功效主治】温补肾阳。用于肾阳不足，腰痛脚软，下半身常有冷感，少腹拘急，小便不利，或小便反多，尺脉沉细，舌质淡而胖，苔薄白不燥，以及脚气、痰饮、消渴、转胞等。

【方解】方中地黄、山茱萸补益肾阴而摄精气；山药、茯苓健脾渗湿，泽泻泄肾中水邪；牡丹皮清肝经相火；桂枝、附子温补命门真火。诸药合用，共成温补肾气之效。

【煎服法】上八味，末之，炼蜜和丸，梧子大，酒下十五丸，加至二十五丸，日再服。（现代用法：混合碾细，炼蜜和丸，每丸重 15g，早、晚各服一丸，开水送下；或根据原方用量比例酌情增减，水煎服）

【名家论述】

清·柯琴：命门之火，乃水中之阳。夫水体本静而川流不息者，气之动，火之用也，非指有形者言也。然火少则生气，火壮则食气，故火不可亢，亦不可衰。所云火生土者，即肾家之少火，游行其间，以息相吹耳。若命门火衰，少火几于熄矣。欲爆脾胃之阳，必先温命门之火，此肾气丸纳桂、附于滋阴剂中十倍之一，意不在补火，而在微微生火，即生肾气也。故不曰温肾，而名肾气，斯知肾以气为主，胃得气而土自生也。且形不足者温之以气，则脾胃因虚寒而致病者固痊，即虚火不归其部而失血亡阳也，亦纳气而归封蛰之本矣。（《名医方论》）

【现代研究】王建伟等的研究发现，去势大鼠骨钙含量较正常大鼠明显降低，钙片组、金匮肾气丸组及联合组去势大鼠骨钙含量较模型组明显改善，以联合组改善最明显（$P<0.01$）。组织病理学观察：经钙片和金匮肾气丸治疗后骨皮质可见蚕食样改变区域变小，骨小梁较细，排列较为一致；联合用药组骨皮质厚度基本正常，骨小梁略变细，排列较整齐，骨小梁厚度基本正常。

6. 右归丸

【出处】《景岳全书》。

【组成】熟地黄 250g，山药 120g（炒），山茱萸 90g（微炒），枸杞子 120g（微炒），鹿角胶 120g（炒珠），菟丝子 120g（制），杜仲 120g（姜汤炒），当归 90g（便溏勿用），肉桂 60g（可渐加至 120g），制附子 60g（可渐加至 150 ～ 160g）。

【煎服法】每服 2 ～ 3 丸，以滚白汤送下。

【功效主治】温补肾阳。治肾阳不足，命门火衰，神疲气怯，畏寒肢冷，阳痿遗精，不能生育，腰膝酸软，小便自遗，肢节痹痛，周身浮肿；或火不能生土，脾胃虚寒，饮食少进，或呕恶膨胀，或翻胃噎膈，或脐腹多痛，或大便不实，泻痢频作。

【方解】本方出自《景岳全书》，系《金匮要略》肾气丸加减衍化而来，所治之证属肾阳不足，命门火衰，或火不生土所致。方中除用桂、附外，还增入鹿角胶、菟丝子、杜仲，以加强温阳补肾之功；又加当归、枸杞子，配合熟地黄、山药、山茱萸以增益滋阴养血之效。其配伍滋阴养血药的意义，即《景岳全书》所说"善补阳者，必于阴中求阳"之意。如阳衰气虚，可酌加人参；如阳虚精滑或带浊便溏，加酒炒补骨脂；如飧泄、肾泄不止，加五味子、肉豆蔻；如脾胃虚寒，饮食减少，食不易化，或呕恶吞酸，加干姜；如腹痛不止，加吴茱萸；如腰膝酸痛，加胡桃肉；如阴虚阳痿，加巴戟肉、肉苁蓉，或加黄狗外肾。

【名家论述】

①清·徐大椿：肾脏阳衰，火反发越于上，遂成上热下寒之证，故宜引火归原法。熟地补肾脏，萸肉涩精气，山药补脾，当归养血，杜仲强腰膝，菟丝补肾脏，鹿角胶温补精血以壮阳，枸杞子甘滋精髓以填肾也。附子、肉桂补火回阳，以引火归原，而虚阳无不敛藏于肾命，安有阳衰火发之患哉？此补肾回阳之剂，为阳虚火发之专方。(《医略六书·杂病证治》)

②清·徐镛：仲景肾气丸，意在水中补火，故于群队阴药中加桂、附。而景岳右归峻补真阳，方中惟肉桂、附子、熟地、山药、山茱与肾气丸同，而亦减去丹皮之辛，泽泻、茯苓之淡渗。枸杞、菟丝、鹿胶三味药，与左归丸同；去龟胶、牛膝之阴柔，加杜仲、当归温润之品，补右肾之元阳，即以培脾胃之生气也。(《医学举要》)

【现代研究】研究等认为活性氧通过 PKA-CREB 信号通路调节成骨细胞基因，从而起到治疗骨质疏松的作用。另有研究表明：骨质疏松发展中 PKA/CREB 蛋白因子表达降低，提示骨质疏松的发生可能与 PKA/CREB 信号通有关；右归丸可以提高大鼠股骨中 PKA 和 CREB 蛋白水平，畅通

PKA/CREB 信号通路，发挥其骨细胞基因的调节作用，增加骨密度，起到治疗骨质疏松的作用。

7. 二仙汤

【出处】《中医方剂临床手册》。

【组成】仙茅 9g，仙灵脾 9g，当归 9g，巴戟天 9g，黄柏 4.5g，知母 4.5g。

【煎服法】日服 1 剂，水煎取汁，分 2 次服。

【功效主治】温肾阳，补肾精，泻肾火，调冲任。主女性月经将绝未绝，周期或前或后，经量或多或少，头眩耳鸣，腰酸乏力，两足欠温，时或怕冷，时或轰热，舌质淡，脉沉细者。现用于围绝经期综合征、高血压、闭经等慢性疾病见有肾阴、肾阳不足而虚火上炎者。

【方解】仙茅、仙灵脾、巴戟天温肾阳，补肾精；黄柏、知母泻肾火、滋肾阴；当归温润养血，调理冲任。全方配伍特点是壮阳药与滋阴泻火药同用，以适应阴阳俱虚于下，而又有虚火上炎的复杂证候。由于方用仙茅、仙灵脾二药为主，故名"二仙汤"。

【现代研究】研究发现二仙汤不仅可提高超氧化物歧化酶（SOD）水平，清除自由基，还能促进 ALP 增加，明显降低 ACP 水平，说明二仙汤从促进骨形成、抑制骨吸收两个方面维持骨量，减少丢失，与去卵巢后雌激素减少、活性氧簇（ROS）增加是骨质疏松症产生的重要因素的结论相对应。抗氧化刺激可能是二仙汤防治骨质疏松症的机制之一。

8. 龟鹿二仙胶

【出处】《医方考》。

【组成】鹿角 5kg，龟甲 2.5kg，枸杞子 1.5kg，人参 500g。

【煎服法】先将鹿角锯截，刮净，水浸，桑柴火熬炼成胶，再将人参、枸杞熬膏和入。每晨酒调服三钱（9g）。（现代用法：每晨取 3g，清酒调化，淡盐开水送服）

【功效主治】填阴补精，益气壮阳。用治肾中阴阳两虚，任、督精血不足，全身瘦弱，遗精阳痿，两目昏花，腰膝酸软。

【方解】本方证为任、督俱虚，阴阳精血不足所致，治疗必须填精补髓，益气补血，阴阳并补。方中以鹿角通督脉而补阳，龟甲通任脉而补阴。阳生于阴，阴生于阳，阴阳并补，此精之所由生也。故龟、鹿两味并进，二者为异类血肉有情之品，能峻补阴阳，以生气血精髓。人参大补元气。枸杞子滋补肾阴。诸药合用，为气血阴阳交补之剂，共具填补精髓、益气壮阳之功。

【名家论述】

明·李中梓：人有三奇，精、气、神，生生之本也。精伤无以生气，气伤无以生神。精不足者，补之以味，鹿得天地之阳气最全，善通督脉，足于精者，故能多淫而寿；龟得天地之阴气最具，善通任脉，足于气者，故能伏息而寿。二物气血之属，味最纯浓，又得造化之无微，异类有情，竹破竹补之法也。人参益气，枸杞生精，佐龟、鹿补阴补阳，无偏胜之忧；入气入血，有和平之美。由是精生而气旺，气旺而神昌，庶几龟、鹿之年矣。故曰二仙。(《删补名医方论》)

【现代研究】钱哲等研究发现龟鹿二仙胶促进Ⅰ型胶原的合成及促进成骨细胞的增殖，与激活细胞特定信号通路调控基因表达有关。

9. 青娥丸

【出处】《太平惠民和剂局方》。

【组成】杜仲（盐炒）480g，补骨脂（盐炒）240g，核桃仁（炒）150g，大蒜120g。

【煎服法】口服，水蜜丸1次6～9g，大蜜丸每次1丸，每日2～3次。

【功效主治】补肾强腰。治肾气虚弱，风冷乘之，或血气相搏，腰痛如折，起坐艰难，俯仰不利，转侧不能；或因劳役过度，伤于肾经，或处卑湿，地气伤腰，或坠堕伤损，成风寒客搏，或气滞不散，皆令腰痛。

【方解】青娥丸用于肾虚腰痛，起坐不利，膝软乏力。方中重用杜仲为君药，性味甘温，功能温补肝肾，强壮筋骨。臣以补骨脂、核桃仁补肾助阳，强健腰膝。佐以大蒜祛寒除湿，健脾暖胃，行气化滞。四药合用，共奏补肾强腰之功。

【名家论述】

清·汪朴斋：大凡腰痛皆属肾虚，在妊中最宜急治。盖胞胎系于带脉，带脱则胞下坠矣。古方用青娥散治之，予常以熟地、杜仲合保胎丸多效。（《评注产科心法》）

【现代研究】马陈等研究发现，青娥丸能够提高绝经后骨质疏松患者血清癌胚抗原相关细胞黏附分子 1（CEACAM1）和 β - 链蛋白（β -catenin）的水平，并能有效维持绝经后骨质疏松患者的骨密度。王度等发现青娥丸含药血清可以通过 MMP3-OPN-P53 信号通路激活 OC 凋亡，抑制骨丢失，改善骨代谢，防治绝经后骨质疏松症。

10. 独活寄生汤

【出处】《备急千金要方》。

【组成】独活 9g，桑寄生 6g，杜仲 6g，牛膝 6g，细辛 6g，秦艽 6g，茯苓 6g，桂心 6g，防风 6g，川芎 6g，人参 6g，甘草 6g，当归 6g，芍药 6g，干地黄 6g。

【煎服法】每服四大钱，水一盏半，煎七分，去滓，空腹服。

【功效主治】治肾气虚弱，腰背疼痛。此病因卧冷湿地当风所得，不时速治，流入脚膝，为偏枯冷痹，缓弱疼重。或腰痛脚重、挛痹，宜急服此。

【方解】方中用独活、桑寄生祛风除湿，养血和营，活络通痹为主药。牛膝、杜仲、地黄补益肝肾、强壮筋骨为臣药。川芎、当归、芍药补血活血；人参、茯苓、甘草益气扶脾；细辛搜风治风痹；桂心祛寒止痛，均为佐药，使气血旺盛，有助于祛除风湿。使以秦艽、防风祛周身风寒湿邪。各药合用，是为标本兼顾、扶正祛邪之剂。

【名家论述】

清·张秉成：此亦肝肾虚而三气乘袭也。故以熟地、牛膝、杜仲、寄生补肝益肾，壮骨强筋。归、芍、川芎和营养血，所谓治风先治血，血行风自灭也。参、苓、甘草益气扶脾，又所谓祛邪先补正，正胜则邪自除也。然病因肝肾先虚，其邪必乘虚深入，故以独活、细辛之入肾经，能搜伏风，使之外出；桂心能入肝肾血分而祛寒，秦艽、防风为风药卒徒，周行肌表，

且又风能胜湿耳。(《成方便读》)

【现代研究】研究发现，用独活寄生汤联合钙尔奇治疗后，血清Ⅰ型前胶原氨基端前肽（PINP）较治疗前有明显提高（$P<0.05$），胶原降解产物（CTX）下降（$P<0.05$），说明二者合用能改善骨代谢，抑制骨吸收，促进骨形成，保持骨代谢平衡。

11. 四物汤

【出处】《太平惠民和剂局方》。

【组成】当归10g，川芎8g，白芍12g，熟地黄12g。

【煎服法】汤剂水煎服，一剂煎三次，早、中、晚空腹时服。

【功效主治】补血调血。用治冲任虚损，脐腹疼痛，血瘕块硬，时发疼痛。

【方解】本方是治疗营血亏虚，血行不畅的常用方剂。方中当归补血养肝，和血调经为君；熟地黄滋阴补血为臣；白芍养血柔肝和营为佐；川芎活血行气，畅通气血为使。四味合用，补而不滞，滋而不腻，养血活血，可使营血调和。

【名家论述】

清·张秉成：夫人之所赖以生者，血与气耳。故一切补气诸方，皆从四君化出；一切补血之方，又当从此四物而化也。补气者，当求之脾肺；补血者，当求之肝肾。地黄入肾，壮水补阴，白芍入肝，敛阴益血，二味为补血之正药。然血虚多滞，经脉隧道不能滑利通畅，又恐地、芍纯阴之性，无温养流动之机，故必加以当归、川芎，辛香温润，能养血而行血中之气者以流动之。总之，此方乃调理一切血证，是其所长，若纯属阴虚血少，宜静不宜动者，则归、芎之走窜行散，又非所宜也。(《成方便读》)

【现代研究】黄青会通过临床试验发现中药治疗组（四物汤＋钙剂＋维生素D）P1NP、骨钙素（OST）、Ⅰ型胶原羧基端降解产物（β-CTX）、血清25-羟基维生素[25-$(OH)_2D_3$]及血清雌二醇（E2）改善效果明显优于西药对照组（植物雌激素＋钙剂＋维生素D）和基础对照组（钙剂＋维生素D），差异均有统计学意义（均$P<0.05$）；中药治疗组各项症状积分改善效果明显优于其余两组，差异均有统计学意义（均$P<0.05$）；中药治疗组

疼痛缓解效果明显优于其余两组（$\chi^2=4.902$、7.656，均 $P<0.05$）。

12. 补中益气汤

【出处】《脾胃论》。

【组成】黄芪15g，人参（党参）15g，白术10g，炙甘草15g，当归10g，陈皮6g，升麻6g，柴胡12g，生姜9片，大枣6枚。

【煎服法】日服一剂，水煎取汁，分二次服。

【功效主治】补中益气，升阳举陷。主脾胃气虚，少气懒言，四肢无力，困倦少食，饮食乏味，不耐劳累，动则气短；或气虚发热，气高而喘，身热而烦，渴喜热饮，其脉洪大，按之无力，皮肤不任风寒，而生寒热头痛；或气虚下陷，久泻脱肛。

【方解】黄芪补中益气、升阳固表为君；人参、白术、甘草甘温益气，补益脾胃为臣；陈皮调理气机，当归补血和营为佐；升麻、柴胡协同参、芪升举清阳为使。综合全方，一则补气健脾，使后天生化有源，脾胃气虚诸证自可痊愈；一则升提中气，恢复中焦升降之功能，使下脱、下垂之证自复其位。

【名家论述】

①金·李杲：气高而喘，身热而烦，其脉洪大而头痛，或渴不止，其皮肤不任风寒而生寒热。（《内外伤辨惑论》）

②清·罗美：凡脾胃一虚，肺气先绝，故用黄芪护皮毛而闭腠理，不令自汗；元气不足，懒言气喘，人参以补之；炙甘草之甘以泻心火而除烦，补脾胃而生气。此三味，除烦热之圣药也。佐白术以健脾；当归以和血；气乱于胸，清浊相干，用陈皮以理之，且以散诸甘药之滞；胃中清气下沉，用升麻、柴胡气之轻而味之薄者，引胃气以上腾，复其本位，便能升浮以行生长之令矣。补中之剂，得发表之品而中自安；益气之剂，赖清气之品而气益倍，此用药有相须之妙也。（《古今名医方论》）

【现代研究】药理实验及临床报道表明，补中益气汤中所含黄芪能促进骨形成、抑制骨吸收，使骨结构得到改善，从而对骨质疏松具有一定的治疗作用；以党参为主药的补肾方剂可以改善模型大鼠的病理形态，提高骨密度，降低血清骨碱性磷酸酶、骨钙素的水平，同时升高血清骨保护素的含量；以白术为君药治疗骨质疏松症取得了较好的疗效；陈皮可以明显提高胃肠道的吸收功能；当归的主要生物活性包括造血、抗血小板聚集、镇痛、调节平滑肌及保护脏器作用；升麻族植物具有抗病毒、抗肿瘤、调节内分泌、抗骨质疏松、消炎等多种活性；柴胡具有镇静、止痛、降温、镇咳、抗骨质疏松等多种作用；川续断皂苷Ⅵ能明显提高 MSCs 分化为成骨细胞的 ALP 活性和骨钙素的含量；骨碎补总黄酮能够上调骨髓微环境中 Smad1、Smad5 mRNA 的表达水平，具有促进骨形成、修复骨损伤的作用；砂仁对消化系统、免疫系统和神经系统有确切的药理活性，且能改善脾胃功能，促进机体对钙质及多种微量元素的吸收。

13. 归脾汤

【出处】《正体类要》。

【组成】白术 3g，当归 3g，白茯苓 3g，黄芪 3g，远志 3g，龙眼肉 3g，酸枣仁（炒）3g，人参 6g，木香 1.5g，炙甘草 1g。

【煎服法】日服一剂，水煎取汁，分二次服。

【功效主治】健脾养心，益气补血。治心脾两虚，气血不足，心悸健忘，失眠多梦，发热，体倦食少，面色萎黄，舌质淡，苔薄白，脉细弱；以及脾不统血所致便血，女性月经超前，量多色淡，或淋漓不止者。现用于心脏病、神经衰弱、贫血、功能性子宫出血、血小板减少性紫癜等属心脾气血两虚者。

【方解】方中以参、芪、术、草大队甘温之品补脾益气以生血，使气旺而血生；当归、龙眼肉甘温补血养心；茯苓（多用茯神）、酸枣仁、远志宁心安神；木香辛香而散，理气醒脾，与大量益气健脾药配伍，复中焦运化之功，又能防大量益气补血药滋腻碍胃，使补而不滞，滋而不腻；用姜、枣调和脾胃，以资化源。全方共奏益气补血、健脾养心之功，为治疗思虑过度、劳伤心脾、气血两虚之良方。

【名家论述】

①清·汪绂：脾不健则血不生，脾血不生则心无所用，是以有怔忡、

健忘、惊悸、盗汗、发热、体倦、食少、不寐诸症。以血少则木枯而魂离，木枯魂离而火炎而神荡，至于魂离神荡则血且逐火妄行，而有吐衄、肠风、崩漏诸症。方中参、术、甘、芪为主，皆以补脾生血，而当归、龙眼以滋之，木香以舒其气，皆脾药也；其用茯神、枣仁、远志，则所以安心神以止其妄。然忧思所以伤脾，而忧思者心也，心之用血无节，以致脾之所化不足以供之，则脾伤矣，故引水济火以敛其心而安之，故脾不至于伤，而安火亦所以生土。补中益气意主于气，而未尝不留心于血；此方意主于血，而未尝不先补其气，要皆以脾胃为主。其曰归脾者，药不皆入脾而用实归于脾，非使血归脾之说也。(《医林纂要探源》)

②清·唐宗海：心主生血，脾主统血。养荣汤以治心为主，归脾汤以治脾为主。心血生于脾，故养荣补脾以益心；脾土生于火，故归脾汤守心火以生脾。总使脾气充足，能摄血而不渗也。(《血证论》)

③近代·张山雷：归脾汤方，确为补益血液专剂。其不曰补血而曰归脾者，原以脾胃受五味之精，中焦化赤，即是生血之源。但得精气归脾，斯血之得益，所不待言，制方之旨，所见诚高。若以俗手为之，则必以养血补血命名矣。药以参、术、归、芪为主，而佐之木香、远志，欲其流动活泼，且不多用滋腻导滞之品，尤其卓识。(《沈氏女科辑要笺正》)

【现代研究】郝兰枝使用补肾健脾汤治疗绝经后骨质疏松症，60例患者中总有效率达88.33%，疼痛缓解率达100%，骨强度较前升高≥2%，X线颈椎、腰椎退变未见加重，有效地维持了骨结构。通过健脾益气养血治疗骨质疏松症已被徐超英、王和群等多位医家所证实，补后天以养先天确为治疗骨质疏松症的重要大法。

14. 二至丸

【出处】《医方集解》。

【组成】女贞子（蒸）500g，墨旱莲500g。

【煎服法】临卧酒服（现代用法：早、晚各服一丸）。

【功效主治】用治肝肾阴虚。口苦咽干，头昏眼花，失眠多梦，腰膝酸软，下肢痿软，遗精，早年发白等。

【方解】方中女贞子甘苦而凉，善能滋补肝肾之阴，《本草备要木部》谓其"益肝肾，安五脏，强腰膝，明耳目，乌髭发"；旱莲草甘酸而寒，补养肝肾之阴，又凉血止血。二药性皆平和，补养肝肾而不滋腻，故成平补肝肾之剂。一方加桑椹干，则增益滋阴补血之力。合而用之，共成滋补肝肾、益阴止血之功。

方名"二至"者，以女贞子冬至日采收为佳，旱莲草夏至日采收为上，故以"二至"名之。

【名家论述】

①汪昂："此足少阴药也。女贞甘平，少阴之精，隆冬不凋，其色青黑，益肝补肾；旱莲甘寒，汁黑入肾补精，故能益下而荣上，强阴而黑发也。"(《医方集解》)

②清·费伯雄："二至丸，取意甚佳，尚嫌力量浅薄，加入天冬、地黄、人参，以三才合二至始为得力。"(《医方论》)

【现代研究】药理学研究表明，二至丸主要是通过抑制下丘脑神经细胞、增加血清雌二醇水平而达到抗骨质疏松的作用。CHENG Min 给予去卵巢骨质疏松模型大鼠二至丸提取物，大鼠骨密度、碱性磷酸酶、骨矿含量和骨影面积显著增加。张宏等研究发现，二至丸含药血清可显著抑制ＲAW264.7 细胞形成分化为破骨细胞。临床研究显示二至丸能明显改善骨质疏松患者腰背疼痛、腰膝酸软等症状。虞巧英、俞益火的研究均表明二至丸治疗 3 ～ 6 个月，能显著增加骨质疏松患者骨密度和血清雌二醇水平。

由于煎服法不同，上述药物可以按比例煎服。

（于静　姚家树）

参考文献

[1] 蔡玉霞，张剑宇. 补骨脂水煎剂对去卵巢骨质疏松大鼠骨代谢的影响 [J]. 中国组织工程研究与临床康复，2009，13（2）:268-271.

[2] 林举择，陈升恺，罗家栋 . 补骨脂注射液对体外培养大鼠成骨细胞增殖的影响 [J]. 中医正骨，2004，16（6）:6-7.

[3] 宋芹，董小萍，郁小兵 . 补骨脂提取物对体外培养小鼠成骨细胞株MC3T3-E1 细胞分化的影响 [J]. 中国中药杂志，2009，31（10）:1264-1267.

[4] 田丹，刘钟杰，赵晓燕，等 . 补骨脂水提液对成骨细胞 OPG-RANKL mRNA 表达的影响 [J]. 中国兽医杂志，2011，12（47）:12-16.

[5] She BR, Qin DN, Wang S, et al.Effects of flavonoids from Herba Epimedii on the reproductive system in male rats[J].Chines Journal of Andrology,2003,5（17）:294-296.

[6] LI L, Zhou ZX, Shi JS, et al.Investigatal progression in pharmacologic action of icariin[J].China pharmacy,2005,16（12）:925-954.

[7] 郑洪军，吕振华，胡有谷，等 . 淫羊藿对体外培养破骨细胞的影响[J]. 中华实验外科杂志，2000，17（4）:460-461.

[8] 赵丽娜 . 淫羊藿防治骨质疏松临床效果评价 [J]. 现代中西医结合杂志，2003，12（9）:922-923.

[9] 刘海江，王小平，林娟，等 . 淫羊藿苷和黄芪苷 I 对骨髓基质细胞增殖及成骨能力的影响 [J]. 中药材，2006（10）:60-61.

[10] 张立，葛焕琦，赵丽娟 . 杜仲叶醇防治糖尿病合并去势大鼠骨质疏松的实验研究 [J]. 中国老年学杂志，2003，23（6）:370-372.

[11] 吴菲菲 . 鹿角盘提取物的体外抗骨质疏松作用 [D]. 大连：大连理工大学，2013.

[12]PANG SH, ZENG CQ, LAI XL.The research of osteoporosis treatment of granules of bone thinning[J].Guangxi Tradit Chin Med,2008,31（2）:54-56.

[13]JIANG TD, ZHANG CP.Collagen[M].Beijing:Chemical Industry Press, 2001.

[14] 邢晓旭，刘钟杰，韩博 . 麦角甾苷及松果菊苷对体外培养大鼠成骨细胞 BMP2 基因表达的影响 [J]. 动物医学进展，2011，32（8）:45-48.

[15]Sawyer AA, Song SJ, Susanto E, et al.The stimulation of healing within

a rat calvarial defect by m PCL-TCP/collagen scaffolds loaded with rh BMP-2[J].Biomaterials,2009,30（13）:2479-2488.

[16]沈建军.中药防治骨质疏松症作用机制探讨[J].内蒙古中医药,2012,5（3）:77-78.

[17]孔蓓蓓,刘连起,王新祥.近十年葛根防治骨质疏松症的研究进展[J].环球中医药,2012,5（3）:226-230.

[18]曾建春,樊粤光,刘建仁,等.肉苁蓉含药血清诱导骨髓间充质干细胞向成骨细胞分化的实验研究[J].中国骨伤,2010,23（8）:606-608.

[19]GAO Zhen,LU Yong,JING Jing,et al.Study of osteoporosis treatment principles used historically by ancient physicians in Chinese medicine[J]. Chinese Journal of Integrative Medicine,2013,19（11）:862-868.

[20]LIU M,XIAO GG,RONG P,et al.Semen astragali complanatiand rhizoma cibotii-enhanced bone formation in osteoporosis rats[J].BMC Complement Altern Med,2013,13:141.

[21]LIANG H,YU F,TONG Z,et al.Cistanches Herba aqueous extract affecting serum BGP and TRAP and bone marrow Smad1m RNA,Smad5 m RNA,TGF-β1 mRNA and TIEG1 mRNA expression levels in osteoporosis disease[J].Molecular Biology Reports,2013,40（2）:757-763.

[22]刘芳.菟丝子总黄酮对成骨细胞骨代谢的影响[J].中国实验方剂学杂志,2011,17（19）:232-234.

[23]杜波,王婧.菟丝子含药血清对成骨细胞代谢调控的影响[J].中医杂志,2011,52（22）:1951-1953.

[24]程孟春,刘艳秋,王莉,等.何首乌和菟丝子对破骨细胞和成骨细胞增殖及分化的影响[J].中国中药杂志,2011,19（19）:2737-2740.

[25]Subash BP,Prabuseenivasan S,Ignacimuthu S.Cinnamaldehydea potential antidiabetic agent[J].Phytomedicine,2007,14（1）:15-22.

[26]El-Bassossy HM,Fahmy A,Badawy D.Cinnamaldehyde protects from the hypertension associated with diabetes[J].Food Chem Toxicol,2011,49

（11）:3007-3012.

[27]Mishra A,Bhatti R,Singh A,et al.Ameliorative effect of the cinnamon oil from Cinnamomum zeylanicum upon early stage diabetic nephropathy[J]. Planta Med,2010,76（5）:412-417.

[28]Tsuji-Naito K.Aldehydic components of cinnamon bark extract suppresses RANKL-induced osteoclastogenesis through NFATc1 downregulation[J].Bioorg Med Chem,2008,16（20）:9176-9183.

[29]邵培.桂皮醛对成骨细胞的增殖及其碱性磷酸酶活性的影响[D].成都：四川大学，2007.

[30]卿茂盛，陈小砖，邹志鹏.续断对大鼠骨质疏松性骨折愈合影响的生物力学实验研究[J].中国医学物理学杂志，2002，19（3）:159-160.

[31]郑洪新，任艳玲，杜松，等.活性鹿茸与热炸茸对去势大鼠骨质疏松鼠骨质疏松防治作用比较研究[J].中医药学刊，2004，22（4）:616-632.

[32]张丽，李灵芝，柴煊，等.枸杞子乙酸乙酯提取部位的抗氧化活性研究[J].武警医学院学报，2008，17（4）:267-269.

[33]徐飞，王晓中，孙杨，等.宁夏枸杞醋酸乙酯部位化学成分研究[J].中草药，2012，43（12）:2361-2364.

[34]葛月宾.大豆苷元抗骨质疏松及其壳聚糖长效缓释微球制剂的研究[D].沈阳：沈阳药科大学.2006.

[35]侯秋科.维生素D受体介导龟板诱导的骨髓间充质干细胞向成骨分化[D].广州：广州中医药大学，2010.

[36]侯秋科.龟板有效成分促间充质干细胞成骨分化的mi RNA-VDR网络机制[D].广州：广州中医药大学，2016.

[37]宋述财，许华，周健洪，等.龟甲提取物对骨髓间充质干细胞增殖过程中核受体的影响[J].广州中医药大学学报，2006（2）:95-99.

[38]郭鱼波，马如风，王丽丽，等.女贞子治疗骨质疏松作用及其机制的研究进展[J].中草药，2016，47（5）:851-856.

[39]Zhang Y,Lai WP,Leung PC,et al.Effects of Fructus Ligustri Lucidi

extract on bone turnover and calcium balance in ovariectomized rats[J].Biol Pharm Bull,2006,29（2）:291-296.

[40] 张岩，黄文秀，陈斌，等.女贞子对去卵巢大鼠钙代谢及维生素 D 依赖型基因表达的影响 [J]. 中草药，2006，37（4）:558-561.

[41] 张岩.低钙饮食 / 去卵巢对大鼠维生素 D 内分泌系统的影响以及刺桐、女贞子抗骨质疏松作用与机制的研究 [D]. 沈阳：沈阳药科大学，2006.

[42]Dong X,Zhao M,Wong K,et al.Improvement of calcium balance by Fructus Ligustri Lucidi extract in mature female rats was associated with the induction of serum parathyroid hormone levels[J].Br J Nutr,2012,108（1）:92-101.

[43]Feng X,Lyu Y,Wu Z,et al.Fructus Ligustri Lucidi ethanol extract improves bone mineral density and properties through modulating calcium absorption-related gene expression in kidney and duodenum of growing rats[J].Calcif Tissue Int,2014,94（4）:433-441.

[44]Zhang Y,Mukwaya E,Pan H,et al.Combination therapy of Chinese herbal medicine Fructus Ligustri Lucidi with high calcium diet on calcium imbalance induced by ovariectomy in mice[J].Pharm Biol,2015,53（7）:1082-1085.

[45]Zhang Y,Leung P,Che C,et al.Improvement of bone properties and enhancement of mineralization by ethanol extract of Fructus Ligustri Lucidi[J].Br J Nutr,2008,99（3）:494-502.

[46] 张明发，沈雅琴.女贞子及其活性成分抗骨质疏松症的研究进展 [J]. 药物评价研究，2014，37（6）:566-571.

[47] 刘仁慧，康学，张伟华，等.淫羊藿女贞子配伍对 GIOP 大鼠骨代谢生化指标的影响研究 [J]. 世界中医药，2013，8（12）:1450-1453.

[48] 康学，周琦，李崭，等.淫羊藿 - 女贞子对 GIOP 大鼠骨密度和激素水平的相关性分析 [J]. 中国实验方剂学杂志，2013，19（23）:250-253.

[49]Cheng M,Wang Q,Fan Y,et al.A traditional Chinese herbal

preparation, Er-Zhi-Wan, prevent ovariectomyinduced osteoporosis in rats[J].J Ethnopharmacol, 2011, 138（2）:279-285.

[50] 刘心萍，陈方亮，程亚军.黄芪总黄酮防止大鼠骨质疏松的实验研究 [J].浙江中西医结合杂志，2005，15（15）:282-283.

[51] 邱芸.白术对骨质疏松症大鼠部分血生化指标影响分析 [J].中国民族民间医药，2013，22（22）：9.

[52] 贾朝娟，鞠大宏，刘梅洁，等.山药对卵巢切除大鼠骨质疏松症的治疗作用及其机理探讨 [J].中国中医基础医学杂志，2009，15（4）：268-271.

[53] 高治平.熟地黄对雌性小鼠老化进程中雌、孕激素受体含量的上调作用 [J].山西中医学院学报，2000，1（4）:1-3.

[54] 黄延玲，石凤英.葛根素对去卵巢大鼠骨密度和骨代谢生化指标的影响 [J].中国临床康复，2004，8（12）:2307-2309.

[55] 陈少茹，邹丽宜，吴铁.何首乌防治骨质疏松症的研究进展 [J].现代医药卫生，2011，27（22）：3428-3431.

[56] 张海啸，尹智炜，李芳芳，等.何首乌水提液对去卵巢大鼠骨组织的动态影响 [J].中日友好医院学报，2006，20（4）：217-221.

[57] 刘剑刚，谢雁鸣，徐哲，等.骨碎补总黄酮的活血化瘀作用及对实验性微循环障碍和骨质疏松的影响 [J].中国骨质疏松杂志，2006，12（1）:46-49.

[58] 高晓燕，王大为，李发美，等.牛膝提取物对成骨样细胞增殖的作用 [J].沈阳药科大学学报，2005，3（17）:210-213.

[59] 彭宣灏，王萍，王爱民.中药防治骨质疏松研究现状综述 [J].中国当代医学，2005，4（17）:53-56.

[60] 崔燎，邹丽宜，刘钰瑜，等.丹参水提物和丹参素促进成骨细胞活性和防治泼尼松所致大鼠骨质疏松 [J].中国药理学通报,2004,20（3）:286-290.

[61] 郭福.三七对骨重建偶联中细胞因子 IGF-1、IL-6 表达影响 [J].中

医临床研究，2011，3（15）：20-21.

[62] 杨茗，季晖，张树平，等.知母皂苷元对成骨细胞活性和破骨细胞分化及功能的影响 [J].中国药科大学学报，2009，4（6）：544-548.

[63] 李小林，武密山，朱紫薇，等.地黄对去卵巢骨质疏松大鼠腰椎骨组织整合素 β1 mRNA 表达的影响 [J].中国老年学杂志，2015（9）：2319-2322.

[64] 张鑫.卷柏及地黄提取物对去卵巢大鼠骨质疏松干预作用的实验研究 [D].郑州：河南中医学院，2014.

[65] 年华，徐玲玲，马明华，等.黄柏小檗碱对去卵巢大鼠骨质疏松症的作用 [J].药学服务与研究，2007，7（1）：41-44.

[66] 索天娇，韩涛，韩蕾，等.狗脊生、制品乙酸乙酯提取物抗骨质疏松药效学研究 [J].辽宁中医药大学学报，2012，14（11）：35-38.

[67] 于海涛，李慧，章琦，等.狗脊炮制品中促进成骨细胞增殖分化成分的筛选 [J].中成药，2012，34（6）：1139-1142.

[68] 冯淑华，李可意，李灵芝.6 种中药粗提物对胎鼠体外骨生长的影响 [J].北京联合大学学报：自然科学版，2009，23（1）：11-13.

[69]Cuong NX，Minh CV，Kiem PV，et al.Inhibitors of osteoclast formation from rhizomes of Cibotium barometz[J].J NatProd，2009，72（9）：1673-1677.

[70] 徐钢，孙娜，赵敏杰，等.狗脊不同炮制品水煎液抗维甲酸致雄性大鼠骨质疏松症研究 [J].中国中药杂志，2014，39（6）：1011-1015.

[71] 武贵红.桑寄生对去卵巢骨质疏松大鼠的影响 [J].长治医学院学报，2009，23（6）：408-409.

[72] 董佳梓，鞠大宏，贾朝娟，等.桑寄生、枸杞子、桑椹对去卵巢大鼠骨质疏松症的治疗作用及其机理探讨 [J].中国中医基础医学杂志，2010，16（6）：483-486.

[73] 张小丽，陈瑞明，李芳，等.祛风湿止痛药的祛风湿药性的理论研究 [J].华西药学杂志，2018，33（1）：42-46.

[74] 陈涛 . 山茱萸水提液对骨质疏松模型小鼠骨形态学影响 [J]. 天津医药，2003，15（4）:5-7.

[75] 黄延玲，石凤英 . 葛根素对去卵巢大鼠骨密度和骨代谢生化指标的影响 [J]. 中国临床康复，2004，8（12）:2307-2309.

[76] 王新祥，张允岭，吴坚，等 . 葛根对骨质疏松模型小鼠骨密度和骨组织构造的作用 [J]. 中国骨质疏松志，2008，14（5）:349-353.

[77] 董远芳 . 淫羊藿等中药治疗骨质疏松的临床观察 [J]. 中药材，2004，6（8）:131-133.

[78] 齐传汾，宋社吾，刘道芳，等 . 葛根异黄酮对去卵巢大鼠骨质疏松的影响 [J]. 生物学杂志，2007，8（1）:56-59.

[79] 鲍君杰，谢梅林，周佳，等 . 蛇床子总香豆素对去卵巢大鼠骨质疏松的影响 [J]. 苏州大学学报（医学版），2005，25（3）:387-390.

[80] 陈娟，谢丽华，李生强，等 .JAK/STAT 通路介导的六味地黄丸对绝经后骨质疏松症肾阴虚证的免疫调节作用 [J]. 中华中医药杂志，2017，32（4）:1747-1750.

[81] 史正刚，于霞，张士卿 . 知柏地黄丸对肾上腺皮质激素致肾阴虚幼龄大鼠免疫功能的影响 [J]. 中国实验方剂学杂志，2006，12（1）:62-64.

[82] 高冬，郑良朴，林久茂，等 . 六味地黄丸对老年小鼠造血干细胞影响的实验研究 [J]. 中药材，2008，31（2）:251-254.

[83] 李思迪，蒋宁，张小锐，等 . 六味地黄汤及其拆方对快速老化小鼠免疫功能的调节作用 [J]. 国际药学研究杂志，2010，37（3）:222-226.

[84] Villarino AV, Kanno Y, Ferdinand JR, et al.Mechanisms of Jak/STAT signaling in immunity and disease[J].J Immunol, 2015, 194（1）:21-27.

[85] Varin A, Larbi A, Dedoussis GV, et al.In vitro and in vivo effects of zinc on cytokine signalling in human T cells[J].Exp Gerontol, 2008, 43（5）:472-482.

[86] Fritzenwanger M, Meusel K, Foerster M, et al.Cardiotrophin-1induces interleukin-6 synthesis in human monocytes[J].Cytokine, 2007, 38（3）:137-144.

[87]Kaneshiro S,Ebina K,Shi K,et al.IL-6 negatively regulates osteoblast differentiation through the SHP2/MEK2 and SHP2/Akt2pathways in vitro[J].J Bone Miner Metab,2014,32（4）:378-392.

[88]陈娟，谢丽华，李生强，等.绝经后骨质疏松症肾阴虚证关联基因 CLCF1 mRNA 的表达研究 [J]. 中国骨质疏松杂志 ,2014,20（6）:618-622.

[89]Dou L,Liang HF,Geller DA,et al.The regulation role of interferon regulatory factor-1 gene and clinical relevance[J].Hum Immunol,2014,75（11）:1110-1114.

[90]Salem S,Gao C,Li A,et al.A novel role for interferon regulatory factor 1（IRF1）in regulation of bone metabolism[J].J Cell Mol Med,2014,18（8）:1588-1598.

[91]Yamada Y,Miyauchi A,Goto J,et al.Association of apolymorphism of the transforming growth factorbeta gene with genetic susceptibility to osteoporosis in postmenopausal Japanese women[J].J Bone Miner Res,1998, 13（10）:1569.

[92]Kretzschmar M,Liu F,Hata A,et al.The TGF-β family mediator Smad Lisphosphorylated directly and activated functionally by BMP receptor kinase[J].Genes Dev,1997,11:984.

[93]SakouT,Onishi T,Yamamoto T,et al.Localization of Smads,the TGF-beta family intracellular signaling components during endochondral ossification[J].J Bone Miner Res,1999,14:1145.

[94]Taniguchi Y,Yorioka N,Masaki T,et al.Role of transforming growth factorbeta1in glomerulonephritis[J].J Int Med Res,1997,25（2）:71.

[95] 任艳玲，李娅玲，吕海波，等.左归丸对去卵巢骨质疏松大鼠肾脏 TGF-β 1/Smad4 mRNA 表达的影响 [J]. 中国实验方剂学杂志，2012，18（10）:190-194.

[96] 汪文来，刘梅洁，于峥，等.大补阴丸对去卵巢所致骨质疏松症大鼠骨组织形态计量学指标的影响 [J]. 中国中医基础医学杂志，2017，23

（1）:78-79.

[97] 刘静仪，林如平.虎潜丸加减治疗骨质疏松症 30 例疗效观察 [J].
成都医药，2004，30（3）:134-135.

[98] 李洪成，郭素华，林如平，等.补肾药虎潜丸对肾虚患者骨密度的
影响 [J].中国中西医结合杂志，1997，17（11）:669-670.

[99] 任艳玲，郑洪新，杜松.补肾健脾药物血清对大鼠成骨细胞 Smad2
mRNA 表达影响的研究 [J].中医药学刊，2005，23（4）:618.

[100] 谢义松，张紫铭，吴官保，等.虎潜丸对去卵巢大鼠骨质疏松模
型骨密度及转化生长因子 β1 表达的影响 [J].中医正骨，2013,25（12）:11-14.

[101] 王建伟，马勇，周玲玲，等.金匮肾气丸联合葡萄糖酸钙对去势
大鼠骨质疏松的影响 [J].中国骨质疏松杂志，2011，17（1）:60-63.

[102] 宋涛，刘跃亮，赵艳芳.cAMP-PKA-CREB 信号通路在骨形态发
生蛋白 9 诱导小鼠间充质干细胞成骨分化中的作用 [J].中国生物制品学杂
志，2014，27（2）:189-196.

[103] 陈学秋，孙俊，陆地.活性氧在骨质疏松症发生中作用及信号通
路研究进展田 [J].中国民族民间医药，2010，19（9）:60-61.

[104] 姜坤，周强，孙鑫，等.右归丸对骨质疏松症模型大鼠骨组织中
PKA 和 CREB 蛋白表达的影响 [J].辽宁中医杂志,2015,42（11）:2239-2241.

[105] 刘波，陈明，李姗姗，等.二仙汤对去卵巢大鼠骨质疏松的影响
[J].中国骨质疏松杂志，2014，20（2）:129-132.

[106] 钱哲，王建伟，尹恒，等.龟鹿二仙胶治疗骨质疏松症的机制研
究 [J].中华中医药学刊，2017，35（4）:1008-1013.

[107] 马陈，沈霖，杨艳萍，等.青娥丸对绝经后骨质疏松症患者血清
癌胚抗原相关细胞黏附分子 1、β-链蛋白水平及骨密度的影响 [J].中国中
医骨伤科杂志，2017，25（2）:15-18.

[108] 王度，戴燚，范彦博.不同浓度青娥丸含药血清对体外诱导破骨
细胞 MMP3OPN 通路蛋白表达及其凋亡机制的影响 [J].中国医院药学杂志，
2016，36（24）:2173-2178.

[109] 吴晨，姜凤依，李欣，等.独活寄生汤联合钙尔奇对绝经后骨质疏松症患者骨代谢标志物的影响[J].中医药信息，2017，34（1）:77-80.

[110] 黄青会.四物汤加减治疗绝经后骨质疏松症效果观察[J].社区医学杂志，2017，15（6）:19-21.

[111] 欧莉，张素宁，曾小红，等.黄芪配伍熟地对去卵巢骨质疏松症大鼠骨组织形态的影响[J].时珍国医国药，2013，24（5）:1097-1098.

[112] 卞玉群.补肾法治疗原发性骨质疏松症的理论与实验研究[D].南京:南京中医药大学，2014.

[113] 汪振杰，张金多，李跃华.李跃华治疗骨质疏松症经验[J].吉林中医药，2012，34（4）:341-343.

[114] 赵小艳，吕武清.陈皮的研究概况[J].中国药业，2006，12（15）:68-70.

[115] 李曦，张丽宏，王晓晓，等.当归化学成分及药理作用研究进展[J].中药材，2013，26（6）:1023-1028.

[116] 吴德松，卿晨.升麻药理学活性研究进展[J].医学综述，2009，14（3）:918-920.

[117] 牛向荣.柴胡药理作用研究概述[J].中国药师，2009，12（9）:1310-1312.

[118] 武密山，赵素芝，任立中，等.川续断皂苷Ⅵ诱导大鼠骨髓间充质干细胞向成骨细胞方向分化的研究[J].中国药理学通报，2012，28（2）:222-226.

[119] 朱慧锋，王维佳，王珠美.骨碎补总黄酮对骨质疏松大鼠Smad1 Smad 5基因表达的影响[J].中华中医药学刊，2010，27（1）:200-204.

[120] 呼敏，马珊珊，王荣.李遇春应用香砂六君子汤治疗脾胃病经验[J].中医药临床杂志，2015，27（7）:951-953.

[121] 郝兰枝.补肾健脾汤治疗绝经后骨质疏松症60例报告[J].中医正骨，2004，16（8）:83.

[122] 徐超英.自拟补肾健脾通络汤对骨质疏松症患者疼痛及骨密度的

影响 [J]. 中国临床康复，2004，8（30）:6698.

[123] 王和群．中医辨证治疗骨质疏松症疗效观察 [J]. 内蒙古中医药，2007，26（3）:2-3.

[124]XU H，SU ZR，HUANG W，et al.Er Zhi Wan，an ancient herbal decoction for woman menopausal syndrome，activates the estrogenic response in cultural MCF-7cells:An evaluation of compatibility in defining the optimized preparation method[J].J Ethnopharmacol，2012（143）:109.

[125]CHENG M，WANG QW，FAN YK，et al.A traditional Chinese herbal preparation，Er-Zhi-Wan，prevent ovariectomy-induced osteoporosis in rats[J].J Ethnopharmacol，2011，138:279.

[126]ZHANG H，XING WW，LI YS，et al.Effects of a traditional Chinese herbal preparation on osteoblasts and osteoclasts[J].Maturitas，2008，61:334.

[127] 虞巧英．二至丸治疗更年期骨质疏松症临床疗效观察 [J]. 海峡药学，2009，21（11）:169.

[128] 俞益火，陈久毅，王建．二至丸治疗绝经后骨质疏松症的疗效观察 [J]. 中国中医骨伤科杂志，2011，19（4）:42.

第七章

骨质疏松的护理与调摄

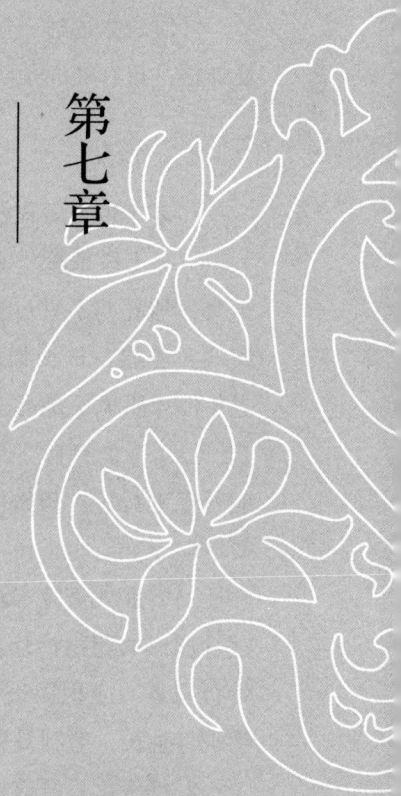

第一节　预防与调摄

骨质疏松通过药物治疗获得临床疗效的速度通常较慢，日常生活对骨质疏松进行有效的预防和调摄尤为重要。

一、预防

1. 老年性骨质疏松的预防

（1）Ⅰ级预防　应从儿童、青少年做起，坚持科学的生活方式，晚婚，少育，哺乳期不宜过长，膳食的营养要合理，积极治疗与骨质疏松有关的疾病。若能及早加强保健意识，提高自我保健水平，积极进行科学干预，老年性骨质疏松是可以延缓和预防的。

（2）Ⅱ级预防　人到中年，尤其女性绝经后，骨量丢失加快，此时期应每年进行一次骨密度检查。对骨量快速减少的人群，应及早采取防治对策。

（3）Ⅲ级预防　对老年骨质疏松患者，应进行积极的抑制骨吸收及促进骨形成的药物治疗，还应加强防摔、防碰、防绊、防颠等措施。对老年骨折患者，应积极进行手术治疗，实行坚强的内固定，早期活动、止痛，促进骨生长，遏制骨丢失，提高免疫功能及身体整体素质。

2. 绝经后骨质疏松的预防

（1）提高骨峰值　注意合理的营养及钙的摄入量，多吃牛奶、虾皮、蛋类、新鲜蔬菜等食物，并注意饮食的合理搭配，以增加骨中的钙、磷沉积量。坚持进行体育锻炼，促进骨骼对钙的吸收，保证充足的光照，促进肠道对钙的吸收。避免不良习惯如吸烟、饮酒等，可大大增加钙、磷沉积量以储备骨量。

（2）减少骨丢失率　应充分补充钙、磷成分，不仅要从饮食中摄取，必要时还应服用一定量的含钙药物，但钙的摄入量最好不要超过磷的 2 倍。可在医生指导下采用雌激素替代疗法。

3. 长期卧床患者的预防

（1）积极治疗原发病，使患者尽快下床活动，增加患者的运动量，以预防骨质疏松。

（2）卧床期间要进行必要的功能活动。初期可进行全身肌肉收缩练习，增加肌肉对骨骼的刺激量；随后进行全身关节的被动活动，增加对骨骼的刺激，以有效防止关节功能受限；待原发病病情允许后，再进行主动关节活动，如腰背肌功能锻炼等。

4. 提高最佳峰值骨量

虽然遗传因素与骨质疏松有着十分密切的关系，但在 35 岁以前获得最佳的峰值骨量仍然是预防老年时随增龄而发生的骨质疏松的关键性因素。以下这些因素均有利于获得最佳峰值骨量：妊娠中胎儿正常发育成长；出生后喂养得当；幼儿期、青少年期营养适度，不偏食，爱运动；青春期当生长和矿物质沉积主要依赖生长激素时，注意饮食结构，摄入足够的钙，少饮碳酸饮料，进行体育锻炼特别是适度的长骨负重锻炼。

5. 进行骨密度普查

在 50 岁以上的女性和 60 岁以上男性人群中，定期进行骨密度的普查，以较早地发现及治疗骨质疏松。

二、养成良好的生活习惯

1. 戒烟

吸烟会影响峰值骨密度的形成。由于绝大多数吸烟者从青少年时期开始吸烟，而此时正是峰值骨密度的形成期，因此吸烟者的平均骨密度峰值要明显小于不吸烟者。吸烟者的股骨颈、肋骨和椎骨均有一定程度的骨质丢失，增加了老年后骨质疏松和骨折的发生率。

2. 限酒

酒精（乙醇）进入人体后，可以和其他无机物或某些有机物发生化学反应，产生一些新的物质，而这些新物质会加快骨质的丢失。

3. 适量饮茶

茶叶中含有大量的鞣酸，会影响蛋白质、铁、维生素的吸收，且可能具有一定的致癌作用。故不宜饮浓茶和隔夜茶，泡茶的水以 80℃为佳，服药时不用茶水送药。

4. 正确姿势

自青少年期起，应注意保持正确的坐姿、站姿和行走姿势。老年人不宜长时间弯腰、弓背或抬举重物。

5. 防止跌倒

注意是否患有增加跌倒危险的疾病，或服用增加跌倒风险的药物。应尽可能减少居室内的障碍物，如绳子、玩具和小凳，地板、地砖不宜太滑，地毯不宜过于松厚，保持良好的照明，以减少摔跤的危险。

6. 充足日照

建议 11：00 ～ 15：00 之间，尽可能多地暴露皮肤于阳光下，每次晒15 ～ 30 分钟（取决于日照时间、纬度、季节等因素），每周两次，促进体内维生素 D 的合成。尽量不涂抹防晒霜，需注意避免强烈阳光照射，以防灼伤皮肤。

三、运动调护

1. 骨质疏松患者进行功能锻炼时，必须结合自身的特点，因人而异，因地制宜，因时而异，运动与休息相结合，防止过劳过逸。运动前的准备工作和锻炼后的整理工作要特别注意，使整个锻炼善始善终，从而使身体舒缓适应。最重要的是持之以恒，不要半途而废。

2. 运动方式的选择及注意事项。

（1）慢跑：慢跑作为现代生活中的一种重要锻炼方式，能够起到防病治病的作用，因此越来越为骨质疏松患者所接受。慢跑能改善心脏的泵血功能，刺激骨骼，增加骨矿含量，防止骨量过多丢失，增强骨的代谢及抗折力。建议在跑步前后做拉伸。跑步时应根据心率来调整跑步强度，建议将心率调整至最大心率的 60% ～ 70% 之间（最大心率 =220- 年龄），量力而行，以身体微微出汗，感到舒适、不气短为宜。慢跑结束后应慢步行走或原地踏步 3～5 分钟，使身体慢慢恢复到安静状态。跑步锻炼应适度，做到锻炼与休息相结合，每周 4～5 次即可，不建议每日进行。跑步本身对膝盖有损伤，应注意预防。

（2）游泳：游泳是一项全身性的体育运动，十分适合骨质疏松患者，是预防骨质疏松的一项极佳的锻炼方法。骨质疏松患者的游泳速度不宜过快，时间不宜过长，游程以每次不超过 500 米为宜，一般建议每日 1 次或每周锻炼 3 次以上。

（3）太极拳、气功等运动项目：老年骨质疏松患者应该选择相对较稳定、缓慢、无对抗的运动，如太极拳、气功、散步、慢跑、跳舞、扭秧歌等。这些运动项目既可以保证安全，又能增加自体的运动量，有效地维持骨量，但应注意保护膝盖。

四、饮食调护

研究表明，成人应达到 800～1000mg/d 的钙摄入量以获得最理想的骨峰值。食物补钙最安全，乳类及其制品含钙丰富，吸收率也高，是钙的理想来源，富含钙的膳食如蛋黄、鱼贝类、虾皮、海带、芝麻酱、坚果类、豆类、西兰花等。同时，需要保证 1000～1500mg/d 的磷摄入量，富含磷的膳食如鱼、羊肉、肝、花生、牛奶等。同时，要适当地补充维生素 D、维生素 A、维生素 C，足量的维生素 D 是保证摄入的钙被有效吸收利用的必备因素；每日维生素 D 的推荐供给量为 10μg，适当的日照是促进体内无活性的维生素 D 转换成有活性维生素 D_3 的基本条件，也是保证钙吸收的必要条件。富含维生素 D 的膳食如深海鱼、蛋黄（高胆固醇血症患者忌食）等。维生素 D 能促进肠道吸收钙和促进肾小管对钙的重吸收，使机体钙增加，可以维持血清钙、磷的浓度稳定，当低血钙时，将钙从骨中释放出来。维生素 A、C 缺乏时，骨基质胶原和多糖的合成会受到影响，因此也要注意补充。维生素 A 成人每天摄入量为 800μg，富含维生素 A 的食物如动物肝脏、带鱼、茄子、荔枝、白菜、菠菜等。维生素 C 成人每天的摄入量为 100mg，富含维生素 C 的膳食如辣椒、卷心菜、西兰花、柠檬、草莓等。膳食中蛋白质不足或过量都会对机体的钙平衡和骨质中钙的含量起到负调节作用，成人每日蛋白质摄入量为 0.75g/kg，动物蛋白与食物蛋白要合理搭配，优质蛋白质应占 1/2 ～ 1/3。合理的膳食是预防骨质疏松的物质基础，适时干预会起到事半功倍的效果。

五、健康教育

要加强骨质疏松领域知识的宣传和教育。应根据患者的具体病情、文化程度、年龄层次，选择海报宣传、口头教育、集中授课等方式进行医学普及教育，使患者及其家人对骨质疏松有一个全面的了解。有效的健康教育可以促使患者主动调整不当的生活习惯，加强治疗依从性，树立积极配合治疗的态度。

六、基础用药

1. 骨健康基本补充剂

钙剂：我国营养学会制定的指南指出，成人每日钙摄入推荐量为800mg（元素钙），这是获得理想骨峰值、维护骨骼健康的适宜剂量。如果饮食中钙供给不足，可选用钙剂补充，其中绝经后女性和老年人每日钙摄入推荐量为 1000mg。目前的膳食营养调查显示，我国老年人平均每日从饮食中获钙约 400mg，故平均每日还应补充 500 ～ 600mg 元素钙。但应注意的是，超大剂量补充钙剂存在增加肾结石和心血管疾病的潜在风险。

2. 维生素 D

维生素 D 能够促进钙的吸收，有利于维持骨骼健康，保持肌力，改善身体稳定性，降低骨折风险。成年人推荐剂量为 200IU/ 天，老年人因缺乏日照及摄入和吸收障碍，常有维生素缺乏，故推荐剂量为 600IU/ 天。维生素 D 用于治疗骨质疏松时，可与其他药物联合使用。建议有条件的医院酌情检测患者血清 $1,25\text{-}(OH)_2\text{-}D_3$ 浓度，以了解患者维生素 D 的营养状态，必要时应适当补充。国际骨质疏松基金会建议，老年人血清 $1,25\text{-}(OH)_2\text{-}D_3$ 应维持在不低于 30ng/mL（75nmol/L）的水平，以降低跌倒和骨折的风险。

此外，临床应用维生素制剂时应注意个体差异和安全性，定期监测血钙和尿钙，酌情调整剂量。

七、心理支持

骨质疏松的病程持续时间长、医药花费大，并且患者活动受限造成生活困难，因此会对患者的身心造成很大的压力。骨质疏松患者常出现焦虑、抑郁、孤独、悲观的消极情绪，护理人员需积极与患者交流，了解患者的心理，并耐心疏导宽慰。同时，应叮嘱患者家属加强对老人的关怀照顾，以从多方面缓解患者心理压力，使其乐观积极地配合治疗。

八、疼痛护理

可以对患者的疼痛部位进行热敷，以促进血液循环，缓解肌肉痉挛，从而达到祛痛的作用；也可给予局部肌肉适当的按摩，从而缓解由于肌肉僵直而导致的疼痛。医护人员需正确评估疼痛的程度，给予止痛剂、抗炎药物、肌肉松弛剂等治疗，并指导患者正确服药。

九、失用性骨质疏松的防治

失用性骨质疏松是由于肢体运动功能受限或障碍，引起骨量减少，最终导致的骨质疏松。这是一种继发性骨质疏松，与运动的缺乏密切相关，临床上较为常见。当出现瘫痪卧床、肢体固定而活动功能受限时，或失重状态下（如宇航员），最容易出现失用性骨质疏松。因此，应积极治疗导致肢体运动功能受限或障碍的原发疾病，尽快恢复日常活动，以预防该病的发生。

该病的防治包括卧床体位、运动锻炼、物理治疗、药物治疗。在任何情况下，都不要忽视对原发病的积极治疗，在防治上应首先强调运动锻炼。

（1）卧床体位　卧床宜采用半卧位，保持头高足低，避免体液向头部和躯体上部转移。

（2）体育锻炼　体育锻炼可对成骨细胞和破骨细胞产生刺激，诱导体液流动，增加骨血流量，促进骨骼肌循环，提高组织营养。而应力刺激产生负电位，易于结合阳性钙离子，促进骨形成。体育锻炼应尽早进行，循序渐进并主动运动，采取等长及等张肌力收缩，并根据个体情况，制订适宜的锻炼方法，可选择站立或步行锻炼，同时注意关节活动度训练。应尽可能以主动运动为主，被动锻炼仅适用于瘫痪及偏瘫患者，包括按摩、关节被动活动、挛缩及粘连肌肉牵长等。应尽量缩小固定范围及期限，对于非损伤部位，尽可能进行力所能及的运动。对于长期制动患者，开始进行锻炼或开始行走时动作宜轻柔，避免使用暴力，以防发生骨折。

（3）物理治疗　可采用电刺激，掌握刺激频率，使肌肉被动收缩，以促进成骨细胞活性，并抑制骨吸收。电刺激还可增加细胞液中的钙离子浓度，应用脉冲电磁场（PEMF）或低电压高频率电刺激，均可有效提高骨质并增加骨量。

（4）钙剂治疗　应维持钙的平衡，当骨大量失钙时，应每日补钙以减少骨脱钙及钙储备的丢失，减轻负钙平衡。

第二节　日常食疗

《素问》提到"是故谨和五味，骨正筋柔，气血以流，腠理以密，如是则骨气以精，谨道如法，长有天命"的饮食养生观和《中国居民膳食指南》平衡膳食原则有着异曲同工之妙。具体介绍如下：

一、骨质疏松患者需要补充的饮食类别

1. 鱼类

鱼肉中含有丰富的氨基酸，可促进人体蛋白质、酶、激素的合成，构成机体活动和调节的物质基础；鱼还含有磷、硒、钙等人体必需的矿物质，可延缓衰老，防止骨质疏松发生。因此，中年期要注意多吃鱼，每周至少进2～3餐鱼类及虾、蟹等其他水产品。

2. 坚果

坚果中的果实如核桃仁、松子仁，含有丰富蛋白质及不饱和脂肪酸等，

能够增强体质及预防动脉粥样硬化，长期服食可延年益寿。

3. 豆类

大豆含优质蛋白 40% 以上，并且有多种人体必需的氨基酸，其中以精氨酸及赖氨酸为多，是人体合成蛋白质的重要原料。大豆含有丰富的维生素 E 和大豆角苷，可防止氧化脂质生成，延缓衰老并降低血清胆固醇，防止动脉粥样硬化。大豆中的磷可补充脑的需要。大豆中铁、钙含量丰富，可防止贫血和骨质疏松。

4. 菌类

菌类如香菇、蘑菇、木耳、银耳等，含有多种氨基酸、维生素等，能够提高机体抗病毒、抗血栓形成、抗动脉硬化和抗癌的能力。菌类食物还有益于消化功能，对消化不良、食欲不振有所帮助。所以，经常食用菌类对中年人来说是必要的。

5. 藻类

紫菜、海带等藻类食物含有钙、磷、钾、藻胶酸、海带氨酸、胡萝卜素、维生素 B_1、维生素 B_2、维生素 C、P 及多种氨基酸，具有软化血管及预防冠心病、脑动脉硬化、肿瘤和老年痴呆等作用。藻类食物中还含有丰富的碘，可预防碘缺乏症，有利于能量代谢。

二、骨质疏松患者的常用食谱

（一）奶类

1. 牛奶菠菜

选料：菠菜 750g，洋葱头 150g，牛奶 300g，黄油 6g，面粉 5g，精盐、胡椒面少许。

做法：菠菜择去老叶、杂质，洗净，切成 3cm 长的段；洋葱去皮，洗净，切成碎末。煎盘熔化黄油，放入洋葱末，炒香后再放入菠菜段炒几下，加入盐、胡椒面，混合炒几分钟后停火，盛入盘内。沙司盘一个，放入黄油烧熔，下入面粉，炒出香味，冲入烧至滚沸的牛奶，边冲边搅动，直到做成白沙司，与菠菜混匀即可。

功效：牛奶含钙丰富，菠菜富含维生素 C 和胡萝卜素，洋葱头含钙和胡萝卜素、维生素 C，黄油维生素 D 含量丰富，有利钙的吸收。

2. 牛奶菜花

选料：菜花 250g，牛奶 100g，盐、料酒、白糖少许，猪油 25g。

做法：菜花去叶，择洗干净，按一朵朵小花掰下，放入开水锅里煮透，捞出放入凉水盆里冲凉，凉后再捞出控干水分。锅上火，放入猪油，待油热后，下入汤、料酒、盐、白糖，随后下入菜花，烧透，下入牛奶，汤汁微开时即可。

功效：此菜牛奶用量多，含钙量大，有利补钙。菜花也含有钙、磷、铁等矿物质及多种人体所需要的微量元素，尤其含有较多的胡萝卜素和维生素 C，都是补钙的所需成分。

（二）肉类

1. 当归羊肉汤

选料：当归 30g，生姜 15g，羊肉 200g，水适量。

做法：上述材料放一起共煮至羊肉熟烂。喝汤吃肉，每日 1 剂。

功效：温阳补肾，温经通络。主治脾肾阳虚、寒凝经脉型骨质疏松。

2. 猪血瘦肉豆腐汤

选料：猪血 250g，猪瘦肉、豆腐、胡萝卜、山药各 100g，调料适量。

做法：将猪瘦肉洗净、切丝、勾芡；猪血、豆腐切块；胡萝卜及山药切片。同加清水适量煮沸后，调入姜末、食盐等，待熟后调入葱花、味精、猪油适量，稍煮即成。

功效：健脾补肾，益气养血。

3. 黄豆核桃鸡

选料：鸡肉 750g，黄豆、核桃各 50g，调料适量。

做法：将鸡肉洗净、切块；黄豆泡软；核桃取仁。同放汽锅中，加葱白、姜末、食盐、料酒等，后加水至八成满，文火蒸约 2 小时取出，加胡椒粉适量服食。

功效：补肾益精。

4. 黄豆芽炖排骨

选料：黄豆芽 500g，排骨 1000g，山药 250g，调料适量。

做法：将排骨洗净、剁块，加山药调味，以高压锅蒸熟后，取出煮沸，放入黄豆芽，煮熟后，调入食盐、味精适量服食。

功效：补肾壮骨，填精生髓。

5. 猪骨炖海带

选料：猪排骨 1000g，猪大骨 2000g，海带 250g，调料适量，枸杞子 10g。

做法：将猪骨洗净，排骨剁块，大骨捶破，海带洗净，同入高压锅中。加清水适量及葱、姜、花椒、精盐、米醋、料酒等，文火蒸烂后，调入味精适量服食。

功效：补肾壮骨，强腰益精。

6. 猪脊骨羹

选料：猪脊骨 1 具，洗净剁碎；枸杞子 6g；甘草 10g。

做法：将 2 味中药用纱布包好，与猪脊骨一同放入锅中，加水适量，用小火炖煮 4 小时即可。分顿服食，以喝汤为主，并可吃肉及枸杞子。

功效：补肾壮骨，养阴生津。

（三）水产类

1. 豆腐鸡蛋虾皮汤

选料：猪骨汤 1000mL，豆腐 2 块，鸡蛋 1 个，虾皮 25g，调料适量，山药片 50g。

做法：将鸡蛋去壳，加清水及食盐适量调匀，蒸熟；豆腐切块。锅中放植物油适量烧热后，放入葱花、蒜略炒，然后调入猪骨汤、虾皮，待沸后将蒸蛋以汤匙分次舀入，再加豆腐、山药，调入食盐、味精等，煮沸后即成。

功效：补肾壮骨。

2. 虾皮拌香菜

选料：虾皮 35g，香菜 350g，酱油、香油少许。

做法：香菜洗净，用开水焯一下，捞出以凉开水洗净，切断备用；虾皮去杂洗净，放在香菜上面，用酱油、香油拌匀即可。

功效：虾皮含钙、磷丰富，香菜中富含对补钙有益的胡萝卜素、维生素 C 及钙、磷，可防治骨质疏松。

3.虾米木耳烧冬瓜

选料：冬瓜 500g，虾米 100g，香菜 20g，木耳（干）30g，盐 3g，料酒 3g，大葱 5g，姜 3g。

做法：①将冬瓜去皮、瓤，洗净，切成长方形片；②海米、木耳泡发洗净；③香菜洗净切小段，大葱切丝，姜切丝；④炒锅注油烧热，下入葱、姜丝、海米煸炒几下；⑤放入鲜汤、冬瓜片、木耳、盐、料酒；⑥烧至菜熟，汤白，加入味精，撒上香菜段，翻炒均匀，出锅即可。

功效：冬瓜含有多种维生素和人体必需的微量元素，虾皮含钙、磷丰富，香菜中富含对补钙有益的胡萝卜素、维生素 C 及钙、磷，可防治骨质疏松。

4.奶汤鲢鱼

选料：活鲢鱼 1 条，鲜奶 200g，冬菇 4 朵，猪油、冬笋丝、葱段、盐、姜片、味精、香菜、胡椒粉、火腿丝、料酒各少许。

做法：将活鱼收拾干净，去内脏，去鳞，净肉用刀在肉厚处切两刀，放入油锅中煎至两面稍黄。鱼锅中放入清水，用旺火烧沸，放入葱段、姜片、料酒，改用小火煮 20 分钟至汤色乳白，加入火腿丝、冬菇丝、冬笋丝，再加入鲜奶煮沸片刻，最后加入盐、味精、胡椒粉及香菜末，即成奶汤鲢鱼。

功效：此菜牛奶量大，含钙成分高。鲢鱼含有多种氨基酸、蛋白质及维生素 A，也含有钙质，对补钙有益。

5.海带炖豆腐

选料：豆腐 200g，海带 100g，精盐、姜末、葱花、花生油各适量。

做法：将海带用温水泡发，洗净后切成菱形片；将豆腐切成大块，放入锅中加水煮沸，捞出晾凉，切成小方丁。锅上火，放入花生油，烧热，放入葱花、姜末煸香，放入豆腐块、海带片，注入适量清水烧沸，改用小火炖烧，加入精盐，炖至海带、豆腐入味，出锅装盘即成海带炖豆腐一菜。

功效：海带、豆腐都含有丰富的钙、磷，制成此菜是补钙佳品。

6.拌青椒海带

选料：海带150g，青椒150g，精盐、味精、香油各适量。

做法：将海带用温水泡发，清水多次洗净，切成丝；青椒去蒂，去籽，洗净切丝。分别将海带丝、青椒丝下沸水锅中焯一下，捞出沥干水，共放入盘中，加精盐、味精、香油拌匀，即成青椒海带丝。

功效：海带含丰富的钙、磷，青椒富含维生素C，两物合用，可增强补钙功效。

三、骨质疏松的辨证施膳

人的体质一般是由先天禀赋和后天获得所形成的。根据《中医体质分类与判定标准》将人体体质分为平和质、气虚质、阳虚质、阴虚质、痰湿质、湿热质、血瘀质、气郁质、特禀质9种类型。不同的体质对骨质疏松的发生和演变有重要影响，根据体质对患者辨证施膳，可以方便归类，改善预后。

骨质疏松中医辨证施膳的基本原则，是根据患者的体质、病情等情况，依据中医的辨证施治理论，选择合适的药膳。应注意调和五味，饮食有节。

1. 平和质

【临床表现】面色、肤色润泽，头发稠密有光泽，目光有神，鼻色明润，嗅觉通利，唇色红润，不易疲劳，精力充沛，耐受寒热，睡眠良好，胃纳佳，二便正常，舌色淡红，苔薄白，脉和缓有力。阴阳气血调和，以体态适中、面色红润、精力充沛等为主要特征。

【形体特征】体形匀称健壮。

【心理特征】性格随和开朗。

【发病倾向】平素患病较少。

【辨证施膳原则】平和体质的骨质疏松患者饮食调养关键在于膳食平衡，食物多样化，富含钙质及胶原蛋白，丰富多样的日常水果、蔬菜、禽肉、粮谷均有平补气血、缓调阴阳的作用。有一些药物性味缓和，既是药物也是食物，久服可有益寿延年之功效，如党参、茯苓、薏米、山药、阿胶、红枣、蜂蜜、龙眼肉、枸杞子、桑椹、百合、麦冬、山楂、黑芝麻、灵芝等。

【推荐药膳】

（1）牛奶山药燕麦粥

原料：鲜牛奶 500mL，燕麦片 100g，山药 50g，砂糖 30g。

制法：将鲜牛奶倒入锅中，山药洗净去皮切块，与燕麦片一同入锅，小火煮，边煮边搅拌，煮至麦片、山药熟烂，加糖即可。忌用铁锅。糖尿病患者可将砂糖换成木糖醇制品。

功效：山药健脾益肾；燕麦片含丰富亚麻油酸，能降血脂，防动脉硬化；牛奶补充蛋白质和钙，有强壮骨髓的作用。合为健脾益肾、强肾补钙，适用于脾肾阳虚型骨质疏松。

（2）山药枸杞排骨汤

原料：排骨 250g，山药 250g，枸杞子 50g，黄酒、姜、精盐、味精各适量。

制法：排骨加水煮沸，去掉浮沫，加姜片、枸杞子，黄酒，小火炖熟。熟后加入山药，再煮 10～15 分钟，调味后煮沸即起。

功效：健脾益肾。

（3）山药芝麻糊

原料：山药 15g，黑芝麻、冰糖各 120g，玫瑰酱 6g，鲜牛奶 200mL，粳米 60g。

制法：粳米洗净，浸泡 1 小时，捞出；山药洗净，去皮，切成小粒；黑芝麻炒香；把粳米、山药粒、黑芝麻放入搅拌器，加水和鲜牛奶打成糊；锅中加入清水、冰糖，溶化过滤后烧沸，将芝麻糊慢慢倒入锅内，放入玫瑰酱不断搅拌，煮熟即可。

功效：长期服用，理气健脾，健骨延年。

2.气虚质

【临床表现】平素语音低弱，气短懒言，容易疲乏，精神不振，易出汗，舌淡红，舌边有齿痕，脉弱。元气不足，以疲乏、气短、自汗等气虚表现为主要特征。

【形体特征】肌肉松软不实。

【心理特征】性格内向，不喜冒险。

【发病倾向】易患感冒、内脏下垂等病；病后康复缓慢。

【辨证施膳原则】培补元气可以靠饮食调养，气虚者多脾胃虚弱。可以补气的食物有粳米、糯米、面、大麦、小米、薏米、扁豆、白菜、藕、红薯、南瓜、黑木耳、蘑菇、苹果、桃、莲子、芡实、红枣、栗子、核桃、畜肉、禽肉、鲫鱼、牛奶、蛋、红糖等。可以补气的中药有人参、西洋参、党参、太子参、黄芪、白术、山药、白扁豆、甘草、红枣、茯苓、薏米、饴糖、蜂蜜等。烹饪的时候宜久炖，熟透后方能固护脾胃之气。气虚体质的人不宜多食生冷苦寒、辛辣燥热等偏颇较大的食物，也不宜食用过于滋腻、难消化的食品，以免产生"虚不受补"现象。以上药物均可作为佐料制成药膳，或搭配起来代茶饮用。神倦乏力可用西洋参或人参 3g，沸水冲泡当茶饮。反复感冒抵抗力弱者，可用黄芪 9g、防风 6g、甘草 3g，沸水冲泡代茶饮用。经常心悸、心慌，善惊易恐者可用太子参 6g、枣仁 6g、甘草 3g，用沸水冲泡，代茶饮用。经常气短心慌、出汗劳累后加重者可用人参 3g、五味子 3g、麦冬 6g，每日沸水冲服，代茶饮用。喘促日久，动则尤甚，呼多吸少，气短不得续者，可用蛤蚧粉和人参粉各 3g，每日冲服，早晚各一次。

【推荐药膳】

（1）参苓粥

原料：人参、白茯苓各 10g，粳米 100g，生姜、盐、葱丝、笋片、味精、鸡汤、料酒各适量。

制法：将人参、白茯苓、生姜水煎，去渣取汁；将粳米下入药汁内煮作粥，放入葱丝、笋片、鸡汤、料酒，将熟时加入少许盐、味精调味，空腹食用即可。

功效：益气补肺。

（2）十全大补鸡

原料：党参 10g，白术 10g，白茯苓 10g，炙甘草 5g，当归 6g，川芎 3g，熟地黄 10g，白芍 10g，黄芪 10g，肉桂 2g，乌骨鸡或小母鸡 1 只，姜 3 片，大枣 2 枚。

制法：母鸡洗净切块，党参、白术、白茯苓、炙甘草、当归、川芎、熟地黄、白芍、肉桂分别洗净，同装于纱布袋内，与鸡肉同放于砂锅内，注入清水 700mL，烧开后，撇去浮沫，加入香菇丝、红枣（去核）、葱段、姜片、黄酒和精盐，小火炖至酥烂，拣出药纱袋，下味精，调匀。分 2～3 次趁热食鸡肉和红枣、香菇，喝汤。

功效：适用于气血两虚、面色萎黄、食欲不振、精神倦怠、腰膝酸软者。

（3）鲫鱼黄芪汤

原料：鲫鱼 1 条（约 0.5kg），黄芪 24g，枳壳 9g，生姜、细葱、味精、精盐各适量。

制法：将鲫鱼剖除内脏，抠去腮，洗干净；黄芪切片，与枳壳一起用纱布袋装好，扎紧口；生姜、细葱洗净切碎。先将药袋入锅，加水适量，煮约半小时，再下鲫鱼同煮，待鱼熟后，捞去药袋，加入姜、葱、精盐、味精调味即成。

功效：补中益气，升举内脏。

3. 阳虚质

【临床表现】肌肉松软不实。常见表现：平素畏冷，手足不温，喜热饮食，精神不振，舌淡胖嫩，脉沉迟。阳气不足，以畏寒怕冷、手足不温等虚寒表现为主要特征。

【形体特征】肌肉松软不实。

【心理特征】性格多沉静、内向。

【发病倾向】易患痰饮、肿胀、泄泻等病；感邪易从寒化。

【辨证施膳原则】阳虚体质的人脾胃之气较弱，稍有不调即容易导致消化类疾病。饮食调养应以温胃健脾为主。可以补阳的食物有韭菜、茴香、茄子、辣椒、龙眼、牛肉、羊肉、狗肉、兔肉、鹿肉、驴肉、鸡肉、鸭肉、鹌鹑、鲍鱼、黄鳝、羊乳、红糖、大料、花椒、胡椒、肉桂、酒等。可以补阳的中药有鹿茸、紫河车、淫羊藿、巴戟天、仙茅、杜仲、续断、肉苁蓉、锁阳、补骨脂、益智仁、菟丝子、沙苑子、蛤蚧、核桃仁、冬虫夏草、胡芦巴、韭菜子、阳起石、紫石英、海狗肾、海马、羊红膻等。这些中药可以单服，或作为煲汤时的佐料，平时可以选择几种中药泡水喝，代茶饮用。

阳虚体质者，平时不宜多食生冷、苦寒黏腻之品，即使在盛夏也不要过食寒凉之品，如田螺、螃蟹、西瓜、黄瓜、苦瓜、冬瓜、芹菜、绿豆、蚕豆、绿茶等。肢冷畏寒可以单取紫河车 3g 研粉每日冲服。腰膝冷痛、下肢水肿、气短虚喘，可用蛤蚧粉 3g、海马粉 3g、牛膝 30g 煎水，每日冲服。

【推荐药膳】

（1）当归羊肉汤

原料：羊肉 500g，当归 20g，生姜 20g。

制法：将羊肉清洗干净，切块备用；将准备好的羊肉、当归及生姜一起放入锅中，加入适量的清水一起炖煮；直到羊肉软烂之后就可以起锅，喝汤吃肉，每天一次。

功效：这道食谱有很好的温补肾肺及疏通、温养经络的作用，特别是治疗寒凝经脉型骨质疏松具有很好的效果。

（2）参枣骨脂汤

原料：党参 20g，大枣 20 枚，补骨脂 15g。

制法：以上诸味，加水适量，煎煮两次，去渣，食枣喝汤。

功效：适用于脾肾阳虚型骨质疏松。

（3）姜附狗肉煲

原料：熟附子 6g，干姜少许，狗肉 250g。

制法：将狗肉洗净、切块，红烧至半熟后，加入附子、干姜煨烂，调味后食用。

功效：本方适用于肾阳虚的骨质疏松患者，有温肾壮阳、益气补虚之功效。

4.阴虚质

【临床表现】手足心热，口燥咽干，鼻微干，喜冷饮，大便干燥，舌红少津，脉细数。阴液亏少，以口燥咽干、手足心热等虚热表现为主要特征。

【形体特征】体形偏瘦。

【心理特征】性情急躁，外向好动，活泼。

【发病倾向】易患虚劳、失精、不寐等病；感邪易从热化。

【辨证施膳原则】阴虚体质者应当多吃一些滋补肾阴的食物，以达到滋阴潜阳的目的。能够滋阴的食物有糯米、芝麻、绿豆、黑豆、豆腐、各种蔬菜、水果、百合、银耳、燕窝、蘑菇、猪肉、猪蹄、猪骨髓、甲鱼、乌龟、海参、海蜇、虾、螺蛳、贝类、乌贼、鳝鱼、泥鳅、牛乳、冰糖等。很多清稀、稍黏稠、味道酸甜的液体也具有滋阴的功效，如各种果汁、茶饮、汤、米酒、蜜膏、粥、羹等。阴虚体质以养阴润燥的药物调理为佳。可以补阴的中药有海参、百合、麦冬、天冬、石斛、玉竹、黄精、明党参、枸杞子、墨旱莲、女贞子、五味子、龟甲、鳖甲、燕窝、鸡子黄等。日常生活中可以运用这些中药制成药茶或药饮来改善一盛阴虚的症状。

过于滋阴的食物常常有碍脾胃的运化，而出现便溏的症状，因此滋阴不应太过，应注意健脾益胃，这样才能更好吸收。阴虚火旺者应忌食辛辣刺激性的食物，忌食温热香燥、煎炸爆炒及脂肪含量过高的食品。

【推荐药膳】

（1）何首乌粥

原料：制何首乌 30g，粳米 100g，大枣 3 枚，冰糖适量。

制法：将何首乌放入锅内，加水适量，煎取浓汁，去渣备用；将粳米、大枣、冰糖放入首乌汁中，加水适量，煎煮成粥食用。

功效：适用于肾阴虚型骨质疏松。

（2）桑椹枸杞饭

原料：桑椹 30g，枸杞子 30g，粳米 8g，白糖 20g。

制法：取桑椹、枸杞子、粳米淘洗干净放入锅中，加水适量并加白糖，文火煎煮，焖成米饭，当主食食用。

桑椹选用鲜品为宜。

功效：滋补肝肾，粳米和胃。适用于肝肾阴虚型骨质疏松。

（3）枸杞羊肾粥

原料：枸杞子 15g，肉苁蓉 10g，羊肾 1 只，粳米 50g。

制法：将羊肾剖开，去内筋膜，切碎，同枸杞子、粳米、肉苁蓉放入锅内，加水适量，文火煎煮，待粥将熟时，加入食盐调味。此为 1 日量，分早、晚两次服食。

功效：补益肝肾，滋阴壮骨。

5. 痰湿质

【临床表现】面部皮肤油脂较多，多汗且黏，胸闷，痰多，口黏腻或甜，喜食肥甘甜黏，苔腻，脉滑。痰湿凝聚，以形体肥胖、腹部肥满、口黏苔腻等痰湿表现为主要特征。

【形体特征】体形肥胖，腹部肥满松软。

【心理特征】性格偏温和、稳重，多善于忍耐。

【发病倾向】易患消渴、中风、胸痹等病。

【辨证施膳原则】补益的肉类、骨头、动物内脏、人参、鹿茸、阿胶、大枣、酸糟、熟地黄、秋梨膏、老火靓汤、核桃、芝麻等几乎都不适合痰湿体质。可以健脾、化痰、利湿的食物有粳米、糯米、燕麦、荞麦、高粱、小米、玉米、薏苡仁、红小豆、绿豆、绿豆芽、蚕豆、扁豆、黄豆、豆腐、黄豆芽、绿叶蔬菜、生姜、萝卜、冬瓜、苦瓜、黄瓜、各种野菜、蘑菇、瘦肉、虾、淡水鱼、牛奶、鸡蛋等。体形肥胖的痰湿体质者，尤应忌食肥甘厚味、滋补油腻及酸涩苦寒之品，如肥肉、龟鳖、燕窝、银耳、核桃、香蕉、苹果、梨、醋、糕点、糖果等；可食用一些既能充饥，热量又不太高的主食和副食，如粗粮、野菜、时令鲜蔬、蘑菇、淡水鱼等。痰湿体质者多吃可排湿。具有芳香化浊、健脾化湿、升清降浊功效的药物有茯苓、茯苓皮、薏米、冬瓜皮、泽泻、猪苓、玉米须、葫芦皮、荸荠、香加皮、藿香、佩兰、苍术、厚朴、砂仁、豆蔻、草果、木瓜、五加皮、狗脊、桑寄生、山药、党参、人参、白术、甘草等。可以祛痰、化痰的中药有半夏、白芥子、旋覆花、川贝母、浙贝母、瓜蒌、竹菇、竹沥、桔梗、前胡、胖大海、海藻、昆布、海蛤壳、瓦楞子、紫苏子、百部、紫菀、款冬花、白果、罗汉果、葶苈子、桑白皮等。平时可以选择几种易得的中药作为膳食佐料，或者沸水冲泡饮用，也可改善一些症状。

【推荐药膳】

（1）鲤鱼茯苓黄芪汤

原料：活鲤鱼1条，茯苓20g，黄芪20g，佐料适量。

制法：鲤鱼去鳞、鳃及内脏，加茯苓、黄芪、葱末、姜末、料酒和盐，稍腌片刻，加水煮至汤白鱼烂，分次饮用。

功效：适用于老年骨质疏松、肾炎水肿、黄疸性肝炎、肝硬化腹水、老年慢性支气管炎、哮喘糖尿病等。

（2）菖蒲薏苡仁粥

原料：菖蒲15g，陈皮10g，云苓30g，薏苡仁60g，粳米100g，冰糖适量。

制法：把薏苡仁、粳米洗净，将浸泡好的陈皮、菖蒲、云苓入净布包起，煮粥，待熟后加入冰糖，拌匀即可食用。这也是一道平日可吃的保健粥。

功效：清热化痰，祛湿。

（3）山药冬瓜汤

原料：山药50g，冬瓜150g。

制法：将山药和冬瓜洗净切块，至锅中慢火煲30分钟，调味后即可饮用。

功效：健脾，益气，利湿。

6.湿热质

【临床表现】面垢油光，易生痤疮，口苦口干，身重困倦，大便黏滞不畅或燥结，小便短黄，男性易阴囊潮湿，女性易带下增多，舌质偏红，苔黄腻，脉滑数。湿热内蕴，以面垢油光、口苦、苔黄腻等湿热表现为主要特征。

【形体特征】形体中等或偏瘦。

【心理特征】容易心烦急躁。

【发病倾向】易患疮疖、黄疸、热淋等病。

【辨证施膳原则】湿热体质的人要想改变湿热内蕴的体质状态，宜食用清凉泻火、化湿利水的食品，如薏米、带心莲子、红小豆、蚕豆、绿豆、绿豆芽、鲫鱼、鲤鱼、海带、紫菜、田螺、牡蛎、海蜇、虾、冬瓜、丝瓜、苦瓜、黄瓜、绿叶蔬菜、野菜、莲藕、产自北方的时令水果、瘦猪肉等。忌食辛辣油腻、温燥滋补、肥甘厚的食物。辣椒、大蒜、荔枝、芒果等温热果蔬应当少吃，白酒、奶油、动物内脏、狗肉、鹿肉、牛肉、羊肉均应忌食。湿热体质的药物调养以清化湿热、分消走泄中药为主，如黄连、黄芩、黄柏、龙胆、生地黄、玄参、芦根、知母、苦参、秦皮、天花粉、野菊花、苦菜花、霜桑叶、蒲公英、番泻叶、芦荟、茵陈、金钱草、川贝母、浙贝母、竹茹、竹沥、牡蛎、苍术、薏米、泽泻、玉米须、萆薢等。这些中药选择几味平时冲泡代茶饮用，可以起到清热利湿的效果。但上述中药多苦寒，如服用时有胃肠不舒服或者泄泻时，应暂停服用或遵医嘱。

可以适当增加以下食物的摄入：①熬粥时可以加入薏苡仁、莲子、山药、红小豆、绿豆等。②煲汤时可以加入冬瓜、黄瓜、丝瓜、茯苓、鸭肉、鲫鱼等。③适宜的凉拌菜有芹菜、卷心菜、白菜、莲藕、苦瓜等。④适宜的水果有西瓜、柚子、梨等。

急躁易怒、口苦胁胀可用柴胡 6g、黄连 3g、玄参 6g，沸水冲泡，代茶饮用；如有口臭、牙龈出血、牙疳、口唇生疮、口唇周围痤疮粉刺、大便黏腻臭秽，可用黄连 6g、茵陈 6g、野菊花 3g，沸水冲泡，代茶饮用；若男子阴囊潮湿、女子带下色黄量多，可用黄柏 6g、苦参 3g、苍术 6g，沸水冲泡，代茶饮用；若单纯性肥胖属湿热体质者，可以用芦荟 6g、番泻叶 6g、玄参 6g，沸水冲泡，每日代茶饮用，可消脂减肥。

【推荐药膳】

（1）扁豆冬瓜汤

原料：排骨 500g，扁豆 100g，冬瓜 500g。

制法：将猪排骨洗净切成块，飞水去浮沫，再洗净备用；将扁豆用清水浸透洗净；将新鲜冬瓜洗净，仅除去瓜瓤和瓜仁，切成块状备用；清水烧开后，放入冬瓜块、排骨、扁豆，大火烧开后改慢火煲 1 小时左右，加调味料即可食用。

功效：清热利水，健脾祛湿。

（2）凉拌三皮

原料：西瓜皮、黄瓜皮、冬瓜皮各 200g，盐适量。

制法：西瓜皮刮去外皮，冬瓜皮刮去绒毛外皮，均洗净，与黄瓜皮一起，在沸水锅焯一下，晾凉，切成条，盛入盘中，加少许盐拌匀即可。

功效：清热，利湿，减肥。

（3）薏米银菊饮

原料：金银花、野菊花、蒲公英各 15g，甘草 9g，薏米 60g。

制法：薏米洗净，用清水泡透，放入锅中，大火煮沸后转小火煮 20 分钟，放入甘草、金银花、野菊花、蒲公英，煮 10 分钟即可。

功效：清热，解毒，利湿。

7. 血瘀质

【临床表现】肤色晦暗，色素沉着，容易出现瘀斑，口唇黯淡，舌暗或有瘀点，舌下络脉紫暗或增粗，脉涩。血行不畅，以肤色晦暗、舌质紫暗等血瘀表现为主要特征。

【形体特征】胖瘦均见。

【心理特征】易烦，健忘。

【发病倾向】易患癥瘕及痛证、血证等。

【辨证施膳原则】应选用具有行气活血、温散化瘀、健脾益气的食物进行调养，如陈皮、黑豆、黄豆、山楂、黑木耳、香菇、平菇、金针菇、洋葱、韭菜、茴香、茄子、油菜、羊血、芒果、木瓜、玫瑰花、黄鳝、海参、红糖、花椒、辣椒、料酒、白酒等。凡是寒凉、酸涩、收敛、油腻的食物均应忌食，如乌梅、苦瓜、李子、青梅、杨梅、石榴、酸枣、柠檬等，以免酸涩收引，加剧血瘀不散；寒性收引，冰冷的饮料、冰淇淋亦不可多食。

【推荐药膳】

（1）乌贼桃仁汤

原料：鲜乌贼肉 250g，桃仁 15g，韭菜花 10g，料酒、白糖、盐各适量。

制法：乌贼肉冲洗干净，切条备用；桃仁洗净，去皮，备用；锅内倒清水 1000mL，先入桃仁，中火煮沸，然后入乌贼肉，加料酒、盐、白糖调味，临出锅前加入韭菜花即可。

功效：养血调经。

（2）山楂内金粥

原料：山楂片 15g，鸡内金 1 个，粳米 50g。

制法：山楂片于锅中小火炒至焦黄备用；鸡内金用温水洗净，烘干研成细末备用；粳米淘净，与焦山楂、鸡内金末共入砂锅中，小火煮粥 30 分钟即可。

功效：化瘀血，行气结。

（3）韭菜鲜藕炒木耳

原料：韭菜段 50g，鲜藕片 250g，净水发黑木耳 10g，植物油、姜末各适量。

制法：锅内倒植物油烧热，放入韭菜段、藕片、黑木耳、姜末，炒熟即可。

功效：补脾开胃，散瘀和血。

8. 气郁质

【临床表现】神情抑郁，情感脆弱，烦闷不乐，舌淡红，苔薄白，脉弦。气机郁滞，以神情抑郁、忧虑脆弱等气郁表现为主要特征。

【形体特征】形体瘦者为多。

【心理特征】性格内向不稳定、敏感多虑。

【发病倾向】多发精神类疾病和心理障碍。

【辨证施膳原则】气郁体质的饮食调养当以理气、行气、疏肝、通窍的食物为主。可以理气、行气的食物有大麦、荞麦、高粱、刀豆、蘑菇、豆豉、柑橘、橄榄、萝卜、洋葱、冬瓜、番茄、菠菜、茼蒿、莴笋、毛笋、丝瓜、藕、生姜、菊花、玫瑰、荔枝等。忌食寒凉、温燥、油腻、收涩的食物，如乌梅、柿子、李子、石榴、蛋黄、肥肉、奶酪等。气郁体质之人的药物调养应以疏肝理气、调畅气机的药物为主，如柴胡、陈皮、青皮、枳实、厚朴、川楝子、乌药、荔枝核、青木香、香附、佛手、香橼、玫瑰花、绿萼梅、薤白、大腹皮、刀豆、柿蒂、山楂、鸡内金、莱菔子、紫苏梗、枳壳等。这些中药可以作为膳食佐料，或者选择几种，沸水冲泡代茶饮用。肝气郁结、情志不舒、善太息、抑郁易怒、嗳气、脘腹胀满者可选柴胡、枳壳、陈皮各 6g，用沸水冲泡，代茶饮用；气郁化火、失眠烦躁、口干口臭，可用牡蛎、酸枣仁各 60g，陈皮、绿萼梅各 15g 煎水饮用，每日不拘时服。女子经前乳房胀痛、两胁胀满、急躁易怒者，可用玫瑰花、枸杞子各 3g，柴胡 6g，红枣 3 颗，沸水冲泡代茶饮用。

【推荐药膳】

（1）橘皮粥

原料：橘皮 50g，粳米 100g。

制法：将橘皮研细末备用；粳米淘洗干净，放入锅内，加清水，煮至粥将成时，加入橘皮，再煮 10 分钟即成。

功效：理气运脾，用于脘腹胀满、不思饮食。

（2）菊花鸡肝汤

原料：银耳 15g，菊花 10g，茉莉花 24 朵，鸡肝 100g，料酒、姜汁、食盐各适量。

制法：将银耳洗净，撕成小片，清水浸泡待用；菊花和茉莉花用温水洗净；鸡肝洗净，切薄片备用；将水烧沸，先入料酒、姜汁、食盐，随即下入银耳及鸡肝，烧沸，撇去浮沫，待鸡肝熟，调味，再入菊花、茉莉花稍沸即可。佐餐食用。

功效：疏肝清热，健脾宁心。

（3）橘皮竹茹粥

原料：橘皮 25g，粳米 100g，竹茹 30g。

制法：竹茹洗净，凉水浸泡 30 分钟；将 1000mL 清水煮沸，放入竹茹，大火煮沸 5 分钟，去竹茹，留竹茹水备用；将橘皮切丝，粳米淘净入竹茹水中，小火熬制成粥，入橘皮煮 10 分钟即可。

功效：理气健脾，开胸顺气。

9. 特禀质

【临床表现】过敏体质者常见哮喘、风团、咽痒、鼻塞、喷嚏等；患遗传性疾病者有垂直遗传、先天性、家族性特征；患胎传性疾病者具有母体影响胎儿个体生长发育及相关疾病特征。先天失常，以生理缺陷、过敏反应等为主要特征。

【形体特征】过敏体质者一般无特殊；先天禀赋异常者或有畸形，或有生理缺陷。

【心理特征】随禀质不同情况各异。

【发病倾向】过敏体质者易患哮喘、荨麻疹、花粉症及药物过敏等；遗传性疾病如血友病、先天愚型等；胎传性疾病如五迟（立迟、行迟、发迟、齿迟和语迟）、五软（头软、项软、手足软、肌肉软、口软）、解颅、胎惊等。

【辨证施膳原则】过敏体质之人饮食应避开容易导致过敏的食物，减少发作机会。这些致敏食物因人而异，任何食物均有导致过敏的可能。

一般来讲，过敏体质者的饮食应提倡清淡、补益脾气的食物，这类食物可以使身体卫气充足，提高机体免疫能力，对过敏有一定的改善和抵抗作用。适宜的食物（个体过敏食物除外）有粳米、小米、小麦、大麦、薏米、荞麦、绿豆、红小豆、蚕豆、豇豆、蔬菜、水果、猪瘦肉等。一些生冷、辛辣、肥甘油腻的食物和荤腥发物应当忌食，比如酒、鱼虾、海产品、辣椒、肥肉、浓茶、咖啡等。过敏体质者的饮食调养应做到因时、因地、因人、因病用膳，综合环境、体质和疾病因素，主动摸索适宜自己的膳食。

【推荐药膳】

（1）党参鸡片

原料：党参 30g，鸡脯肉 200g，冬笋、黄瓜各 25g，鸡蛋 1 个（取蛋清），盐、料酒、葱丝、姜丝、香菜段、鸡汤、植物油、香油、淀粉各适量。

制法：鸡脯肉洗净，切片；党参洗净；冬笋、黄瓜均洗净，切片；将盐、鸡汤、料酒兑成汁；鸡脯肉片加盐拌匀，放入鸡蛋清、淀粉拌匀。锅内倒入植物油烧至五成热，下入鸡脯肉片，炸至熟时捞出，沥油。锅内留底油烧热，下入葱丝、姜丝、笋片、党参煸炒，下黄瓜片、香菜段、鸡脯肉片，倒入味汁炒熟，淋上香油即可。

功效：益气健脾，改善体质。

（2）翡翠山药

原料：山药 100g，芥蓝 25g，黑木耳 10g，枸杞子 5g，植物油、白醋、盐、姜末适量。

制法：山药刮去外皮，洗净，切片；芥蓝洗净，斜刀切段；黑木耳温水泡开，洗净；枸杞子洗净。锅内倒入植物油烧热，放入姜末略炒，放入黑木耳、芥蓝段翻炒 3 分钟，然后放入山药片、枸杞子，加入适量白醋、盐调味，翻炒至全部材料熟即可。

功效：平补气阴，健脾开胃，增强体质。

（3）扁鹊三豆饮

原料：红豆、绿豆、黑豆各 50g，冰糖适量。

制法：三种豆洗净，用开水浸泡 30～60 分钟，将三种豆及泡豆的水放入砂锅，补足清水，大火烧开，小火煮到豆烂，加入冰糖煮到熔化即可。

功效：提高免疫力，改善体质。

（岳丽　董巡）

参考文献

[1] Mimouni FB, Littner Y.Bone mass evaluation in children-comparison between methods[J].Pediatr Endocrinol REV，2004，1（3）:320-30.

[2] 马静波 . 骨质疏松的治疗和预防概述 [J]. 医师进修杂志 ,2005,28(5): 9-11.

[3] Barry DW, Kohrt WM.Exercise and the preservation of bone health[J].J Cardiopulm Rehabil Prev, 2008, 28（3）:153-162.

[4] Shimazaki A, Inui K, Azuma Y, et al.Low intensity pulsed ultrasound accelerate bone maturation in distraction osteogenesis in rabbits[J].J Bone Joint Surg Br, 2000, 82（7）:1077-1082.

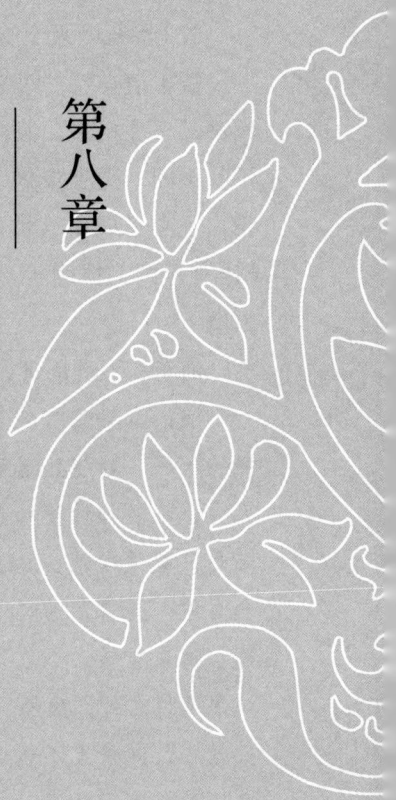

第八章

医案医话

第一节　古代医家医案医话

1.《徐批叶天士晚年方案真本·卷上·异功散》

钱（信心巷，四十三岁）　肾精内夺，骨痿肉消，溺溲不禁如淋，大便不爽，气注精关，液枯窍阻（施泄无度，真气下注走熟，精随气泄，精关不收不固，溺溲如淋，骨髓不充，自当骨痿肉消）。有形既去，草木不能生精血，莫若取血气填进冲任之脉络，必多服久进，肾液默生，可保身命。（语有斤两，惯用房术之人，逼勒脏腑之气，尽注阳道，病中不痿，临危方倒）

河车、人乳炼膏，煎参汤送。

按： 本案患者钱某，中年人士，因操劳无度，耗气伤身，肾气亏虚，肾精不固，精液外泄而致肾精亏虚，骨枯髓减，故见小便如淋；气虚鼓动无力，不能推动糟粕外泄，故见大便不爽；先天之精匮乏，后天之精补之不足，故见肉消。《素问·痹论》云："阴气者，静则藏神，躁则消亡，饮食自倍，肠胃乃伤。淫气喘息，痹聚在肺；淫气忧思，痹聚在心；淫气遗溺，痹聚在肾；淫气乏竭，痹聚在肝；淫气肌绝，痹聚在脾。"因此可知，该患病位在肾，病属肾精亏耗，骨枯髓减。因《景岳全书》有云："……元气败伤，则精虚不能灌溉，血虚不能营养者，亦不少矣……痿由内脏不足之所致，但不任用，亦无痛楚，此血气之虚也。"故在治疗上医以紫河车、人乳炼膏，旨在温肾补精、益气养血。又因草木之品不能生精养血，医者采用血脉有形之品，炼膏长时间服用，以缓慢之法，使精液自生，以达治疗之效。本案擅用血肉有形之品，久服慢补以达疗效。

2.《竹亭医案·女科三卷》

王春元内人，年二十一岁，道光辛卯十一月初二日。病由感寒腹痛而起，渐自右股髀骨，痛如刀割，朝缓夜剧，迄今匝月，证名骨痹，痛甚见厥。乃寒与气郁，湿阻关节，引动内风，肝虚气滞，脉象沉紧。法从温舒，方用制香附、元胡索、当归、肉桂、木瓜、陈皮、独活、杜仲、淡茱萸等九味。煎服两帖，痛如前，不增不减。风寒湿三气杂合而为痹，骨痹者，以冬遇此为骨痹也。复诊（十一月初四日方）：制首乌（四钱）、女贞子（四钱）、归身（一钱半）、杜仲（三钱，盐水炒）、虎右股骺骨（五钱，酥炙）、制香附（三钱）、炮姜（六分）、炙甘草（六分）、葱汁炒独活（一钱半）、苏木节（四钱）、肉桂（七分，去粗皮）、松树节（三钱），上药十二味，长流水煎。服两帖，骨痹之痛顿缓，即痛亦不至于痛极难忍之状，食亦稍加，大便亦不至天明而解。皆缘痛缓，而诸恙亦缓矣。初六日复诊：前方去香附、独活，加鳖甲、续断二味。再两剂而痛若失矣。

按：本案患者年轻女性，因感受外邪而致腹痛，渐至右侧骺骨疼痛，势如刀割，昼轻夜重，病程持续一个月，疼痛发作重时可致人昏厥。医者认为，该病因外感寒邪，气机郁滞，湿浊内盛三者夹杂内阻于关节，引动内风，肝气亏虚，疏泄无力，因而气机郁滞，故脉象沉紧。首诊治以温通舒达之法，方中采用诸多理气化湿之品，以调达肝气，同时佐以少量杜仲、淡茱萸以补益肝肾，疏补兼用，两剂后患者痛势未减。两日后，患者复诊，医以大量滋阴补肾温通之品佐以少量理气之品投之，两贴后患者痛减，饮食大便皆有改善。又两日后，医去其方中理气之品，增以滋阴补益之品，两剂后患者无痛感。《灵枢·阴阳二十五人》云："感于寒湿则善痹，骨痛爪枯也。"《素问·气穴论》云："积寒留舍，荣卫不居，卷肉缩筋，肋肘不得伸，内为骨痹。"《素问·气交变大论》云："岁火不及，寒乃大行……痿痹，足不任身。"故可推知，外感寒湿亦为骨痹病因之一。在治疗方面，该医者采用急则治标、缓则治本之法，先予理气祛湿之品调达肝气，待患者全身气机调达，再予补益之品，气行则血行，气机推动滋阴补益之品疏达全身，四肢百骸得以滋养因而患者痛愈。由此观之，治益分清缓重，标本兼顾，疏中有补，以不致疏泄太过，外邪既除，再以补益，收效显著。

3.《环溪草堂医案·卷三》

先天不足，骨骼空虚，常以后天滋补，栽培脾胃。脾胃得补，湿热壅滞，形体骤然充壮，而舌本牵强，两足痿软，不能行走。上盛下虚，病属痿躄。经云"湿热不攘，大筋软短，小筋弛长，软短为拘，弛长为痿"是也。今拟法补先天之精气，强筋壮骨，以治其下。扶后天之脾胃，运化湿热，以治其中。然必耐心久服，确守弗懈，庶可获效。倘朝秦而暮楚，恐难许收功也。

熟地黄（四钱，附子三分煎汁炒） 茯苓（三钱） 桑枝（一两） 牛膝（一钱五分，盐水炒） 虎胫骨（炙三钱） 川断（二钱酒炒） 巴戟（三钱，盐水炒） 黄柏（一钱，姜汁炒） 苍术（一钱五分） 萆薢（二钱，盐水炒） 竹沥（二十匙） 姜汁（一匙）

另洗方：独活（三钱） 当归（五钱） 红花（一钱） 陈酒糟（二两） 猪后脚骨（二只） 葱白头（三个） 煎汤日洗一次。

按：本案患者性别、年龄不详，因其先天之本不足，骨枯髓虚，经常滋补脾胃，又因其补益太过，湿热壅滞，而致形体骤然羸实，舌根僵直，两脚无力，不能行走。医治以表里结合，法当久用，以见其效。该患属脾胃滋补太过，导致湿热内蕴，因《素问·痿论》曰："骨痿者，生于大热也。"故该患可见筋脉痿软不利。又因《灵枢·根结》云："太阳为开，阳明为合，少阳为枢……合折则气所止息，而痿疾起矣。故痿疾者，取之阳明。"《素问·太阴阳明论》云："四肢皆禀气于胃而不得至经，必因于脾乃得禀也。今脾病不能为胃行其津液，四支不得禀水谷气，气日以衰，脉道不利，筋骨肌肉皆无气以生，故不用焉。"因而在治疗上，医者内服采用清热燥湿、滋阴补肾之法，配合外洗以祛湿活血之法，内外兼顾以奏其效。同时医者认为痿证属慢病，应徐徐图之，更应长期用药，以培补先天之本，同时固护脾胃。

由上述三则医案推知，本病的病因在于肾之亏虚，肾虚三焦气机不畅，脾失健运，不能运化水谷精微，正不存内，外邪可干。有如《中藏经·五痹》中云："骨痹者，乃嗜欲不节，伤于肾也。肾气内消，则不能关禁；不能关禁，则中上俱乱；中上俱乱，则三焦之气痞而不通；三焦痞而饮食不糟粕；饮食不糟粕，则精气日衰；精气日衰，则邪气妄入；邪气妄入，则上冲心舌……下流腰膝则为不遂，傍攻四肢则为不仁，寒在中则脉迟……"因此本病在治疗方面，主要以补肾为主，佐以他法，同时本病应长时间持续用药，方能达到所需之疗效。《灵枢·邪气脏腑病形》："肾脉微滑为骨痿，坐不能起，起则目无所见。"指出了本病的基本症状，如骨痛、骨变形、筋脉拘挛、视物昏花等。而《金匮要略·血痹虚劳病脉证并治》云："人年五六十，其脉大者，痹夹脊行。"其指出了本病的好发年龄及部位。然在现今社会，人们对骨质疏松的认识程度还远远不够，进而导致对其预防和治疗不够重视，因而只有在发生一些疾病时，人们才意识到自己已患骨质疏松。因此笔者建议应加大对骨质疏松预防及治疗的宣传力度，普及骨质疏松的相关知识，尤其是中医药治疗骨质疏松的优势，以便提高人们对骨质疏松的重视程度。

4.《校注医醇剩义·卷四·痿》

坤顺汤（自制）：党参（四钱）　茯苓（二钱）　白术（一钱）　甘草（四分）　山药（三钱）　花粉（三钱）　石斛（三钱）　料豆（三钱）　川断（二钱）　牛膝（二钱）　红枣（五枚）　莲子（十粒，去心）

经曰：肾气热，则腰脊不举，骨枯而髓减，发为骨痿。又曰：有所远行劳倦，逢大热而渴，渴则阳气内伐，内伐则热舍于肾；肾者，水脏也，今水不胜火，则骨枯而髓虚，故足不任身，发为骨痿。腰者肾之府，脊者肾之所贯，肾伤故腰脊不举。远行劳倦则伤骨。逢大热而渴者，或外感之热，或内蕴之热，皆消阴耗髓，故骨枯而痿也。滋阴补髓汤主之。

生地（五钱）　龟板（八钱）　黄柏（盐水炒，一钱）　知母（盐水炒，一钱）　虎胫骨（炙，一钱五分）　枸杞（三钱）　当归（二钱）　党参（四钱）　茯苓（二钱）　白术（一钱）　金毛脊（一钱五分）　川断（二钱）　牛膝（二钱）　猪脊髓（一条，同煎）

按：此为费氏《医醇剩义》中的一则病案，以经文作为病案的内容，案中主要为远行、劳倦、外感等原因而致肾阴亏虚，阴不制阳，水不胜火，而致虚火内盛，又煎灼阴液，加重消阴耗髓，使阴愈虚，髓愈少，以致骨痿。辨证明确，遂治以滋阴补髓汤（自制）：方中以生地黄、龟板滋阴补髓，黄柏、知母以清虚热，虎胫骨、枸杞、金毛脊、川断、牛膝、猪脊髓补肝肾强筋骨。同时不忘以四君子汤加减（去甘草）益气健脾兼以顾护脾胃，当归养血活血，祛瘀生新。此方颇具代表性，不仅突出肾在骨质疏松中的重要性，而且还兼顾脾胃及血瘀，轻重缓急，一目了然。

第二节　现代名家医案医话

一、名家医案

1. 庄洪医案

魏某，女，61岁，2005年9月1日初诊。

主诉：反复腰背痛5年，加重2天。既往有腰1椎体压缩性骨折病史。查体一般情况好，腰椎生理曲度变直，压痛明显，双侧腰大肌紧张，直腿抬高试验左70°（－），加强试验（－），右70°（－），加强试验（－）。腰椎屈伸活动受限明显。骨密度检查提示重度骨质疏松。舌紫暗、舌下脉络曲张、苔薄黄，脉弦。

诊断：气滞血瘀之骨痿。

治法：活血化瘀。

处方：当归、丹参、郁金、白芍、枳壳各15g，川芎、甘草各10g，黄芪30g，补骨脂、杜仲、女贞子、泽泻各12g。7剂，每天1剂，水煎，早晚服。

2005年9月8日二诊：腰背痛大减，舌暗红、苔微黄，脉弦。上方去丹参，加香附12g，桑寄生15g。再服7剂，腰背痛进一步减轻，腰椎活动明显改善。

按：庄教授认为，骨质疏松多因年老脏腑衰退，气血虚弱，运行失常，致气滞血瘀，痹阻筋络，筋骨失其濡养致脆弱。治当着重活血化瘀，在遣方用药方面，用当归、香附、郁金以活血化瘀、通畅血脉，改善局部的血液濡养；补骨脂、女贞子补肾壮骨；白芍柔肝，黄芪补气，川芎行气，枳壳理气，共调气机。诸药合用，共奏活血化瘀、补肾壮骨、通络止痛之功。

2. 张雄医案

彭某，女，73岁，因"腰部疼痛3月余，加重20天"于2013年3月

23 日至 2013 年 7 月 1 日在我院风湿疼痛科住院治疗。

患者于 3 个月前劳累后出现腰部疼痛不适，主要集中于上腰段，无大小便障碍，无肢体乏力等不适，于我院住院治疗后好转。20 天前再次发作并加重，疼痛部位放射至骶尾部，局部重坠感明显，腰部负重困难，无法站立，进而入院。

查体：面色少华，神差，形体偏胖。舌质淡、苔白腻，脉细。脊柱下腰段叩击痛明显，腰椎 2/3、3/4、4/5 椎体及椎旁压痛明显，双下肢直腿抬高试验阴性，双下肢肌力、肌张力、感觉无明显异常。

辅助检查：血常规、生化、风湿组合、血沉、肿瘤标志物等未见异常；胸腰段脊柱 DR 片示：多处椎体陈旧性压缩性骨折伴骨质疏松。

诊断：骨质疏松症伴多椎体陈旧性压缩骨折。

辨证：脾肾亏虚证。

治法：参苓白术散加减。

处方：党参 10g，茯苓 15g，炒白术 15g，山药 15g，白扁豆 15g，砂仁 12g，薏苡仁 30g，桔梗 12g，狗脊 18g，杜仲 18g，青皮 8g，广藿香 12g，鹿衔草 10g，炙甘草 6g，蜈蚣 4g。冲服，连服 1 周，后以该方为基础，结合患者表现适当调整药物，并结合西医抗骨质疏松治疗（钙剂、双膦酸盐、降钙素），配合调护方法，约 3 个月后症状基本消失，可自如行走，出院后叮嘱患者坚持生活调护，至今未复发。

按：本例患者系老年女性，面色少华，形体肥胖，弯腰驼背，舌质淡，苔白腻，脉细，一派脾肾亏虚之象。纳差，舌苔白腻，说明存在湿郁，张雄主张调理脾胃为先，故以参苓白术散加减，并加入藿香、青皮等少量理气化湿之品，益肾药暂予杜仲、狗脊、鹿衔草，力求缓补，并予蜈蚣通络止痛。后期根据患者饮食等情况，适当调整理脾、益肾药比例，并加强健康教育，鼓励患者遵循张主任调护方法，进而逐渐好转，取得了好的临床效果。

3. 许建安医案

王某，女，64 岁。

患者诉自 51 岁始感腰酸背痛，四肢乏力，双膝冰冷，休息可缓解，稍做家务则加重，症状冬春加重，夏秋较轻，病情逐年加重，至 2003 年 1 月发展至不能起床，动则腰背剧痛，服用止痛药无效。腰椎正侧位 X 线片示：腰椎广泛性退变，椎体前后缘及椎间关节增生，骨纹理稀疏。骨密度测定：L2 ～ L4 BMD 平均值 −3.78，Neck−2.75，GT−2.66。舌质黯，苔薄白，脉沉细涩。

本病病位在肾，病理性质为本虚标实，肾阳虚弱为本，血瘀为标。

治法：标本兼治，温肾填精益髓、活血通络为法。

方药：壮骨益髓汤。

熟地黄 20g，杜仲 12g，黄精 12g，淫羊藿 15g，菟丝子 10g，骨碎补 10g，牛膝 10g，茯苓 10g，山药 12g，金樱子 10g，芡实 8g，枸杞子 12g，生甘草 5g。并加巴戟天 12g，当归尾 10g，川芎 10g，赤芍 10g。取药 10 剂。

二诊：腰背痛症状明显减轻，肢冷形寒亦明显改善，饮食有所增加，口稍干，欲饮凉开水，此为肾阳之气渐复，内寒之症渐消之征，故治疗转以补肾填精、活血通络为法，原方除巴戟天，加麦冬 10g，再进 10 剂。

三诊：患者自觉口干感消失，腰背痛症状控制，每天能起床活动，并能适当从事家务劳动。后继服 3 个月，症状消失。

按：许建安认为原发性骨质疏松症的发病首责于肾虚，而脾虚血亏、瘀血、外感风寒湿邪是发病的重要原因。因此，辨证应属本虚标实，病位主要在肾，又与肝脾经络有关。治疗应以"补肾为主，兼顾肝脾，辅以活血祛瘀"为原则，具体包括补肾壮骨、益气健脾舒肝、活血通络等治法。但临证时应分清主次，且患者多为老年患者，常兼夹他病而使病情变得复杂，故特别强调辨证论治，辨病与辨证相结合，且无论何型，从肾论治是治疗的关键。

4. 陈湘君医案

患者，女，67 岁，因腰背酸痛 3 年加重 1 月就诊。

患者略有驼背，倦怠乏力，食欲不振，腰背酸痛，不耐久站立，大便溏，舌淡苔薄，脉沉细。骨密度检查示：L1 ～ L4 骨密度（BMD）0.771g/

cm² (T 值 -2.7)。胸椎摄片见多个椎体呈压缩性骨折后改变。既往无面部红斑、关节红肿、口咽干燥表现。

辨证：脾肾亏虚。

治法：健脾补肾，养血活血。

处方：生黄芪 30g，炒白术 12g，山茱萸 9g，生地黄 15g，菟丝子 15g，桑螵蛸 15g，芡实 15g，薏苡仁 15g，金樱子 12g，续断 12g，丹参 20g。水煎服，日 1 剂。服药 28 剂后，患者腰背酸痛好转，大便转实，舌淡红苔薄，脉沉。

二诊：前方加淫羊藿 12g，巴戟肉 12g，熟地黄 15g，赤芍 15g。续服 28 剂后，患者腰背酸痛明显减轻，能耐久站立，故嘱患者服用右归丸巩固，并多晒太阳，适当负重运动巩固疗效。

患者一年后复查骨密度，骨量未进一步流失，较初诊时同部位骨密度（BMD）增加 5.8%。

按： 陈湘君认为，该患者为原发性骨质疏松，治疗上应以补肾为主，但患者除肾虚所致腰酸背痛之外，多见脾气亏虚之乏力倦怠、纳呆便溏之象，舌脉也是气血俱不足之象，故初诊时以健脾为先，兼以平补肾之精血，敛益肾之精气。二诊时患者大便已实，脾虚得扶，再加温肾养血之品，并注重选用温润补阳之淫羊藿、巴戟肉以少火生气，阳中求阴，则肾气得复，骨髓得养而痹痛得减，所谓不止痛而荣养通痹也。

5. 张延昌医案

患者，女，60 岁，2015 年 4 月 3 日初诊。

主诉：全身多部位疼痛 3 年。

患者入院前 3 年无明显诱因出现全身多部位的疼痛，主要集中在胸部、背部、腰部，伴有四肢酸软无力，行动迟缓，稍作活动或感寒受潮后腰背疼痛难忍，口服止痛药后症状缓解，但出现胃痛，食欲减退，口服中成药及钙剂，效果不佳。现症：胸腰背部疼痛，活动后加重，伴有四肢酸软无力，行动迟缓，舌质暗、上有瘀点，苔薄白，脉细涩。胸椎及腰椎 X 线检查示：多椎体楔形变，局部骨质增生。骨密度测定 T 值：-4.12。

西医诊断：骨质疏松症；中医诊断：痹证。

辨证：肝肾不足，骨枯筋萎。

治法：补肝益肾，强筋健骨，活血止痛。

方药：治东海白水侯所奏方加减。

桔梗 10g，牛膝 20g，续断 20g，防风 10g，远志 10g，杜仲 15g，赤石脂 10g，黄柏 10g，肉苁蓉 20g，黑附片 10g，山药 20g，山茱萸 15g，骨碎补 20g，黄精 10g，陈皮 10g，当归 10g，赤芍 10g，甘草 5g。其中附片先煎 30 分钟，与其他药物混合后再煎 30 分钟为第 1 煎，加水后再煎 30 分钟为第 2 煎，两煎混合均匀约 400mL，早、晚分服，每天 1 剂，共 10 剂。

4 月 14 日二诊：服药后全身多部位疼痛及四肢酸软无力减轻，但患者仍觉胃部不适，食欲欠佳，舌质淡，苔薄白，脉沉。考虑到一诊方重于温肾、轻于健脾，致使脾胃症状未得缓解，故将一诊方减鹿角胶、防风、赤石脂，加陈皮量至 15g，加茯苓 10g 以健脾，再服 10 剂。

4 月 24 日三诊：患者全身疼痛明显减轻，胃部不适消失，饮食及二便正常，舌质稍红，苔薄白，脉沉。考虑到患者疼痛明显减轻，且患者舌质变红，为防温肾药物的温燥之性太过及黑附片的毒副作用，二诊方减去黑附片，其余不做改变。为免煎药之苦，给予颗粒剂，每天 1 剂，分两次冲服，再服 15 剂。

5 月 9 日四诊：患者疼痛症状消失，无所不适，饮食可，二便调，行动自如，舌质淡红，苔薄白，脉沉，复查骨密度，T 值 –2.85。继续口服三诊方颗粒剂 15 剂，随访 1 年，疼痛未发作。

按：张主任指出，该患者为老年女性，全身多部位疼痛，伴四肢酸软无力，行动迟缓，舌质暗，上有瘀点，苔薄白，脉细涩，据证、舌脉可知患者不仅肝肾亏虚，精血衰少，还内有瘀血积聚。因此，以治东海白水侯所奏方补肝肾，强筋骨。加用骨碎补，且用量偏大，取其补肾活血之效，《本草从新》言其可"疗骨痿"。黄精一味，性平味甘，《本草纲目》言其可"补诸虚……填精髓"，颇中病机，既可补肾益精以补肾精之不足，又可与山药、陈皮协同健脾益气以促脾胃之运化；同时防补肾及益精药物温燥滋腻损伤脾阳，取传统中医"补肾不如补脾理论"之意。当归、赤芍活血化瘀，以祛体内之瘀血。诸药相合，则肾精补，脾胃健，瘀血去，切中病机，故能取得较好疗效。

6. 谢兴文医案

李某，女，55岁。

患者自述2年前无明显诱因出现腰背部疼痛，伴活动受限，就诊于当地卫生院，X线片示：腰肌劳损。给予中药外敷和手法按摩治疗后症状缓解，4个月前病情复发，出现腰背部间歇性疼痛，双下肢胀痛，再次就诊当地卫生院，给予手法按摩治疗后，效果不明显，此后症状逐渐加重。患者于2017年3月16日就诊我科。症见：患者神清，精神欠佳，腰背部疼痛，活动后加重，双下肢胀痛，纳差，夜寐安，二便调，舌淡、苔白，脉沉细。患者51岁停经，否认有痛风、类风湿关节炎病史。腰部X线片示：①腰椎退行性变；②腰椎骨质增生，余未见明显异常。门诊查腰椎骨密度显示：骨密度 $0.525g/cm^2$，T=-4.7（正常：T > -1；骨量减少：-2.5 < T ≤ -1；骨质疏松症：T ≤ -2.5）。

西医诊断：骨质疏松症；中医诊断：骨痹。

辨证：脾肾阳虚。

治法：温阳健脾，滋肾填精。

处方：淫羊藿20g，熟地黄15g，蛇床子12g，黄芪12g，白芍12g，红花10g，川牛膝10g，菟丝子10g，当归10g，远志10g，茯苓10g，甘草6g。15剂，水煎温服，早晚一次，嘱患者忌肥甘厚腻、寒凉之品。

二诊：药后诸症缓解，腰背部疼痛明显减轻，双下肢活动较前半月自如，神清，精神可，饮食正常，睡眠可，二便调。在原方基础上去远志、茯苓、红花。处方：淫羊藿20g，熟地黄15g，蛇床子12g，黄芪12g，白芍12g，川牛膝10g，菟丝子10g，当归10g，龙眼肉10g，白术10g。20剂，水煎温服，早晚一次。嘱患者适当食用牛奶、鸡蛋、豆类等食物并在户外习八段锦、太极拳，调养生息。

三诊：患者诸症消失，行走自如，停药练功2月余，嘱避风寒，畅情志，注意钙剂的补充，控制饮食。近期随访未见复发。

按： 患者年余五旬，为绝经后女性，太冲、任脉虚衰，肝肾亏虚，《景岳全书·非风》曰："筋有缓急之病，骨有痿弱之病，总由精血败伤而然。"肝肾虚多累及腰背部，出现疼痛症状，其次，劳伤亦可引起腰背部疼痛，不当的活动、生活方式都将加速骨质损伤，导致"不荣则痛，不通则痛"。同时患者出现纳差等脾胃虚弱之症，《脾胃论·脾胃盛衰论》曰："脾病则下流乘肾，土克水，则骨乏无力，是为骨蚀，令人骨髓空虚，足不能履地，是阴气重叠，此阴盛阳虚之证。"可见肾对脾胃消化功能起到了至关重要的作用，肾阳虚衰，则命门之火不能生化脾土，致脾胃功能虚弱，进一步导致骨失充养，引发腰背部疼痛。处方以淫羊藿为君药，益精填髓，蛇床子温肾壮阳，黄芪与白芍益气健脾，红花、川牛膝活血止痛，菟丝子温阳补肝肾，甘草调和诸药。其配伍紧紧围绕脾肾阳虚之证，同时融合"三脏一体"观，肝、脾、肾三脏均有所顾及，使患者诸症自除，复之以常。

7.姚新苗医案

陈某，女，63岁，农民。2014年1月7日初诊。

患者反复腰背疼痛2年余，时轻时重，久立、劳累时疼痛加剧，休息减轻。近3个月来，腰背疼痛症状加剧，不能久立，无双下肢放射性酸痛麻木。神志清，精神软，胃纳可，夜寐不安，二便调，舌质黯、苔薄白，脉弦细。腰椎CT示：腰椎屈度可，L1轻度楔形变，骨质增生，腰椎退行性改变。骨密度测定：T值 –2.6。

西医诊断：骨质疏松症；中医诊断：骨痿（肝肾亏虚型）。

治法：补益肝肾，强筋壮骨。

方药：益骨汤加味。

补骨脂、骨碎补、生地黄、怀山药、仙茅、仙灵脾、青风藤、海风藤、夏枯草、枣仁各12g，川楝子9g，白芍、延胡索、远志各20g，丹参、生龙骨、生牡蛎各30g，百合10g。14剂。

1月21日二诊：服上药后腰背疼痛缓解，夜间盗汗，舌质黯、苔薄，脉弦细。上方去青风藤、海风藤、川楝子，加熟地黄、续断、当归、地骨皮各 12g。14 剂。

2 月 4 日三诊：疼痛已明显缓解，再拟前方出入，进一步巩固治疗。上方加细辛 3g，杜仲 10g。14 剂。

2 月 18 日四诊：疼痛基本缓解，活动可。续服益骨汤以巩固疗效。处方：生地黄 15g，怀山药 20g，丹参、补骨脂、骨碎补各 10g。

按：姚教授认为，本例患者初始虽以腰背疼痛为主，但其病性却属本虚标实，本虚主要责于脾肾，而标实则多系瘀血。故以益肾、健脾、养肝、活血化瘀作为治疗大法，以"益骨汤"加味治之。方中补骨脂、骨碎补补肾壮阳，生地黄养阴生津清热，此有"善补阳者，必于阴中求阳"及"壮水之主，以制阳光"之意，而怀山药健脾益气，丹参活血通络。另加仙茅、仙灵脾增强温补肾阳之力，青风藤、海风藤通络止痛，枣仁、远志、生龙骨、生牡蛎、百合安神定志，夏枯草、白芍、川楝子柔肝理气，延胡索活血止痛。诸药配伍，共奏益肾健脾、活血化瘀、消除骨痿之功。

8. 李国衡医案

朱某，女，63 岁。1991 年 11 月 16 日初诊。

病史：患者腰部疼痛 2 年，无明显外伤史。患者自觉站立久后疼痛明显，平卧症状有改善，曾在外院中西药治疗无明显好转。

主诉：腰部疼痛，便软，日行 3 次。

查体：胸、腰椎广泛压痛，腰椎活动轻度受限。舌质偏干燥，苔薄，脉细。X 线片示：胸、腰椎骨质疏松，部分椎体唇样增生。

诊断：脊柱骨质疏松症。

处方：生地黄 12g，山茱萸 9g，焦白术 9g，云茯苓 12g，山药 9g，牡丹皮 4.5g，枸杞子 9g，楮实子 9g，川断 9g，杜仲 9g，菟丝子 9g，延胡索 9g，甘草 3g。功效：补益脾肾，固督止痛。主治：骨质疏松症。制用法：水煎服，日 1 剂，分 2 次服。

二诊：1991 年 11 月 23 日。患者腰部痛略有减轻，但近日阴雨天症状明显，大便日行 2 次。舌质偏红，脉细。前药见效，原方增减。予上方杜仲改炒杜仲 9g，加制玉竹 9g，女贞子 9g，桑寄生 9g。药渣煎水，腰背部热敷。

三诊：1991 年 12 月 7 日。患者腰部疼痛明显好转，腰椎活动较前灵活，但大便每日 3 次，便溏。舌红转淡，脉细。拟加强健脾益肾。上方加灸黄芪 12g，补骨脂 9g，大党参 12g，焦白术 9g，制狗脊 9g，谷芽、麦芽各 9g。

四诊：1991 年 12 月 14 日。患者便溏好转，大便日行 1 次，继原方 14 剂巩固。

1991 年 12 月 28 日复查：腰部疼痛明显好转，唯劳累后腰部有酸痛，休息后好转。

按：在治疗中紧抓脾肾亏虚入手，健脾与益肾并重，脾运健则筋骨得养；肾气充则筋骨强健。方中楮实子能"助腰膝、益气力、补虚劳、壮筋骨"，故在该病例中应用甚为贴切。临床上，楮实子与千年健配合用使滋肾壮筋骨之力倍增。

9. 李跃华医案

张某，女，69 岁，2009 年 12 月 24 日初诊。

诉腰背疼痛 10 余年伴四肢间断抽筋半年来诊。患者目前乏力，腰背、肢体酸痛，在夜间及劳累后明显，腰部活动受限，夜间受凉后下肢抽筋，不能持重，手足欠温，纳食一般，饮用牛奶或饮食稍有不慎易发生腹泻，夜尿频，大便质稀。形体偏瘦，身高较前变矮。舌质暗，舌苔薄白，脉沉细。在中国中医科学院西苑医院门诊行双光能 X 线骨密度检查，提示腰椎 −3.5SD/ 股骨颈 −2.0SD。在外院行腰椎片提示：第 3 ～ 5 腰椎有压缩性骨折。

诊断：重度骨质疏松伴骨痛、腰椎压缩性骨折。

辨证：脾肾两虚兼有血瘀证。

治法：补肾壮骨，健脾活血。

方药：劲骨坚 3 号加减。

补骨脂 15g，骨碎补 10g，杜仲 15g，川牛膝、怀牛膝各 15g，当归 15g，川芎 15g，党参 30g，黄芪 30g，炒白术 12g，茯苓 15g，盐龟甲 15g

（先煎），细辛 3g，制川乌、草乌各 5g（先煎），吴茱萸 3g，肉豆蔻 10g，五味子 10g。给予 14 剂，日 2 次，每次 200mL，饭前 30 分钟服用。并嘱其避免腰部剧烈活动，适当补充维生素 D。

患者服药 2 周后，自觉腰背及肢体疼痛减轻，手足不温症状缓解，大便两日一行，成形。自觉口干，胃脘略胀。舌质暗红，舌苔薄白。依照上方，去肉豆蔻、吴茱萸、五味子，加用生地黄、熟地黄各 30g，陈皮 10g。遵上方略作加减，辨治约 3 个月余，患者腰背及肢体疼痛症状不明显，四肢不温改善，抽筋症状消失，二便调，纳眠可，生活能力较以往有很大的提高。

半年后复查骨密度提示腰椎 –2.4 SD/ 股骨颈 –2.0 SD，目前患者仍间断门诊维持治疗。

按： 该患者骨质疏松属于脾肾两虚兼有血瘀型，此型在老年骨质疏松症中最为常见，李教授运用劲骨坚 3 号加减治疗收到良效。方用补骨脂、骨碎补、杜仲、牛膝、龟甲等补肾壮骨，党参、黄芪、白术、茯苓等健脾益气，当归、川芎、牛膝、补骨脂、细辛、制川乌、制草乌等活血通经止痛。患者平素脾胃虚弱，气血生化乏源，久则先天失资，由脾及肾，肢寒怕冷，出现脾虚肾阳不足之便溏的症状，合用五神丸温肾健脾。服药 14 剂后，患者腰背、肢体疼痛及手足怕冷等症状有所缓解，但是大便两日一行，口干，舌质略红。老年患者体质薄弱，不赖温补，由于前方温药较多，服药后出现热药伤阴的苗头，故去肉豆蔻等，加用生地黄、熟地黄各 30g 滋阴清热，以防温药进一步化燥伤阴，加用陈皮健脾理气，以防滞脾。

10. 韩明向医案

李某，女，53 岁，合肥人。2015 年 11 月 16 日初诊。

主诉：腰背部反复疼痛 2 年余，加重伴下肢胀痛 1 月余。

刻下症见：面色萎黄，易疲乏，腰背部间断疼痛，双下肢胀痛，无明显压痛点，无四肢麻木，夜间疼痛加重，睡眠欠佳，饮食可，二便调，无多汗，时有怕冷。患者 48 岁停经，现身高无缩短，脊柱无后凸畸形，否认痛风、类风湿关节炎病史。曾服钙片、维生素 D 等改善不明显。骨骼 X 线表现常有边缘清晰的脱钙，多次检查骨密度提示骨量减少。血钙、血沉正常，类风湿因子阴性。舌红、苔薄白，脉沉细。

辨证：下元不足，瘀血阻络证。

治法：补肾填精，活血通络。

处方：淫羊藿 20g，川牛膝 15g，黄芪 18g，牡蛎 10g，白芍 20g，夜交藤 25g。14 剂，水煎温服，早晚 1 次。

二诊：药后诸症缓解，腰背部疼痛明显减轻，双下肢活动自如，面色渐红润。临床有效，效不更方，再服 20 剂。

三诊：药后腰痛基本消失，其他症状亦有改善。借制作膏方之际，随以此方为基作膏缓图，以求长期疗效。嘱平时户外练习八段锦，加强营养，调节情志等。

按：患者年过五旬，为绝经期女性，冲任之脉渐衰，肾阴阳失调，肾精、肾气亦衰。方以淫羊藿味甘入肾经，益精气，坚筋骨，使肾有所主。川牛膝，味甘入肾经，补髓填精，益阴活血，除腰背痛，瘀血除，则夜间痛减。黄芪味甘，可补诸虚不足，生气养血，使肾精、肾气充足，缓解神疲乏力等诸症。牡蛎味咸归肾经，《神农本草经》谓其"久服强骨节"；同时，其作为引经药，能引诸药同归肾经，达到强肾健骨之功。白芍味酸入肝经，缓急止痛，《名医别录》言："通顺血脉，缓中……腰痛。"夜交藤味甘入肾经，行经络，通血脉，养心神，治劳伤。方中牡蛎、白芍性微寒，又可防性温之淫羊藿、黄芪等，寒温并用，阴阳并调。且用药精而少，然剂量稍显较大，以求重剂起沉疴。配伍法度紧扣"肾虚血瘀"的病机，为临床防治骨质疏松的良方，值得推广。

11. 刘柏龄医案

李某，女，55 岁，退休职员。1999 年 8 月 15 日初诊。

主诉：腰背痛 2 年余。

病史：无明显诱因，自觉晨僵现象明显，四肢沉重，乏力，腰背酸痛，时轻时重，近 1 个月症状加重。50 岁绝经。服过大量盖中盖等，无明显效果。诊查：轻度驼背，活动轻度受限，脊柱广泛压痛，直腿抬高试验阴性。X 线片示，脊柱（胸腰段）后凸变形，各椎体呈鱼尾状改变，骨质疏松。

脉沉弦，舌质淡，苔薄白。

诊断：骨质疏松症（骨痿）。

辨证：肾虚髓减，脾弱精衰，骨失充养而致骨松变（骨痿）。

治法：补肾，益脾，壮骨。

方药：自拟补肾壮骨羊藿汤。

淫羊藿 25g，肉苁蓉 20g，鹿角霜 15g，熟地黄 15g，鹿衔草 15g，骨碎补 15g，全当归 15g，生黄芪 20g，生牡蛎 50g，川杜仲 15g，鸡血藤 15g，广陈皮 15g，制黄精 15g，炒白术 15g。每天 1 剂，水煎服。

复诊：8 月 29 日。服上药 2 周，症状逐渐减轻，唯睡眠欠佳。拟前方加夜交藤 25g、生龙齿 25g，嘱再服 2 周。

三诊：9 月 13 日。晨僵、腰酸背痛明显减轻，步履较前轻松、有力，睡眠好转。嘱仍按前方继续治疗月余，后服健骨宝胶囊而收功。

按：本病以肾虚等内在因素为根本，风寒湿邪及外伤、积累为外因。然本病虽属先天之肾气虚，本在先天，日久势必影响后天之脾胃，运化失职，营养补给不充，气血虚衰等症见。故其治当在补肾益精的同时，必须兼理脾胃以求全功，是治法之大要也。本病例是绝经后女性，其病因乃属肾脾俱虚之候，故治以自拟方补肾壮骨羊藿汤。药用淫羊藿入肝肾经，补命门，兴肾阳，益精气，以"坚筋骨"也，主腰膝酸软无力，肢麻，痹痛，为君药。合臣药肉苁蓉、鹿角霜之入肾充髓，补精，养血益阳，与君药相配伍，其强筋健骨之力益著。配熟地黄之滋肾阴健骨；骨碎补、鹿衔草入肾补骨镇痛；当归补血；黄芪、牡蛎、杜仲益气敛精，盖有形之血赖无形之气而生；鸡血藤活血补血，通经活络，止痛，以取"通则不痛"之功；黄精、白术、陈皮益气补精，健脾和胃，且可拮抗本方滋补药腻膈之弊，皆为佐使药。以上诸药相伍，有补命门、壮肾阳、滋阴血、填精髓、通经络、健脾胃、坚筋骨之功效。本方药临床应用 30 多年，疗效可靠，无任何毒副作用，但在辨证、审因、论治的基础上，加减变通甚为重要。

12. 孙同郊医案

患者，女，65 岁，2007 年 3 月 21 日初诊。

主诉：罹患腰背及四肢酸痛已 1 年余。

检查：血沉正常，类风湿因子阴性，右股骨 X 线摄片见骨密度明显降低，曾服钙片及多种维生素，并局部理疗等均无好转。

现症：面色苍白，形体消瘦，伴乏力气短，不耐劳作，不能久站，夜间常有下肢痉挛剧痛，腰背酸痛，双下肢麻胀、屈伸不便，食纳差，二便正常，舌质淡、舌体胖有齿痕，舌苔白，脉细缓。

诊断：虚痹证（骨质疏松症），阴阳气血亏虚、营卫不和证。

治法：益气温经，和营通痹。

方药：黄芪桂枝五物汤加减。

黄芪 30g，桂枝 10g，白芍 30g，党参 15g，白术 10g，当归 10g，鸡血藤 15g，伸筋草 15g，桑寄生 15g，怀牛膝 15g，丹参 15g，生姜 6g，大枣 9g，甘草 3g。7 剂。

服药后四肢酸痛明显减轻，两膝已能屈伸，原方加淫羊藿 15g，骨碎补 15g，菟丝子 15g。10 剂。

服后腰痛也基本消失，已能做体位改变较大的活动，守方继进 10 剂，并嘱适当锻炼、加强饮食营养等。

按：黄芪桂枝五物汤主治阴阳俱微、气血不足的血痹证，具有益气温经、和营通痹之效，临床应用广泛，除血痹证之外，大凡气血两亏、阳气不振、营卫不和、肌肤麻木不仁或疼痛者均有效。本例气血双亏，腰背酸痛，四肢麻胀、屈伸不利，舌淡胖有齿痕，脉细缓，与此方的脉证相符。在此基础上加当归、鸡血藤、丹参养血活血，化瘀通络；党参、白术助黄芪益气以助血运；伸筋草通经活络；桑寄生、怀牛膝强筋骨止痹痛。又因腰为肾之府，肾主骨，骨生髓，肾精亏损则骨骼失养而腰痛，故加淫羊藿、菟丝子、骨碎补补肾壮阳，强腰健骨。方中白芍用量 30g，寓有芍药甘草汤之意，有较好的舒筋缓急止痛作用。

13. 仇湘中医案

患者，女，54 岁，2016 年 12 月 15 日就诊，全身疼痛 4 年余。

患者诉 4 年前无明显诱因开始出现全身长骨及关节疼痛，行走困难，行关节 CT、脊柱 MRI、风湿全套等检查，均未见异常，一直未明确诊断，经非甾体类抗炎药（塞来昔布胶囊）口服、膏药（狗皮膏）外敷、针灸理疗等治疗措施，效果当时较好，但时好时坏，常反复发作，严重影响生活，为求中西结合系统治疗，遂前来就诊。既往体健，否认"高血压、冠心病"病史；否认"肝炎、结核"等传染病史；无药物及食物过敏史；已绝经3年。

现症见：全身关节疼痛明显，肌肉酸软、乏力，尤以腰背部直腰困难，行走需扶拐进行，双下肢夜间偶发抽搐，怕冷；平素饮食乏味，大便稀溏不成形，1～2次/天，偶发腹痛，喜温喜按；睡眠不佳，辗转反侧，难以入睡，多梦，夜间最多可睡2～3小时；小便正常。

查体：全身骨关节及长骨轻压痛，各关节活动度尚可；脊柱无明显侧弯及后凸畸形，棘突叩击痛（+），头顶叩击试验（+－），四肢肌张力正常，肌力Ⅳ级，生理反射较弱，病理反射未引出。舌质暗淡，苔薄白，脉细涩。辅助检查：双下肢 X 线片（含膝关节）示：双下肢骨皮质较常人变薄，胫骨两端骨小梁稀疏，双膝关节骨质增生明显，骨节间隙变窄。腰椎骨密度测定：T 值 =-3.2；髋关节骨密度测定：T 值 =-3.5。

西医诊断：原发性骨质疏松症（重度）；中医诊断：骨痿。

辨证：肾阴阳两虚，脾阳不足，瘀血阻络。

治法：补肾健脾，强筋健骨，化瘀通络。

方药：补肾强骨汤加减。

黄芪 25g，白术 15g，熟地黄 25g，淫羊藿 10g，补骨脂 15g，三七10g，丹参 15g，党参 15g，白芍 25g，当归 10g，柴胡 10g，酸枣仁 15g，杜仲 15g，菟丝子 10g，珍珠母 30g，甘草 5g。30 剂，1 剂/天，水煎服，分两次口服。

二诊：2017 年 1 月 20 日。全身疼痛、乏力症状明显好转，现已能脱拐行走；睡眠质量显著提高，可熟睡 5 小时左右；大便溏泄次数渐少，食纳较前明显变佳。拟原方加减，处方：黄芪 15g，丹参 15g，三七 10g，全蝎 4g，牛膝 15g，薏苡仁 25g，白芍 25g，白芷 10g，白术 15g，补骨脂

12g，党参 15g，枸杞子 12g，杜仲 12g，泽泻 10g，木香 10g。15 剂，水煎服，1 剂 / 天，分两次口服。

按： 该患者系"肾阴阳两虚，脾阳不足，瘀血痹阻"之本虚标实证。补肾强骨汤中重用熟地黄、黄芪共为君药，具有益精填髓、健脾益气升阳之功，此两药相配，有"先后天同治"相得益彰之妙用。淫羊藿、杜仲、菟丝子、补骨脂补肾阳，强筋骨，同时还能温脾止泻；党参、白术增强君药黄芪健脾之功；丹参、三七活血化瘀，祛血中之瘀滞，共为臣药。柴胡、当归、白芍入肝经，养血柔肝疏肝，一散一收，取肝"体阴而用阳"之用意，另外肝血充沛，筋脉得养，达到"筋骨并重"之目的；珍珠母、酸枣仁相配，重着降逆、养心安神，以上共为佐药。甘草为使，调和诸药。纵观全方，标本兼治，配伍灵活，主次分明，最终达到补肾健脾、化瘀通络之目的。

14. 邓伟民医案

李某，女，63 岁，2015 年 10 月 22 日初诊。

主诉： 腰背部疼痛，活动受限 20 天。患者因提重物时突感腰背部疼痛，伴行走活动受限，咳嗽、喷嚏、腰部活动时疼痛加剧，平卧休息时疼痛稍缓解，双下肢无麻木感，无双下肢放射痛。平素神疲乏力，形体消瘦，五心烦热，潮热汗出，腰膝酸软，易发腿抽筋。自发病以来精神差，纳食差，睡眠一般，体重无明显变化，大便每天 2 次，便稀，小便正常。舌质红、少苔，脉沉细。X 线检查示：腰椎退行性改变，胸 12 及腰 1、4 椎体变扁。骨密度检查示：腰 1-4 椎体 BMD：0.538，T 值：−4.8。

西医诊断：①绝经后骨质疏松症；②腰椎退行性改变。中医诊断：骨痿（肾阴不足，脾气虚弱）。

治法：补肾滋阴，益气健脾，兼以祛瘀。

方药：补肾壮骨方加减。

鹿角胶、龟甲胶、水蛭各 6g，山药 30g，白术、骨碎补、枸杞子、女贞子、旱莲草各 20g，茯苓、三棱、莪术各 10g。7 剂，每天 1 剂，水煎服。嘱其避免腰部剧烈活动，适当补充钙剂。

10月27日二诊：腰背部疼痛缓解，活动度较前好转，精神改善，纳食增加，大小便正常，余无不适，守上方减山药为20g，白术为10g，去三棱、莪术，加赤芍20g，三七粉3g，续服。

11月4日三诊：腰背部疼痛明显缓解，活动基本不受限制，纳食正常，睡眠正常。二诊方减水蛭为3g续服，服用3个月。

6个月后，门诊进行随访，患者腰背部疼痛基本消失，活动如常。X线检查示：腰1椎体压缩性骨折术后，腰椎退行性改变。骨密度检查示：腰2-4椎体BMD：0.628，T值：-4.2。嘱其继续口服钙剂及维生素D，定期监测肝肾功能。

按：本例患者为绝经后女性，素体肾阴不足，复加外伤闪挫，发为本病，故组方以鹿角胶、龟甲胶补肾滋阴，强筋健骨；佐以枸杞子、女贞子、旱莲草加强补肾滋阴之效；辅以山药、白术、茯苓补后天脾胃，以养先天；佐以水蛭、三棱、莪术破血通经，祛瘀止痛，达到补肾滋阴，益气健脾，兼以祛瘀功效。二诊患者疼痛症状改善，改三棱、莪术为赤芍、三七粉，防祛瘀而伤正之弊。三诊症减，减小水蛭用量，以期缓治之效。

15. 岳美中医案

杨某，女，55岁，北京市延庆县农民。1973年11月17日初诊。

自1971年以来，每于饭后腹痛，过去以"胃下垂"治疗，效果不佳，延及1972年，因腹痛加重，伴恶心呕吐，住某县医院诊为"结核性腹膜炎，肠粘连"。在住院期间出现头晕及四肢水肿，经用抗结核药物治疗2个月有余，病情好转出院。腹痛、恶心呕吐减轻，但仍有水肿，又断续服用利尿药八九个月，水肿消退。直至目前，每遇到吃凉饭不适时仍有腹痛、肠鸣、大便稀薄。一般情况下二便尚调，睡眠尚可，纳少。1972年11月，因感冒发热全身疼痛，经用青霉素、链霉素后热退，但仍全身疼痛，两胁腰部、两肩关节周围、两臂部及大腿痛重，活动时尤胜，走路需扶拐，畏寒，天气变化时疼痛加重。至1973年10月开始，疼痛逐渐加重，活动困难，曾服大活络丹40丸及其他止痛药物，效果均不显，故来院治疗。既往无其他病史，患者自幼生长于农村，未去过外地。查体：强迫体位，变换体位时困难，身体消瘦，营养欠佳，两侧第 11/12 肋骨压痛明显。舌苔薄，脉细。余无阳性体征。

化验检查肝功正常，血磷 162mg/L（正常 300～500mg/L），血钙 800mg/L（正常 900～1100mg/L），碱性磷酸酶 35.5U（正常 5～12U），尿酸 120mg/L（正常 200～400mg/L），尿钙 51～70mg/24h（正常 200～300mg/24h），血沉 18mm/h。血常规：血红蛋白 120g/L，红细胞 4.6×10^{12}/L，白细胞 9×10^9/L，中性粒细胞 0.72。心电图大致正常。

诊断：骨质疏松症。

药物治疗：住院期间，补充钙剂、维生素 D，先后给予补气养血、舒筋活络、活血化瘀等方剂。

二诊：12 月 18 日。经用药治疗，上述症状无明显改善。诉全身活动则痛，两胁痛甚，腰及两腿痛，尿黄，大便少，纳差。查舌苔薄白，脉象细弦。处方：独活 6g，细辛 3g，熟地黄 30g，山茱萸 12g，菟丝子 12g，川断 6g，杜仲 12g，川牛膝 12g，补骨脂 9g，鹿角霜 9g，胡桃仁 2 枚（咀服）。功效：助阳、补肾、温经。主治：骨质疏松症。用法：水煎服，日 1 剂，分 2 次服。7 剂。

三诊：12 月 25 日。患者自 12 月 20 日开始感到身上轻快，疼痛减轻，两胁及两腿疼痛均较前减轻，效不更方，停用西药。至 12 月 27 日，上肢活动较前灵活，自己能穿衣、梳头，腰已不痛。第 11、12 肋骨压痛明显减轻，下肢每于初下地走路时疼痛，活动后即减轻，已 2 天不服止痛片，嘱出院后将原方再服一段时间，以巩固疗效。

按：本例患者素有胃下垂、腹痛肠鸣、大便稀薄等症，本为虚寒之体，初冬感寒发热，应视为少阴表证，而以麻黄附子甘草汤发汗，因失治而内传，在经为少阴，在脏为肾，肾之合为骨，全身凡肩、臂、腰、腿无处不痛，系内传之邪，从肾之合而为病。大活络丹系驱皮脉筋肉间寒邪之方，故无效验。根据肾骨相生关系，取助阳补肾专方青娥丸加菟丝子、熟地黄、山茱萸兼补肾阴，以增其生骨之能力；更加鹿角霜与骨同类相求以助之；再加独活、细辛以温经，川断、牛膝以止痛。虽乃标本兼顾，而主旨在于滋填。肾阳日壮，肾精日充，骨自坚强，其痛自止，此时西药钙剂等有助于骨质再生，与中药殊途同归，终使病症向愈。因出院时未做 X 线拍片以观察骨质变化，故尚不能据此分析中西医结合医治骨质疏松的疗效，但对骨痹治疗，则可肯定补肾温经为其大法。

16. 彭太平医案

李某，女，66 岁，省体委退休职工。

患者自 47 岁开始感腰酸背痛，四肢乏力，双膝冰冷，休息可缓解，稍做家务事则加重，冬春季症状加重，夏秋季症状较轻。病情逐年加重，至 2001 年 12 月发展至不能起床，动则腰背剧痛，服用止痛药无效。X 线摄腰椎正侧位片示：腰椎广泛性退变，椎体前后缘及椎间关节增生，骨纹理稀疏。骨密度测定：L2 ～ L4 BMD 平均值 –3.78，Neck–2.75，GT–2.66。舌质暗，苔薄白，脉沉细涩。

辨证：肾阳虚血瘀。

方药：自拟方骨密葆汤加减化裁。

骨密葆汤方由川杜仲 15g、淫羊藿 10g、补骨脂 10g、丹参 15g、山茱萸 10g、黄芪 15g、胡桃肉 10g 等组成，并加巴戟天、当归尾、熟地黄、川芎、赤芍。

二诊：服药 10 剂后，患者腰背痛症状明显减轻，肢冷形寒也有明显改善，饮食有所增加，口稍干，欲饮凉开水。在原方中除巴戟天，加麦冬，再进 10 剂，口干感消失，腰背痛症状控制，每天能起床活动，并能适当从事家务劳动。后继续服药 3 个月调理，症状消失。

按：肾阳为命门之火，元气之根，全身阳气之本；血液的循环和瘀血的消散都须靠肾气的激发和推动，若肾气虚弱，必导致瘀血形成。正如《医林改错》所谓"元气既虚，必不能达于血管，血管无气，必停留而瘀"。本例患者由于肾阳亏虚，日久成瘀，而腰为肾之府，肾主骨，肾阳亏虚，肾精不足，骨髓不充，不能温煦滋养腰背，故腰酸背痛，四肢乏力，双膝冰冷；劳则气耗，故遇劳更甚，休息减轻；瘀血阻滞经脉，以至气血不能通畅，经脉闭塞，不通故痛。舌质淡，脉沉细涩，为阳气虚衰、血脉淤塞之象。

17. 王继先医案

曹某，女，67 岁。2011 年 6 月 8 日初诊。

患者诉自 50 岁始感腰酸背痛，双膝冰冷，四肢乏力，少气懒言，食少便溏，休息可缓解，稍做重活则加重，症状冬春为重，夏秋较轻，病情逐年加重，至 2005 年 3 月发展至不能翻身坐起，动则腰背剧痛，服用止痛药无效。腰椎正侧位 X 线片示：椎体前后缘及椎间关节增生，腰椎广泛性退变，骨纹理稀疏。骨密度测定示：骨质疏松。舌质黯、苔薄白，脉沉细涩。

本病病位在肾，病理性质为本虚标实，肾虚为本，诸身疼痛为标。故治当标本兼治，以补肾壮骨、通络止痛为法。

方药：骨质增生丸。

熟地黄 60g，骨碎补 45g，肉苁蓉 30g，鸡血藤 45g，海桐皮 15g，鹿衔草 15g，党参 20g，白术 15g。常法煎服。

2 周后复诊：上述症状逐渐减轻，已能翻身坐起，但腰背部仍感酸痛不适。效不更方，继予上述中药加减对症治疗半年，并嘱其加强豆类制品摄入，多饮牛奶，多日照，腰背部酸痛症状明显减轻。

按： 王老认为，本案骨质疏松患者年老体虚，肾虚骨空为发病之本，周身疼痛为之标，治当着重补肾壮骨、通络止痛。在遣方用药方面，熟地黄、肉苁蓉补肾中之阴阳以治其本；骨碎补、鹿衔草补肾健骨以镇痛，且有佐肉苁蓉壮阳之功；鸡血藤、海桐皮养血通络以镇痛，又有佐熟地黄养阴之效。四药相辅，补肾通络镇痛以治病之标。诸药相合，有补肾益精、壮骨镇痛之功效，加之患者少气懒言，食少便溏，用药当顾护胃气，予党参、白术益气和胃。

18. 陈秋医案

邓某，女，57 岁。2016 年 1 月 14 日初诊。

主诉：双下肢冷痛 1 年，伴胁胀痛 1 月。

症见：表情焦虑，神疲，舌紫暗，脉涩。自诉双下肢冰如铁，怕风伴游走性疼痛，裹多层棉衣仍如裸，上半身偶发热伴冷汗出，身如两截，纳可，二便可，长期口服艾司唑仑仍彻夜不寐，1 年前因子宫肌瘤行子宫及附件全切术，有因胸椎压缩性骨折输注密固达治疗史，长期口服阿法骨化醇、钙尔奇。近期血生化：总胆固醇（TC）：6.72mmol/L，低密度脂蛋白胆固醇（LDL-C）：4.64mmol/L，肌酐（Cr）：49μmol/L，汉密顿焦虑量表得分29，汉密顿抑郁量表得分18。骨密度检查示 T 值：Ward's 三角区：–3.05；腰 1（L1）：–2.84；腰 2（L2）：–2.34。

诊断：骨痹。

辨证：肝肾阳虚、气血郁滞证。

治法：补肝温阳，理气活血。

方药：骨松汤加味。

生黄芪 40g，党参、制首乌、生白术、淫羊藿各 20g，茯苓 15g，桑寄生、杜仲、续断、当归、龟甲、鳖甲、姜黄各 10g，枳壳 5g。6 剂，每天 1 剂，水煎服，每天 3 次，嘱患者畅情志，适量户外运动，谨防摔倒。

2016 年 1 月 21 日二诊：胁痛消失，双下肢疼痛明显减轻，但仍发凉、失眠，上半身汗出有增多，腹稍胀，大便偏溏。加龙骨、牡蛎各 25g，山茱萸 10g，白芍 20g，枳壳加量至 10g，去制首乌，10 剂。

2016 年 1 月 30 日三诊：心情舒畅，近 3 天夜卧下肢已暖，无明显疼痛，口服艾司唑仑后能夜寐 4～5 小时，无腹胀，大便可。

按：该患者系绝经后女性，其首诊基本情况提示患有重度骨质疏松，且合并有焦虑、抑郁，已严重影响生活，中医辨证属于肝肾阳气不足，然章虚谷云："人身生阳之气根于肾脏，始发于肝木。"故单从传统脾肾瘀血论治其效果可能有限。陈教授遂选用主要体现其"以肝为中心调控脏腑气血"的骨松汤进行辨证论治，其效果显著。该方君药黄芪，乃张锡纯所云"为补肝之主药"，性温而能升，再合用当归之类以益气养血，补肝之体，起提纲挈领的作用。此患者有明显的寒热错杂症状，故佐以龟甲、鳖甲，合淫羊藿之品以调和阴阳，增强益气之功。肝气虚则疏泄无力，最易导致气滞，一般只需伍以小剂量枳壳，随肝气得补即可舒畅气机，然该患者二诊时出现腹胀，故在继续补益肝气的同时，适度加大枳壳剂量；而其大便偏溏与患者本身脏腑阳气不足有关，亦考虑当归、制首乌滑肠所致，故二诊时弃用首乌。肝性温升，补肝气、肝阳时当温升而不燥，在该患者治疗过程中，当患者出现上半身汗出增多时，及时选用龙骨、牡蛎、山茱萸、白芍以酸收、敛降，诚可谓用药精当，以常达变之典范。

19. 陈海鹏医案

患者，女，52岁。2016年6月13日初诊。

主诉：腰背部疼痛无力3年余。

患者50岁绝经。3年前无明显诱因出现腰背部疼痛无力，呈持续性酸痛，休息后不能缓解，因伴月经紊乱、潮热，曾就诊于妇科诊断为绝经综合征，按妇科专科治疗后月经紊乱好转，但腰背部酸痛无力未见改善，自予外用膏药稍缓解。其后腰背部酸痛逐渐呈刺痛，痛点固定不移，伸举无力。

查体：腰部无明显畸形，腰椎各方向活动稍受限，腰背肌肉紧张，腰椎各棘突压痛、叩击痛明显，双下肢直腿抬高试验阴性，仰卧挺腹试验阴性，双下肢肌张力正常，生理反射存在，病理征未引出。腰椎正侧位DR片示：腰椎生理曲度变直，所示腰椎椎体骨质疏松。

刻下症：腰背部疼痛，呈刺痛，痛点固定不移，伸举无力，夜尿频，大便不成形，舌胖紫暗、苔少，脉弦细。

西医诊断：绝经后骨质疏松症；中医诊断：腰痛病（肾虚血瘀型）。

治法：补肾壮骨，活血止痛。

方药：骨坚方加减。

熟地黄10g，杜仲10g，山茱萸10g，鹿角胶（烊化）3g，骨碎补10g，牛膝10g，黄芪20g，甘草3g，三七（研末冲服）10g，丹参9g，川芎10g，续断10g。7剂，水煎服，每日1剂，分早、晚2次饭后温服。同时配合西医基础补充剂碳酸钙D_3片（惠氏制药，国药准字H10950029，每片含碳酸钙1.5g），每次1片，每日1次，口服；骨化三醇胶囊（罗氏公司，国药准字J20050021，规格0.25μg），每次0.25μg，每日2次，口服；并指导患者饮食和功能锻炼。

2016年6月20日二诊：服药后，患者腰部仍感刺痛，但疼痛程度较前减轻，伸举无力，夜尿频，大便不成形，舌胖紫暗，苔少，脉弦细。继服前方7剂。同时配合初诊时西医基础补充剂方案治疗，并指导患者饮食和功能锻炼。

2016年6月27日三诊：服药后，患者诉腰背部疼痛明显减轻，腰椎各方向活动尚可，伸举较前有力，但易感乏力，夜尿频，大便不成形，舌胖暗，苔薄白滑，脉沉细。调整处方如下：熟地黄10g，杜仲10g，山茱萸10g，鹿角胶（烊化）3g，骨碎补10g，牛膝10g，黄芪20g，甘草3g，三七（研末冲服）5g，丹参9g，川芎10g，当归10g，肉桂5g，菟丝子10g，白术10g。14剂，水煎服，每日1剂，分早、晚2次饭后温服。同时配合初诊时西医基础补充剂方案治疗，并指导患者饮食和功能锻炼。

2016年7月11日四诊：服药后，患者诉偶感腰背部疼痛，腰椎各方向活动尚可，对日常生活已无明显影响，其余症状也渐好转，舌胖暗，苔薄白滑，脉沉细。仔细查看患者后予继服前方7剂。同时配合初诊时西医基础补充剂方案治疗，并指导患者饮食和功能锻炼。

按：本案是绝经后骨质疏松患者，病史3年余，结合舌脉，属于肾虚血瘀型。病情变化体现"久病致瘀"的病理特点，从瘀论治应贯彻始终，故治疗应标本兼顾，治以补肾壮骨、活血止痛为法，方拟骨坚方加减。患者初诊时以血瘀症状为主，故在骨坚方基础上加大三七用量，并加续断以增强活血化瘀止痛之功。经治疗，患者腰背部疼痛明显减轻，提示标实——血瘀症状改善，而表现以乏力、夜尿频、大便不成形等本虚——肾虚（肾阳虚）症状为主，故在骨坚方基础上加白术以益气健脾，加当归、肉桂、菟丝子以温阳补肾。患者四诊诸症好转，已对日常生活无明显影响，故可续标本兼顾之法，以补虚为主，治病以固本。中医学认为："肾主骨生髓，其充在骨。"《灵枢·本脏》曰："是故血和则经脉流行，营复阴阳，筋骨劲强，关节清利矣。"表明筋骨强劲离不开血气调和，经脉通利。

20.何东仪医案

王某，女，50岁。2014年5月15日初诊。

RA病史20余年，四肢多关节肿痛加重2月入院。刻下：患者感腰背疼痛，活动受限，左侧髋部酸痛、胀麻，夜重昼轻，腰膝酸软无力，畏寒肢冷，面色苍白，神疲倦怠，纳差，小便清长，舌淡有瘀点，苔白，脉沉细弱。骨密度仪测定：腰椎 L1-L4 平均值 T−2.84SD，股骨颈平均值 T−2.55SD。血尿常规、肝肾功能、血钙、血磷正常。ESR33mm/h，CRP18mg/L。抗 CCP 抗体 1220RU/mL，IgM-RF 438U/mL。

诊断：类风湿关节炎继发骨质疏松症。

辨证：肾阳不足、瘀血阻络证。

治法：温补肾阳，强筋壮骨，益气健脾，活血通络。

药物：西药予醋酸泼尼松片 3mg，口服，每日 2 次；甲氨蝶呤（MTX）10mg，每周 1 次，口服；青霉胺 0.125g，每日 3 次，口服，控制 RA 病情。再给予阿法骨化醇 0.25μg，每日 1 次，口服；钙片促进钙吸收基础治疗。

处方：制附子 10g，仙茅 30g，巴戟天 15g，淫羊藿 12g，菟丝子 15g，黄芪 15g，白术 10g，当归 10g，全蝎 5g，鸡血藤 15g，香附 10g，煅龙骨、煅牡蛎各 30g，五味子 10g。每日 1 剂，煎服。

3 个月后复诊：腰背部疼痛减轻，活动度较前好转，髋部酸痛胀麻减轻，手足温，纳食增加，周身较前有力。原方仙茅减量至 15g，醋酸泼尼松片减量至 2mg，每日 1 次，口服。

2014 年 10 月 25 日复诊：腰背疼痛症状较前明显减轻，床上自如翻身，日常活动基本不受影响，饮食正常，睡眠正常。守方续服。

按：何师认为类风湿关节炎继发骨质疏松的发病责于肾虚，而脾虚血亏、瘀血、外感风寒湿邪是发病的重要原因。因此，辨证应属本虚标实，本病病位在肾，脾肾阳虚为本，血瘀为标。治疗应以温补肾阳为主，兼顾肝脾，辅以活血祛瘀为原则。方中以仙茅功能温肾壮阳、强筋骨、祛风湿，制附子温阳止痛，两药合用以温补肾阳，强壮筋骨，为君药。菟丝子、巴戟天、淫羊藿补肝肾，益精血，强筋骨为臣药。佐以黄芪、白术益气健脾；当归活血补血；全蝎、鸡血藤活血通络；香附理气止痛；煅龙骨、牡蛎收敛固涩。其中五味子滋补肾阴、收敛固涩，为阴中求阳之品。诸药合用，共奏温补肾阳、强筋壮骨、益气健脾、活血通络之功。

21. 黄桂成医案

患者，女，60岁，2017年2月18日因腰背酸痛8月余、加重伴四肢疼痛4个月初诊。经问诊得知，患者12年前因患子宫肌瘤在当地医院行子宫次全切除术，手术后停经，后经雌二醇、维生素D等药物治疗均无好转。现症状：面色晦暗，少气懒言，神疲乏力，畏寒怕热，易出汗，腰脊疼痛隐隐，下肢屈伸不利，纳差，口微苦，二便正常，舌淡红有齿痕、苔薄白，右脉沉弱、左脉沉细弱。经检查，红细胞沉降率正常；类风湿因子（－）；腰椎X线片显示：骨密度降低，椎体呈鱼尾状，有较明显脱钙区。

西医诊断：骨质疏松症；中医诊断：骨痹。

辨证：肾精亏虚兼气血虚弱。

处方：淫羊藿15g，肉苁蓉15g，熟地黄15g，山茱萸10g，蜈蚣1条，全蝎3g，白芍10g，当归10g，川芎10g，茯苓15g，黄芪20g，白术10g，鸡血藤15g，合欢皮15g，桂枝8g，甘草10g。共7剂，日1剂，早晚两次分服。

2017年3月1日二诊：服药7剂后，腰痛症状有所减轻，下肢屈伸自如，精神状态较初诊有所改善，但寒热交替症状仍时发时止。黄老师认为："急则治其标，余疾缓图之。"遂在原方基础上加知母10g、黄柏10g，取知柏地黄丸之意；另去川芎、当归，加补骨脂10g、地龙10g，以增强扶正、祛痰瘀顽邪之效。共10剂，日1剂，早晚两次分服。服药后，畏寒怕冷症状明显减轻，腰痛症状基本消失，气色良好，走路轻盈，肢体协调，但锻炼时间稍长腰痛症状仍见，遂嘱其适度锻炼。续守前法，原方加减善后。

按： 本案患者为绝经期女性，属肝肾亏虚、气血虚弱，治以补肝肾、益气血、通经络。方中淫羊藿、肉苁蓉补肾益精，温阳以通络；熟地黄补肝肾，补益阴精，与温肾壮阳之品配伍，取其阴中求阳之用；山茱萸补益肝肾，补肝气以助疏泄，使气机调畅而不停瘀滞；蜈蚣、全蝎乃搜风通络动药，以剔除深居骨骼之痰瘀；白芍养血敛阴柔肝，宗筋舒肝，肝柔则诸筋张弛有力，经络柔韧，血流顺畅；当归补血活血；川芎乃血中气药，活血化瘀；"百病皆由痰作祟"，用茯苓以治痰湿入络，治无形之痰兼有补益之功；黄芪、白术健脾益气，使气行则血行，血行则瘀去，瘀去则络通；鸡血藤补血行血，且能舒筋通络；加合欢皮之意有二，其一：解郁、调畅情志以安心神，其二：防其肝郁而致血瘀之变；桂枝、甘草仿小建中之意。二诊病情虽有好转，但正气仍不足，余邪尚存，遂守原方补肝肾、益气血、通经络之意，加补骨脂、地龙以增强扶正通络之功，方证切合，则药到病除。

22. 刘文峰医案

患者，男，37 岁，主因乏力 3 年，发现骨质疏松伴间断腰痛 1 年就诊。患者于 3 年前无明显诱因出现乏力、腰痛，活动后加重，未予重视，直至 1 年前出现腰痛并于体检时查骨密度发现骨质疏松，饮食运动疗法无效后于当地进一步检查甲状旁腺激素、电解质、甲状腺功能无异常，补钙及服用仙灵骨葆治疗后仍无效，遂来本市诊疗。就诊时患者精神可，腰痛，乏力，活动后加重，下肢酸胀感，纳可，二便可，体质量无明显变化，舌体瘦小，质淡，苔薄白，脉细。既往体健，否认吸烟史，偶饮酒。骨骼发射单光子计算机断层扫描（ECT 检查）：①未见典型代谢性骨病病变图像。②全身骨代谢活跃，结合病史，符合骨质疏松。骨密度（BMD）：腰椎平均 T 值 –1.9，全身 T 值 –1.8。25 羟基维生素 D 79.52nmol/L，血清骨钙素 25.48ng/mL，Ⅰ型胶原羧基端片段 0.75ng/mL，总Ⅰ型前胶原氨基端肽 38.74ng/mL。24 小时尿钙 10.50mmol/24h，血钙 2.40mmol/L，排除其他疾病后，考虑为原发性骨质疏松。患者身高 164cm，体质量 52kg。予骨化三醇每日 0.5μg，治疗效果不理想。

方药：壮骨一号方。

熟地黄 20g，山茱萸 12g，山药 12g，牡丹皮 9g，茯苓 9g，白芍 10g，淫羊藿 9g，知母 10g，黄柏 9g，鸡血藤 15g，威灵仙 12g，杜仲 6g，鹿角胶 3g(烊化)，煅牡蛎 15g，怀牛膝 12g，丹参 9g，白术 9g。7 剂，水煎服，每日 1 剂，分早晚 2 次温服。

二诊：患者腰痛及下肢酸痛感明显减轻，仍有乏力，略感口干，舌体瘦小，质淡，苔白，脉细。原方去鹿角胶加黄芪 15g，14 剂，煎服法同前。

三诊：患者诸症明显好转，纳可，二便可。复查血钙2.35mmol/L，尿钙8.55mmol/24h，原方减煅牡蛎继续服用，因骨代谢需要时间，嘱患者3个月后复查骨代谢指标。

按： 刘主任认为骨质疏松属虚实夹杂、本虚标实证，虚为脾肾亏虚，实为风寒湿瘀，治疗应补虚扶正祛邪，标本兼顾方能取得良好效果。本例患者平日劳作消耗，检查示全身骨代谢活跃骨吸收增加，为劳损耗伤阴精，肾精亏损致阳热内扰、煎灼髓质所致；肾藏精，精化气，肾精亏虚则气化失源，加之内热扰动，致使肾脏失于封藏和固摄，故会出现血钙并不低而尿钙排出增多的现象。腰为肾之府，肾精亏损则腰痛，脾虚生化乏源则乏力、瘦弱，治当填精固肾健脾、活血祛风除湿。本方以六味地黄丸加减化裁，方中以地黄滋阴补肾，白芍养血滋阴，白术健脾益气为君；淫羊藿祛风湿强筋骨，又助白术、白芍益脾补血，怀牛膝补肾活血祛湿、强腰膝，杜仲补肝肾、壮筋骨，威灵仙、鸡血藤祛风除湿、养络止痛，共为臣；肝肾同源、精血互生，精不足者补之以味，故以鹿角胶补益肝肾以益精养血为佐；知母、黄柏养元阴、清虚热，丹参活血化瘀而不燥，又兼有益气之效，其寒凉之性亦可矫鹿角胶之温性，煅牡蛎养阴潜阳固精兼护胃抑酸，共为佐使。全方补益与祛邪并用而以补益为主，补益而不骏，祛邪而护正，标本兼治，共奏健脾补肾、填精壮骨之效。其立法潜方用药紧扣病机，故治疗效果颇为显著。

23. 石印玉医案

房某，女，70岁，因"双侧髋关节及大腿疼痛半年"于2003年8月18日初诊。

患者就诊时诉双髋关节及大腿前内侧疼痛半年，疲劳无力，整天卧床，无腰痛及下肢麻木放射痛，并伴有肩背疼痛。舌质红，舌苔薄，脉细。检查示：脊柱活动好，无压痛及叩击痛，双侧直腿抬高试验阴性，左下肢滚动试验阳性，"4"字试验阳性。骨盆X线摄片（双髋关节）示退行性变。腰椎X线摄片示：骨质疏松，L4和L5似有变形。骨密度检查示骨质疏松。石师认为系脾肾虚弱，精血亏虚，骨骼脆弱无力，而发本症。

西医诊断：骨质疏松症；中医诊断：痹证。

治法：补肾，调和阴阳，辅以对症治疗。

处方：熟地黄 30g，半夏 12g，陈皮 10g，苍术 10g，炙鸡内金 5g，知母 12g，黄柏 12g，仙灵脾 15g，延胡索 15g，金银花 15g，黄芪 30g，牡丹皮 6g，泽泻 15g，竹三七 15g。先予以 10 剂。

2003 年 8 月 28 日复诊：自诉髋部、大腿、肩背处痛楚较前好转，时觉肋弓疼痛。舌苔腻，脉弦。原法有效，加味再进。方用：熟地黄 30g，半夏 12g，陈皮 10g，山药 15g，山茱萸 10g，附片 9g，知母 12g，黄柏 12g，生白术 30g，肉苁蓉 15g，延胡索 15g，鸡内金 5g，远志 15g，莪术 20g，黄芪 30g，竹三七 12g，全蝎粉 1g（冲），蜈蚣粉 1g（冲）。续服 30 剂。

4 周后随访，症情显著改善，大腿痛基本未作。

按： 根据"肾主骨"的理论，肾虚是骨质疏松的发病关键，故治疗宜补肾壮骨，若肾精充足，则筋骨坚硬有力。脾虚则肾精亏虚，骨骼失养，骨骼脆弱无力，以致发生骨质疏松。故治疗宜兼补气活血，健脾调肝。

二、名家医话

1. 诸方受

诸师认同"骨质疏松症的病机为五脏虚损"这一观点，并认为首先由于肾中阳气虚衰所致。诸师还认为骨质疏松症与脾胃功能密切相关。年老脾胃虚弱，水谷精微化生不足，导致肌肉骨髓失养，四肢不用，脾虚不能充养先天，又会导致肾精不足，筋骨失养，骨痿不用。脾肾的亏虚通常尤以阳气虚衰为主，临床表现为脾肾阳虚的证候。骨质疏松症患者年高体弱、脾胃虚弱，水谷精微化生不足，先后天之气皆失养，宗气化生不足，必然导致气虚，气虚水液代谢失常，水湿内停，寒湿丛生，所以临床还常表现为气虚证候。老年人肾中精气不足，因为肝肾同源，肝又主筋藏血，肾精不足，必然导致肝的阴血不足，肝肾阴精不足，所以临床还会出现阴虚一类证候。诸师指出瘀血也是骨质疏松症患者重要的病理基础，其认为骨质疏松症的发病总由脾肾阳气虚衰，肝肾阴血不足，气血津液代谢失常，筋骨失其濡养而致。

诸师认为治疗骨质疏松症首重温肾，其骨质疏松症常驱邪与扶正并重。阳气虚衰，津液运化失常，寒湿内生即为邪，寒性收引，湿性黏滞，影响脉络的通畅，常是引起疼痛的主要原因。所以温肾宣痹汤以一个"宣"字来宣散寒邪、宣化湿邪。诸师治疗骨质疏松症还重视调理脾胃。脾胃是人体气机运化升降的枢纽，调理脾胃，五脏有养，气血自流，筋骨自健。诸师对血瘀证骨质疏松症的治疗亦取法于温通宣化。寒凝则血瘀，气虚则血滞，通过温脾肾之气，达到气行则血行。对于阴虚型骨质疏松症的治疗，在调补脾肾的基础上，佐以咸寒之品以滋阴潜阳。

组方用药特点：诸师在辨证的基础上，常以温肾宣痹汤加减治疗骨质疏松症。处方组成：薏苡仁、葛根各 15g，茯苓 12g，天麻、狗脊、桂枝、木香、泽泻、附子、炒白术、生甘草各 10g，北细辛 6g。方中以附子、细辛、桂枝相伍，是取麻黄附子细辛汤之意，治疗素体阳虚，或寒邪直中少阴，伤伐肾阳，而兼有表证的代表方剂。《伤寒论》："少阴病，始得之，反发热，脉沉者，麻黄附子细辛汤主之。"诸师认为临床多数骨质疏松症患者表证并不严重，常有肾阳虚的一系列表现，故以桂枝代麻黄，去其发汗之性，增其益火之源、温通经脉功效。诸师认为附子能引补气药行十二经，以恢复失散之元阳，与桂枝、细辛配伍，引发散药开腠理，以驱逐表里之阴寒，温少阴之肾气；与桂枝、白术等温里药相伍，能引温暖药达下焦，以祛除在里之寒湿。此外以狗脊温肾壮阳，阳虚寒盛者酌加鹿角胶，填补肝肾之精，使化生有源，阳得以生。骨质疏松症患者常表现为项背腰脊疼痛，腰背项脊为太阳经循行部位，风寒湿邪客于腰脊，损伤阳经气血，致使阳气受损，阳气不足，气血阻滞不通，痹痛丛生，头目眩晕，日久损及阴血，可见肢体麻木。对此诸师用附子、细辛配葛根升诸阳经气血以温经通络、充髓填海，葛根入太阳经可领诸驱寒药直达病所，使阴霾自去，日照当空；配天麻以祛风除湿止痛，补肝肾强筋骨以固本，麻木自除。温肾宣痹汤以茯苓、桂枝、白术、甘草相伍，温阳健脾、化饮利水。苓桂术甘汤出自《伤寒论》第 67 条："伤寒，若吐，若下后，心下逆满，气上冲胸，起则头眩，脉沉紧，发汗则动经，身为振振摇者，茯苓桂枝白术甘草汤主之。"主治太阳病吐下之后，损伤中阳，脾失健运，水湿停留中焦而上逆，是太阴虚寒的证候。此所以固中州而通水道，使中气周流，而五脏得养。《四圣心源·六气治法》治太阴湿土法用术甘苓泽汤，方药组成即为白术、甘草、茯苓、泽泻。中气虚甚乏力懒言者，酌加党参、黄芪。诸师在治疗血瘀型骨质疏松症患者时，常在温肾宣痹汤基础上加用丹参、川芎之类活血之品。在治疗阴虚证骨质疏松症时，常用温肾宣痹汤去附子，加枸杞子、菊花、白芍、炙鳖甲、龟甲等滋阴潜阳之品。

2. 周文泉

周老师认为，骨质疏松症的基本病机是脏腑失调为本，发病根源皆在于肾，肾虚是引起骨质疏松症的主要原因。肝藏血主筋，主疏泄，肝在骨质疏松症的发病过程中亦不可轻视。脾虚是骨质疏松的主要病机，骨质疏松症与脾胃功能密切相关。其还认为痰瘀阻络是骨质疏松症的基本病机。

周老师强调把握骨质疏松症病机演变规律。肾虚是骨质疏松症发生的根本，临床上补肾是防治骨质疏松症的根本大法。肝肾同源，滋补肝肾、肝肾同治是骨质疏松症的常用治法。此外，疏肝健脾法、活血法、强筋壮骨法贯穿于临床防治过程中。周文泉老师认为，骨质疏松症病程较长，其病机、证候是一个动态演化的过程，临床用药要根据患者的症状，准确辨证，施以合理的治法方药。

周老师把骨质疏松症分为两个阶段：早期阶段以肾精不足、骨络空虚为主，而骨络瘀痹不明显，邪少虚多，病位多在肝肾；晚期阶段患者除肾精不足、骨络空虚外，骨络瘀痹非常明显，以邪多虚少或虚实夹杂为特点。所以在临床治疗上应充分把握骨质疏松症的病机特点，掌握其病机演变规律，辨虚实、分阶段、辨证论治，才能提高临床疗效。

周老师认为骨质疏松症的病机虽复杂，但不外乎以下几个方面的情况，它们或以虚为主，或以实为主，虚实夹杂，构成了骨质疏松症的基本病理状态。因此将骨质疏松症辨证分型为肾精亏虚证、肝肾阴虚证、脾肾阳虚证、痰瘀阻络证。

对于骨质疏松症的治疗，周老师强调把握证候演变，辨证论治。疾病早期，虚多邪少，治疗上以补虚为主，兼以祛邪。以肝肾不足为主者，治以滋补肝肾，壮骨生髓，方药多用补骨脂、杜仲、骨碎补、细辛、胡桃肉等；以脾肾气虚为主者，治以补肾健脾，壮骨生髓，方药多用补骨脂、杜仲、骨碎补、细辛、茯苓、白术等。疾病后期，虚实夹杂，治疗上应攻补兼施。随着疾病的进一步发展，由于患者脏腑功能下降，气机升降失调，气血水液代谢失常，形成痰浊瘀血，痰浊瘀血胶结阻塞脉络，临床上或见肾虚痰浊证，或见肾虚痰瘀阻络、气虚血瘀、气滞血瘀、痰瘀阻络等虚实夹杂之证。根据临床上患者的症状表现，或偏重于补，或偏重于攻，或攻补兼施。临床多用补肾健脾、活血止痛法，方药多用补骨脂、杜仲、骨碎补、胡桃肉、茯苓、川芎等。

周老师在临床上特别重视辨证叠加治疗，认为骨质疏松症病程较长，病情变化多端，如单纯从肾、肝、脾、痰瘀论治，难免有失，甚而加重病情，因此治疗上需要多种方法互相叠加，如肾虚兼痰浊、肾虚兼痰瘀阻络、脾虚兼气虚血瘀、脾虚兼气滞血瘀、脾虚兼痰瘀阻络等，才能反映疾病的全貌。周老师认为，骨质疏松症辨证治疗应将中医病机研究与中医证候研究相结合，尊重证候多样化和精细化，进一步提高临床治疗的靶向性，在治疗中不断根据病情辨证调整用药，方收良效。

周老师认为中医学是一种非线性的复杂性科学，骨质疏松症的病因复杂，可以多因致果；另外，骨质疏松症是一种慢性疾病，临床症状复杂多变，劳逸失度及不良生活习惯等也是致病因素，严重者影响患者的生活质量。因此临床治疗上，周老师多采用综合治疗的方法，在内服中药治疗的基础上，多配合外敷中药、磁疗、蜡疗、理疗、熏洗、运动、健康教育等多种疗法和方式，以提高疗效。

3. 钟琴

钟琴教授认为，骨质疏松症形成与肾虚精亏、脾胃虚弱、气血瘀滞、肝失条达等因素密切相关，根本原因在于肾脾亏虚。在临床诊断该病时不仅需要采用中医四诊，还应结合骨密度等影像学检查，提高看病准确率，以免误治、漏治。在治疗本病时，钟琴教授亦有独特经验，她认为本病病位在肾，与肝、脾紧密相关，本虚标实是其发病特点，以"预防为主，未病先防""虚则补之，实则泻之"为原则，诊治上不忘师古，固本培元，以补肾为主，调理肝脾为辅。

钟琴教授认为骨痹的根本原因在于肾虚精亏，治疗上当以补肾健骨、益精生髓为主，其常用六味地黄丸加减。根据病情可酌情在滋阴之中配入少量桂、附以温阳，肾阳虚症状明显者，加仙茅、肉苁蓉、淫羊藿等以温阳散寒、补肾填精；肾阴虚症状显著者，可联合应用左归丸以滋阴降火、补肝益肾。

钟琴教授认为调肝疏肝为治疗绝经后骨质疏松的主要原则。治疗此症，常用逍遥散等加减；常用药物有柴胡、芍药、枳实、甘草、茯苓、白术、当归、薄荷、生姜等。方中柴胡舒畅肝气，当归、芍药、枳实养血调肝，佐生姜、薄荷助疏散调达，白术、茯苓健脾和中，共奏调肝疏肝之效。

钟琴教授治疗脾胃虚弱证，以健脾除湿，益胃补肾。钟琴教授喜用薏米、莲米、怀山药、茯苓、扁豆、白术等健脾益胃除湿之品以护胃养胃，同时常加用枸杞子、杜仲、桑椹、何首乌等补肾之品。共起补脾祛湿、补肾护胃之效。

气滞血瘀伴有疼痛的骨质疏松症患者多瘀，钟琴教授根据中医"气行则血行，气滞则血瘀"理论，对此症以补气养血为基础，治宜活血化瘀，行气止痛。常用的中药有当归、乳香、没药、川芎、五灵脂、赤芍、白芍、地黄、牛膝、甘草、大枣、白术、黄芪、龙眼肉、远志等。若瘀证较重，则以穿山甲、水蛭等破血逐瘀之品；若气滞较重，可用柴胡、木香、陈皮等行气之品；对于经脉阻滞所致疼痛的骨痹，根据"急则治其标"的原则，常中药内服同时配合针灸、推拿、熏洗、蜡疗、磁疗等中医外治疗法，达到舒筋通络、化瘀止痛的目的。

钟琴教授认为，"治未病"对于预防骨痹的产生非常重要，倡导补钙从年轻抓起。在饮食上注意摄入含钙量多的食品，如每天摄入 300mL 或相当量的奶制品、各种蛋类、海米等海产品、苋菜、芝麻、瓜子等。尽量摆脱不健康的生活方式，坚持科学的生活方式，如坚持每天多晒太阳，促进体内维生素 D 形成，坚持运动，晚婚少育，不抽烟饮酒，不熬夜等。对于已绝经女性，骨丢失量加速进行，更应该及早采取防治措施，如雌激素替代疗法。随着年龄增长骨质逐渐发生退行性病变，应以补肾为本，防止肾气早衰，积极补钙、雌激素、维生素 D、磷酸盐，积极进行促进骨吸收、抑制骨形成等药物治疗，加强自我保护能力，防止摔倒，预防骨折发生。

4. 张钟爱

张师认为，老年性骨质疏松症的病因比较复杂，多与老年人性激素分泌减少，钙调节激素的分泌失调致骨代谢紊乱，消化功能降低，摄入不足，户外运动减少等因素密切相关。张师认为，肾虚血瘀为老年性骨质疏松症的主要病机，肾虚为本，血瘀为标。

对于老年性骨质疏松症的治疗，中医文献中多以补肾为原则，重在壮骨，对骨痛的治疗似有不足。针对本病肾虚血瘀的主要病机，张师提出"补肾壮骨、化瘀止痛"为治疗老年性骨质疏松症的根本大法，总结出以骨碎补、仙桃草、海螵蛸、菟丝子、制首乌、落得打等为主要中药的处方，并研制成胶囊，经多年临床验证，疗效确切。方中骨碎补、仙桃草为君药，骨碎补补肾活血续伤，有强筋续骨之功效；仙桃草活血散瘀止痛，临床用治跌打损伤。菟丝子补肝肾，益枯健。何首乌，《本草纲目》云："能养血益肝，固精益肾，健筋……"落得打活血散瘀止痛。海螵蛸涩精固髓健骨，现代药理研究表明，海螵蛸含碳酸钙 80%~85%，并含壳角质、黏液质及少量氯化钙、磷酸钙、镁盐等，因其富含钙质，故对骨质疏松的治疗大有裨益。诸药合用，共奏补肾壮骨、化瘀止痛之功效。张师认为，老年性骨质疏松症给老年人生活带来极大不便和痛苦，治疗收效较慢，如发生骨折常可危及生命。故从某种意义上讲，预防比治疗更重要。

5. 张前德

张师对于本病的诊治，提出以下观点：

（1）补肾为先，注重填精补髓。常选用《景岳全书》右归丸为基本方化裁。药用熟地黄、龟甲、枸杞子、山茱萸、杜仲、狗脊、续断、当归、鸡血藤、露蜂房、景天三七、党参、白术等药物。肾枯髓失充，骨痿不用，非一般补肾药所能建功，张师注重选用血肉有情之品如鹿角、紫河车、龟甲等以峻补阴阳，填精补髓。使肾精足，髓枯消，骨得以濡养，其韧性、密度增加，疏松的骨质渐渐得以修复。

（2）兼顾肝脾，尤需活血通络。张师强调骨质疏松症与脾关系密切。张师经验，临床在补肾的基础上，配以健脾养胃，的确能提高疗效。脾气亏虚者，常加党参、白术、山药、陈皮等；脾阴不足者，酌情选用山药、太子参、石斛、麦芽等；脾阳虚者，常合以附子理中丸加减。肾藏精而主骨，肝藏血而主筋，乙癸同源，精血互生，筋骨相连。肾中精气的充盛，有赖于肝血的滋养，肝血不足，则形体皆衰，筋亏髓堕。故张师临证亦注重选用熟地黄、枸杞子、女贞子、山茱萸、当归等养血柔肝。此外，瘀血阻络也是骨质疏松症一个不可缺少的因素。张师指出肾虚是骨质疏松症的根本原因，而血瘀加速了这一过程，临证用药，应加用景天三七、露蜂房、鸡血藤等活血通络，血脉流畅，气血得以养筋充髓，有利于骨代谢的正常进行。

（3）分型论治，因人因症治宜。原发性骨质疏松症分为Ⅰ型（绝经后骨质疏松症）和Ⅱ型（老年性骨质疏松症）两类。张师认为其病理机转并不一样。Ⅰ型见于绝经后的女性，是以骨吸收为主要特点的高转换性骨代谢病。病位主要在肝肾，治疗重在滋补肝肾，益精养血。常配以枸杞子、熟地黄、女贞子、首乌、当归、白芍等。Ⅱ型骨质疏松症常见于老年人，是生物衰老在骨骼方面的一种特殊表现，以骨的形成不足为特点，属于低转换性骨代谢病，除表现为疼痛、身长缩短，甚至驼背或骨折外，多伴有形寒、肢冷、肢软乏力、气短等。病位主要在脾肾。张师经验，对于Ⅱ型骨质疏松症，在温肾同时要重在健脾，选用黄芪、党参、白术、茯苓、山药等配伍使用。

（4）辨证辨病，参考现代药理。张师临证注重辨证和辨病相结合，参考现代药理研究，选用相关药物。如淫羊藿动物实验已证明其有促进鸡胚胫骨生长和骨蛋白多糖合成的作用，增加成骨细胞的衍化和增殖，抑制破骨细胞的吸收，缩短骨吸收周期，加快骨再建活动，可使负平衡状态达到正平衡状态。鹿角胶、紫河车、杜仲等实验研究表明其具有性激素和促性激素样作用，能调整下丘脑－垂体－性腺轴功能，有增加骨质强度、促进对肠钙的吸收、抑制骨质吸收等作用。微量元素在骨组织的代谢中起十分重要的作用，牡蛎中含铜和氟；肉桂、山药含有铜；补骨脂、山茱萸、杜仲、仙茅、肉苁蓉、熟地黄、菟丝子、续断、女贞子等含锌、锰；鳖甲、龙骨、牡蛎含有硫酸钙、碳酸钙及多种氨基酸等，可根据病情适当选用。

6. 张俐

张俐教授对原发性骨关节炎（osteoarthritis，OA）、OP病因病机的认识立足于肝、脾、肾三脏，将其高度概括为"虚、瘀"两端。OP病变早期以"骨痿"为主，全身性骨量减少，骨强度降低；日久血瘀、痰浊痹阻气机，出现疼痛、麻木等"痹证"表现。OA、OP病机特点可用"虚实兼夹、痿痹并存"二词概括之，体现"异病同证"理论，这也是OA并发OP的病理基础。

张教授重视疾病的诊断过程，既通过望、闻、问、切四诊合参，做出中医诊断，又重视生理生化、影像学等现代诊查手段。

张教授根据OA合并OP患者的病机特点，将其分为以下4种证型：肾阳虚衰、寒湿痹阻证；脾肾阳虚、气血不足证；肝肾阴虚证；气滞血瘀证。

遣药组方经验：强骨宝乃张俐教授以国医泰斗张安桢教授的经验方为基础，结合自己多年临床经验总结，针对OA合并OP患者特点，设立的专病专方。在治疗OA合并OP患者时，张教授以强骨宝为基础方，临证加减运用。肾阳虚衰、寒湿痹阻者，治以补肾壮阳、温经通脉；阳虚甚者，合用右归饮（《景岳全书》）加减运用；寒湿甚者，选用蠲痹汤（《医宗金鉴》）合强骨宝加减运用。脾肾阳虚、气血不足者，治以健脾益肾、补气养血；脾肾虚甚者，选用金匮肾气丸（《金匮要略》）合强骨宝加减运用；气血虚甚者，选用八珍汤（《丹溪心法》）合强骨宝加减运用。肝肾阴虚者，治以滋补肝肾、填精益髓，选用左归饮（《景岳全书》）合强骨宝加减运用。气滞血瘀者，治以活血化瘀、通络止痛，选用身痛逐瘀汤（《医林改错》）

合强骨宝加减运用。

常用药物：张教授主张有是证用是药。如寒湿甚者，重用附子、肉桂、干姜；偏于阴虚者，重用熟地黄、枸杞子、北沙参；偏于气虚者，重用黄芪、党参；麻木较重者，重用鸡血藤；肿胀甚者加萆薢；痛甚者重用桃仁、红花；痛在上肢加姜黄、桂枝；痛在颈项加葛根；痛在腰背加杜仲；痛在下肢加牛膝；长期失眠者，加茯神、酸枣仁；大便秘结者，冲服芦荟汁或大黄粉。强骨宝组方精简，临床应用不可呆板，应根据患者实际情况，辨证加减，灵活运用，方能体现中医药个体化治疗之特色，收桴鼓之效。张教授治疗骨伤科疾病素来秉持整体辨证、医患合作、防治养相结合的指导思想。临证中必问饮食、睡眠、二便；二便通，则邪有出路；纳眠可，则正气可复。OA、OP属于筋骨慢性疾病，病程较长，治疗亦须时日，治疗中配合功能锻炼、合理饮食起居，一方面有助于扶助患者自身正气，提高疗效；另一方面让患者主动参与治疗，有助于增强其信心，患者正气旺盛、信心十足，治疗即可收事半功倍之效。

7. 杨仁旭

杨教授认为，本病病因病机主要有以下几方面。首先，如《内经·素问·六节藏象论》所述："肾者，主蛰，封藏之本，精之处也，其充在骨。"《备急千金要方·骨极》亦记载："骨极者，主肾也，肾应骨，骨与肾合。"肾中精气是机体生命活动之本，对机体各方面的生理活动均起着重要的作用，骨的生长、发育、强劲、衰弱与肾精盛衰关系密切，肾精充足则骨骼得以滋养而强健有力，肾精亏虚则骨骼失养而痿弱无力。这样的"肾主骨"理论一直延续至今，已成为当今诸家之共识。就女性而言，《素问·上古天真论》中有"随年龄增长，肾精由盛转衰，天癸由至到竭，机体骨骼也从强到弱"的描述，其甚至明确提出"女子七七，天癸竭"的命题，与西医学研究女性绝经年龄49岁惊人吻合。其次，人体是有机整体，五脏机能的变化亦可与骨质疏松密切关联。肝为"罢极之本"，且"女子以肝为先天"，其主润宗筋，乙癸同源，因而肝的病变亦能引起肾的病变，肝肾功能虚衰，肾虚不能主骨，肝虚不能润筋，则骨强度下降，更易导致骨折；再者，脾为"后天之本""气血生化之源"，肾精须依赖脾精的不断充养才能发挥其正常生理功能，若脾胃虚弱，气血化源不足，肾精得不到必要的补充，骨髓化源匮乏，骨骼失养则骨质疏松，骨骼脆弱无力。最后，伴随增龄，机体脏器功能衰退，行血无力而可致血液瘀滞不畅，运水无力，则酿湿生痰，久之，常使痰瘀互结，胶着难解，因而病情日趋加重，迁延难愈。综上，杨教授认为绝经后骨质疏松症病本在乎肾虚，又与肝、脾功能失调有关，痰、瘀则常作为病理产物及继发性病因使得病情愈加复杂化。

辨治理念：论辨治，分疾徐，参内外，酌补攻。绝经后骨质疏松症病因病机复杂，不同医家论治各有千秋。杨教授的突出贡献即在于提出可根据患者症状的轻重缓急不同而分阶段论治之特色治则纲要。杨教授认为本病可分为急性发作期、慢性迁延期和恢复期三个阶段。急性发作期常内外合邪致病，内因尤以"瘀血"为重，外因则常由外感风寒湿邪、乘虚深袭入骨为患，上二者，内外相合，共阻脉络，引发痛症。故本阶段切不可妄补，以免"闭门留寇"，助邪滋生，当循"急治其标"之则，以活血通络止痛为主，根据风、寒、湿邪的轻重比例，酌以祛风散寒除湿，而少佐益肝肾以顾其本虚。可用身痛逐瘀汤合独活寄生汤加减。慢性迁延期，疼痛较急性发作期有减，但仍时时徐作，此阶段则应"缓则治其本"，攻补兼施，扶正祛邪并举。若仍重活血，易伤其正，恐令虚者更虚；而倘重补益，又有留邪之弊，使邪不得尽出，痛不得尽，甚至缠绵不愈。杨教授在此期常以补益肝肾、健脾活血为法，采用虎潜丸合桂枝茯苓丸加减。恢复期补益乃第一要义。首先，可据肾中阴阳气血偏盛偏衰而行补益之法，如肾阴虚者用左归丸，肾阳虚者用右归丸，阴阳俱虚者用鹿角胶丸等作为培补先天之本的基础方；另则，要兼顾脾、肝，后天之本得健，气血充盈，肾精得充，肝肾同补，筋强而利骨健；此外，恢复期仍可稍佐活血药，以保持经络畅通，促进补益药物直达病所；最后，恢复期历时最长，若能将药物炼蜜为丸，徐徐图之，收效更佳。

8. 伍光辉

伍教授将骨质疏松症辨证分型如下：

（1）脾气亏虚型　起病缓慢，腰背疼痛，重者出现驼背、骨折等，形体消瘦，四肢酸痛无力，腹胀或痛，纳少，便溏，浮肿困重，内脏下垂，舌淡苔白，脉细缓等。治以益气健脾。方用参苓白术散加减。莲子肉12g，薏苡仁12g，缩砂仁12g，桔梗9g，白扁豆18g，白茯苓18g，党参18g，甘草6g，白术15g，山药15g，补骨脂12g，当归12g，枸杞子12g，杜仲12g，牛膝12g，秦艽12g。饮食不佳、胃脘不适加山楂、厚朴、麦芽等；有肾虚之象加续断、桑寄生。中成药用骨肽片。

（2）肝肾亏虚型　起病缓慢，腰背疼痛，重者出现驼背、骨折等，伴有头晕目眩，耳鸣耳聋，舌质淡苔白，脉沉。治以补肝肾，强筋骨。方用虎潜丸加减。黄芪30g，淫羊藿30g，龟甲15g，当归15g，熟地黄15g，枸杞子15g，杜仲15g，陈皮15g，牛膝15g，木瓜15g，秦艽15g，蕲蛇1条，补骨脂12g，独活12g，防风12g。有肾虚之象加续断、桑寄生；阴虚火旺加黄柏、知母；脾气虚，加党参、茯苓。中成药用壮骨伸筋胶囊。

（3）冲任不调型　时有骨痛，或关节酸痛，伴有急躁欲怒，眩晕，心悸，颜面潮红，多虑，月经不调，腰酸背痛，下肢无力，舌质红苔薄白，脉细数。治以滋阴清热，调养冲任。方用二至丸合知柏地黄丸加减。知母12g，黄柏18g，熟地黄24g，山茱萸18g（制），牡丹皮12g，山药12g，茯苓15g，泽泻9g。痹证疼痛较剧加制川乌、制草乌、白花蛇；肝郁气滞加香附、柴胡、青皮；正虚不甚减地黄；虚火甚加龟甲胶。中成药用壮骨伸筋胶囊。

此外，伍教授还强调综合疗法在骨质疏松症中的有效应用，包括中药外敷TDP照射，中药离子导入。处方：防风、威灵仙、川乌、草乌、透骨草、续断、狗脊各100g，红花60g，花椒60g，外用熏洗。针刺：督脉、足太阳膀胱经腧穴为主，选取大肠俞、秩边、水沟、后溪、殷门、承山、昆仑等配穴。另外还有红外线照射、蜡疗、电磁疗法等。如合并有骨折，疼痛剧烈，行手术治疗，并通过脊柱微创手段如椎体成形术解除腰背痛。术后继服中药，必须严格掌握手术适应证，主张能简单不复杂，能保守不手术。

9. 王和鸣

王教授认为骨质疏松症的主要病位在肾，主要病因为肾虚，并且与肝、脾两脏联系密切，肝、脾的亏虚常常伴有肾虚。王教授以阴阳为纲纪，以肾虚为根本，辨虚实、气血、脏腑，并结合临床上该病的不同表现，将其分为以下五种证型：肾虚精亏证、脾肾阳虚证、肝肾阴虚证、气滞血瘀证、正虚邪侵证。认为本病辨证治疗应以补肾、强筋骨、生精髓为主，并以阴阳作为纲纪，根据临床不同症状体征，酌情配伍活血补血、祛风除湿、通络止痛、散寒益气、行气健脾化瘀等药物，达到标本兼治的目的。

治疗上：①肾虚精亏型治宜补肾益精、强筋健骨，方用左归丸加减。肾阳虚症状明显者，加仙茅、肉苁蓉、淫羊藿、干姜等或河车大造丸以温阳散寒、补肾填精；肾阴虚症状显著者，可联合应用知柏地黄丸以滋阴降火、补肝益肾。中成药可以用仙灵骨葆胶囊、强骨胶囊。②脾肾阳虚型治宜温补脾肾、散寒止痛，方用六味地黄汤合理中汤加减。脾虚湿盛痰多等症状者，可联合应用六君子汤加减；食积、不思饮食者可以健脾行气导滞，酌配神曲、山楂等。③肝肾阴虚型治宜养肝滋肾、健骨止痛，方用六味地黄汤加减。疼痛症状显著者，可加骨碎补、桑寄生以补肝肾、健骨止痛；阴虚火旺证五心烦热明显者，可加黄柏、知母以滋阴降火、壮骨止痛。中成药可用芪骨胶囊或补肾健骨胶囊等。④气滞血瘀型治宜补肾强骨、活血通络、化瘀止痛，方用补肾活血汤加减。病久且剧烈疼痛、关节轻度畸形者，可加全蝎、蜈蚣，以活血通络活血、化瘀止痛；下肢骨节疼痛严重者，可加防己、独活以祛风除湿、通络活血止痛；上肢骨节疼痛明显者，加姜黄、桑枝以祛风除湿、通利关节、化瘀止痛。或可用中成药骨疏康胶囊。⑤正虚邪侵型治宜补肾益肝、扶正固本、强筋壮骨，方用鹿角胶丸加减。治疗时应考虑继发疾病的病因，审因而治。补肾为本，酌情配伍补肝肾药物。

王教授认为肾虚是骨质疏松症发生发展转归的主要原因，因此补肾填精是根本原则，根据患者的不同症状，酌情加入适量淫羊藿、女贞子、骨碎补、狗脊、续断、牛膝、桑寄生、补骨脂等补肝肾、强筋骨药，以充分调动患者的身体机能，增强机体对自身抗原的耐受性和抗炎能力，从而减轻或控制自身免疫所造成的损害。在治疗本病时，除运用中医中药进行辨证论治，还需结合西药对症治疗。

王教授诊治骨质疏松症时不拘泥于陈规，他认为在临床诊断该病时不仅需要采用中医四诊法望闻问切，还需结合影像学检查和血液检查，这样通过中西医诊断相结合以确诊不同类型的骨质疏松症，避免误治和漏治等。

王教授会根据不同的证型选用不同的引经药。比如姜黄尤善于行肢臂而除痹痛，其功效为蠲痹止痛、活血行气，是治疗肩臂疼痛的要药；牛膝善于滋补肝肾，能引药下行，通经活血；独活可以止痹痛、祛风除湿，但最适合下肢关节寒湿疼痛者。

王教授认为骨质疏松症未发病之前中老年人应以预防为主，主张"治未病"，同时在治疗时根据骨质疏松症的病因病机进行辨证施治。他还嘱患者多晒太阳，适时补充钙制品，以提高骨密度。另外，患有骨质疏松症的患者发生骨折的概率非常大，骨折后又可能引发失用性骨质疏松，加重患者病情，因此在生活中患有骨质疏松症的患者应该特别加强自我保护，防止骨折的发生。

10. 苏培基

苏老经过多年的临床研究，认为骨质疏松症尤其是原发性骨质疏松症是老年人的常见病、多发病，因衰老所造成。中医学对衰老有比较深刻的认识，其中肾虚、脾虚、血瘀与衰老相关说是主要学说，所以因衰老而发生骨质疏松的病因病机主要是肾虚、脾虚与血瘀。苏老认为，肾虚、脾虚是基础，血瘀是脾肾亏虚的产物；血瘀与肾虚、脾虚相互影响。总之，肾虚、脾虚是基础，瘀血阻络亦不容忽视，三者相互影响，使骨骼失养，脆性增加，发为本病。

苏老治疗骨质疏松症有三种观点：整体观、平衡观、辨证观。治疗骨质疏松症，不能单从补肾壮骨入手，而应结合骨质疏松症"多虚多瘀"的病机特点，做到辨证论治，纠正失调的阴阳，达到新的平衡，从而起到防治骨质疏松的作用。认为常见的证型有 6 种：肾阳虚型、肾阴虚型、脾肾阳虚型、肝肾阴虚型、气血亏虚型、瘀血阻络型。

　　苏老从中医学对骨痿的认识结合西医学衰老学说的研究成果，提出了"补肾壮骨，健脾益气，活血通络"的治疗原则，经过十多年的艰苦工作，研制出偏补肾阳的中药驳骨灵汤，现在已将剂型发展为口服液，其中续断、骨碎补、杜仲、枸杞子、透骨草、桑寄生补肾壮骨、填精益髓；黄精、白芍、茯苓、炙甘草益气健脾；当归、田七活血通络止痛。苏老认为，临证中骨质疏松症肾阳虚型较肾阴虚型多见，故用药以温补肾阳的药物为主，兼顾肾阴之不足。若阳虚寒湿盛，酌配吴茱萸、干姜、附子等温阳祛寒湿之品，但应严格根据病情及其变化发展而调整用药剂量，切不可重施温阳之品以耗劫真阴；若阳虚而兼水肿症状明显者，配以泽泻、木香、佛手、香橼等以行气利水而消肿；若兼肝郁诸证明显者，伍以川楝子、香附、薄荷、柴胡等疏肝柔肝以解郁，临证取得了良好的疗效。此外，苏老在骨质疏松症的治疗方面还强调防治并举，重在预防。

（齐庆　王晓梅）

参考文献

　　[1] 何铭涛，梁祖建.庄洪教授从瘀论治骨质疏松症经验介绍 [J].新中医，2007，39（9）：18-19.

　　[2] 郑炜贞，钱福文.张雄治疗骨质疏松症经验 [J].四川中医，2014，32（6）：30-31.

　　[3] 马勇，张允申，金翔.许建安治疗原发性骨质疏松症经验荟萃 [J].辽宁中医杂志，2009，36（11）：1849-1850.

　　[4] 陈晓云，顾军花.陈湘君治疗骨质疏松症经验 [J].山东中医杂志，2015，34（4）：296-297.

　　[5] 田雪梅，王智明.张延昌主任医师运用治东海白水侯所奏方经验 [J].中医研究，2017，30（10）：30-33.

[6]白璧辉，谢兴文，许伟，等.谢兴文主任医师从"三脏一体观"论治原发性骨质疏松症临床经验[J].陕西中医药大学学报，2018，41（2）：18-20.

[7]方针，姚新苗.姚新苗治疗骨质疏松症经验述要[J].浙江中医杂志，2017，52（9）：672-673.

[8]周国庆，陈煜民，何帮剑，等.姚新苗应用中医药综合防治骨质疏松症经验[J].浙江中西医结合杂志，2016，26（4）：303-305.

[9]屈强.骨伤病症[M].北京：中国医药科技出版社,1978.

[10]汪振杰，张金多，李跃华.李跃华治疗骨质疏松症经验[J].吉林中医药，2012，32（4）：341-343.

[11]赵进东，牛云飞，李中南，等.韩明向论治骨质疏松症临床经验浅析[J].中医药临床杂志，2017，29（5）：629-630.

[12]李成刚，尹红兵，朱琦.刘柏龄医案选粹[J].中医正骨，2007，19（9）：86-87.

[13]汪静，张光海，米绍平，等.孙同郊辨治骨质疏松症经验[J].中医杂志，2013，54（5）：376-378.

[14]仇杰，仇湘中，谭旭仪，等.仇湘中教授治疗原发性骨质疏松症经验[J].中医药导报，2018，24（3）：47-49.

[15]陈艳婷.邓伟民治疗绝经后骨质疏松症经验介绍[J].新中医，2018，50（3）：212-214.

[16]张华.苏培基教授论治骨质疏松症经验总结[J].中医正骨杂志，2008，20（2）：63-64.

[17]梁翔，刘峰.彭太平.治疗骨质疏松症经验[J].江西中医药，2006，37（3）：5-6.

[18]吕刚，孟庆才，苗德胜.王继先治疗骨质疏松的经验[J].江苏中医药，2013，45（4）：12-13.

[19]祖义志，孙丽莎，唐小妹，等.陈秋以肝为中心辨治骨质疏松症经验介绍[J].新中医，2016，48（10）：172-174.

[20] 张昌攀，陈凯，陈海鹏．陈海鹏主任医师运用骨坚方治疗原发性骨质疏松症验案 2 则 [J].风湿病与关节炎，2018，7（1）：47-50.

[21] 汪荣盛，何东仪．何东仪辨治类风湿关节炎继发骨质疏松症的经验 [J].中医文献杂志，2016，34（3）：47-50.

[22] 苑文超，马勇，闵文，等．黄桂成运用络病理论治疗骨质疏松症经验 [J].山东中医杂志，2018（4）：310-312.

[23] 扈丽萍．刘文峰主任中医治疗青年骨质疏松症经验 [J].天津中医药，2018，35（2）：84-85.

[24] 石瑛．中医药防治骨质疏松症的思考——石印玉教授治疗骨质疏松症经验谈 [A].中华中医药学会骨伤分会．中华中医药学会骨伤分会第四届第三次学术年会暨国家中医药管理局"十一五"重点专科（专病）建设骨伤协作组经验交流会论文汇编 [C].中华中医药学会骨伤分会：中华中医药学会，2008.

[25] 毛国庆．诸方受治疗骨质疏松症经验 [J].安徽中医药大学学报，2015，34（1）：35-36.

[26] 程伟．周文泉主任医师治疗骨质疏松症的经验 [J].吉林中医药，2011，31（2）：101-102.

[27] 李贺，姚血明，邓志勇，等．钟琴教授治疗骨质疏松症经验 [J].贵阳中医学院学报，2018，40（3）：16-18，32.

[28] 胡钢．张钟爱防治老年性骨质疏松症的经验 [J].湖北中医杂志，2003，25（8）：16-17.

[29] 谈文峰．张前德教授治疗骨质疏松症经验简介 [J].陕西中医杂志，2003，24（9）：825-826.

[30] 王文胜，李飞，邵航，等．张俐教授专方治疗骨质疏松症合并骨关节炎临证经验 [J].中华中医药杂志，2015，30（8）：2799-2801.

[31] 赵旭．杨仁旭教授防治绝经后骨质疏松症临床经验 [J].中国现代医生，2013，51（36）：108-109.

[32] 陶源，伍光辉．伍光辉治疗骨质疏松症经验 [J].实用中医药杂志，

2015，31（8）：764-765.

[33] 王上增，沈锦涛 . 王和鸣教授治疗骨质疏松症经验总结 [J]. 亚太传统医药，2016，12（23）：77-79.

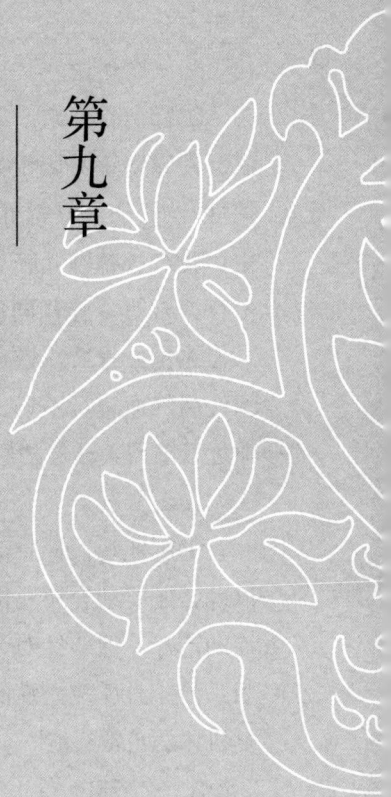

第九章

医论精选

一、刘庆思诊疗骨质疏松症思路

刘庆思教授治疗强调"三个理论""三个观点""三个部位"及"三多病机"。

1. 三个理论

①肾主骨理论：肾为先天之本，肾主藏精，主骨生髓，与生殖、内分泌、性腺系统密切相关，肾的生理作用与骨的旺、盛、平、衰有极大的相关性。"骨痿"其标在骨，其本在肾。②脾肾相关论：脾为"后天之本"，主运化水谷精微。脾气散精，上输于肺，下归于肾，脾肾相互促进、相互依存，常有"脾肾同病"之说。脾肾虚弱是骨质疏松症的主要病理变化。③血瘀论：骨质疏松症患者脏腑功能失调，经气不利，影响气血运行，导致经络气血运行不畅，不通则痛，故此出现疼痛、功能障碍。血瘀可致气血运行障碍，营养物质不能濡养脏腑，引起脾肾俱虚而加重症状。

2. 三个观点

①辨证观：骨质疏松症的中医辨治除了重点辨别肾虚、脾虚、血瘀等以外，还要结合疾病出现的其他兼症进行辨证论治。②整体观：骨质疏松症的治疗不但要针对骨骼局部，还要考虑到患者全身情况的变化。③平衡观：治疗骨质疏松症的目的是调整机体内环境，使之达到新的平衡，以恢复机体的正常机能。

3. 三个部位

根据中医整体观和辨证论治观念，认为骨质疏松症的病变主要部位在肾、脾、经络，其次在肝、气血。

4. 三多病机

骨质疏松症的病机特点可概括为多虚、多瘀、多脏器的全身性骨骼疾病。本病涉及肾、肝、脾等多个脏器，本因在肾虚，继而见于肝肾、脾肾俱虚；多虚而致气血虚弱，气血运行不畅，瘀滞于脏器及骨的脉道之内，脏器及骨失于气血濡养而发为本病。

刘庆思教授通过对骨质疏松症病因病机的分析，提出中医药防治骨质疏松症的治疗原则为"补肾壮骨、健脾益气、活血通络"，并根据该治则拟定出中药复方骨康。本方以补骨脂补肾助阳壮骨为君药；辅之淫羊藿、熟地黄、白芍补肾益精为臣药，此乃"善补阳者，必于阴中求阳"和"壮水之主，以制阳光"之意；同时配以黄芪补中益气，丹参、当归活血通络，共为佐药，此既培补后天生化之源以充肾脏，又达到补中寓通、补而不滞的目的。在临床应用中又可根据证型不同而做适当加减，肾阳虚型加杜仲、狗脊、巴戟天等补肾壮阳之品；脾肾两虚型加用白术、山药等补气健脾药物；肝肾阴虚型加枸杞子、鳖甲等补阴之品；气滞血瘀型则适当加红花、自然铜等活血化瘀药物。经过大量的临床观察及动物试验，证明该方具有明显缓解临床症状、提高骨矿含量、改善骨的结构、提高骨的生物力学性能、降低骨折发生率的作用。其治疗机理主要是调节机体内在平衡，调动机体功能，全面促进多系统机能的恢复，从而达到阴阳平衡。

目前，针对骨质疏松症治疗的疗效评价已经不单停留在既往骨密度水平的改善方面，更多的是注重对骨质量和患者生存质量的改善，降低骨质疏松性骨折的发生率，提高患者的生活质量。因此，针对骨质疏松症的治疗，刘庆思教授提出了治疗过程中及治疗后的综合运动疗法方案，通过运动增加肌肉对骨组织的应力，改善肌肉和骨骼局部的血液微循环，使骨量增加。并且，肌肉运动产生持续的应力作用，有利于骨质量的改善，通过运动还可以加强患者的自身协调性，减少跌仆发生率，降低骨质疏松性骨折风险，进而提高骨质疏松症患者的生存质量水平。

二、陈秋以肝为中心辨治骨质疏松症

1. 重脾肾，调肝为前提

陈教授认为脾肾可相互影响、互为因果，在 OP 发病机理中所占的重要地位不容忽视，但"肝为万病之贼"(《续名医类案》),《医门八法》亦云："诸病多生于肝。"因此，在益肾健脾治疗 OP 的同时当注意调肝理气。其认为调肝理气是补肾健脾防治 OP 的前提条件。

2. 论气血，养肝抓关键

陈教授认为骨骼作为人体的重要器官，尤其须在气血调达的情况下才能发挥正常职能，其认为以肝为先天的女性，特别是进入肝气血虚衰的围绝经期时，其骨矿含量下降速度明显比以肾为先天的同龄男性快。肝藏血，可以通过与脾肾及他脏的关系促进气血的生成，甚至直接生血，肝主疏泄以气为用，司气机运动，直接推动血的运行。《明医杂著·医论》指出"肝气通则心气和，肝气滞则心气乏。"说明肝还能促进心气的发动，使血行有力。肝疏泄失常，气郁则血郁，甚则成瘀。唐容川指出："瘀血在经络脏腑之间，则周身作痛，以其堵塞气之往来，故滞碍而痛，所谓痛则不通也。"瘀血是临床上 OP 常见一身痛症状的重要原因。

3. 崇规律，补肝还本质

陈教授认为 OP 是一种伴随人口老龄化而逐渐被重视的全身代谢性骨病，其本质原因在于随着年龄增长机体组织的衰退，从人体衰老的发动脏腑来说，OP 亦与肝息息相关。

4. 破循环，舒肝斩乱麻

陈教授认为 OP 其病位在骨，但涉及全身多系统、多器官、多靶点，患者存在着一个"因郁致痿"和"因痿致郁"的恶性循环系统，使其病机复杂化，也是高龄 OP 患者多存在肝郁的关键所在。推测其抑郁、焦虑的发生可能与慢性疼痛、骨折限制活动等有关，而抑郁、焦虑的情绪可通过影响日常生活进一步加剧 OP。

5. 提纲目，以肝为中心

陈教授从"以肝为中心调控脏腑气血"立论辨治 OP，具有以下特点：①发扬而不离宗，不否定传统脾肾瘀血理论，但更加注重补肝柔筋、调养气血。②尊重自然规律，刘完素曰："妇人童幼天癸未行之前，皆属少阴；天癸既行，皆属厥阴；天癸既绝，乃属太阴经也。"从老年人的生理出发，续厥阴以补肝，养太阴以护脾。③阴阳不足皆从肝论，偏重阳气功能不及，《素问·上古天真论》云："肝气衰则筋不能动。"肝为刚脏，体阴用阳，易"体"不足而出现"气有余"，但"物不可以久居其所，故受之以遁"，久则自身受损，出现阳气不充之"用"不足。④标本兼治，益气养血荣筋以治本、通络止痛以治标。老年人皆潜藏着气血虚弱和由虚致瘀的病理基础，气血虚弱、筋骨不荣和痰瘀阻滞、脉络不通是 OP 出现骨骼疼痛等表现的重要病理机制。⑤痰瘀分述，注意区分瘀血、血瘀及痰湿分布概念。陈教授拟定的骨松汤就主要体现了其上述思想，加减运用于临床取得了良好疗效。其组成有生黄芪、党参、当归、制首乌、生白术、茯苓、淫羊藿、桑寄生、杜仲、续断、龟甲、鳖甲、枳壳。其中党参配合大剂量黄芪共为君药，补肝脏生升之气。臣以白术、茯苓及当归、制首乌，前二者合黄芪有四君子的影子，健脾补气；气弱血必不足，故辅以当归、制首乌与大剂量黄芪相配，生血养肝体以助肝用。淫羊藿、杜仲、续断、龟甲、鳖甲、桑寄生为佐药，肝肾同属下焦，肝肾阴虚可并存，肝肾阳虚亦可同在，治疗当温补肝肾。补肾阳之药大多都能补肝阳，然肝性温升，体阴用阳，补肝气、肝阳之药宜选温升而不燥之品。由于肝阳虚常伴有肝阴血虚的证候特点，出现以寒为主、寒热交错的证候，故佐以龟甲、鳖甲以养阴，阳生阴长以增强益气之功。肝气虚乏则疏泄无力，易出现气滞，故伍以枳壳补而不滞，升而有降。临床加减，阳虚重者，加补骨脂、锁阳、四逆汤合白芍；阴虚热重者，加地骨皮、黄连、知母、山药或者二至丸；痰湿重者，加苍术、藿香、荷叶、熟地黄，重用生白术；骨络瘀重疼痛者，加红花、延胡索、白芥子甚至虫类药；肝郁重而胁痛者，加郁金、姜黄；阳虚上越汗出、晕眩、失眠者，选用龙骨、牡蛎、白芍、麦冬、五味子、天麻；便秘者，加肉苁蓉、酒大黄、枳实；目昏者加枸杞子、菟丝子等。

三、黄桂成运用络病理论治疗骨质疏松症

1. 理论依据

经络是运行全身气血、联络脏腑肢节、沟通上下内外的通路，其中，络脉作为经络的重要组成部分，分为"阴络"和"阳络"。阳络护外，温煦周身，固护肌表，保护机体不受外邪侵犯；阴络守内，输布气血，充实脏腑，壮固形体，维持机体功能正常运转。络脉据其功能特点又可分为气络、

血络。气络者，经络之络，输布经气，温煦脏腑肢节，联系周身；血络者，脉络之络，布散营血，濡养脏腑形体，交换物质。气、血络荣则气血和达，脏腑气旺，其病则气血失布，肢体衰败。故络脉因其网络周身、输布经脉气血的重要生理特点而发挥着护外防邪、充养脏腑、壮实形体的功能，络脉功能失常与久病久痛、萎废不用等病证密切相关。OP 的病位在骨，骨是机体内在的重要结构，而络脉是荣养骨的直接生理结构，故骨骼强健、充实与络脉精气输布密切相关。饮食入胃，化生精微，上输心肺，继则经脉运行气血。其中气者，由经入络，周流全身，温煦筋骨，以促其生长、健旺；血者，由脉入络，输布肢节，濡养骨骼，以促其稳定、固实。若络脉功能失常，经脉气血输布不利，一则气不壮骨，血不养筋，筋骨衰败；二则络脉瘀阻，气滞不行，不通而痛。OP 临床表现常以长期、慢性、持续性疼痛及活动受限为主，甚者可出现身高缩短、驼背等现象，并易诱发骨折。从中医学"久病入络、久痛入络"理念，运用虫类通络药物治疗常能取得较好疗效。现代研究亦表明，OP 的发生发展与局部微循环的破坏、损伤及功能障碍密切相关。故黄老师从络脉角度认识、思考、辨治 OP 具有一定的理论基础及临床价值。

2. 病因病机

一般认为，OP 发病与肝肾不足、脾肾亏虚、痰瘀阻络等原因导致的气血瘀阻、络脉受损、筋骨不养等密切相关。其中，络脉为病是上述病机的重要组成部分。病机有：①肝肾不足，络虚不行；②脾精亏耗，络脉虚损；③痰瘀阻滞，络脉不通。总而言之，黄老师认为，OP 发病以正气不足、筋骨失养为本，络脉虚损与络脉瘀阻是 OP 发生发展的重要环节，亦可理解为 OP 发展过程中的"标"之所在。故在 OP 的治疗中，"本"固然重要，但"标"亦不可忽视，且标之阶段、轻重、夹杂亦需仔细甄别。

3. 临床治疗

黄老师认为，OP 致病因素错综复杂，其中以肝、肾、脾不足，痰瘀阻络为本，而络脉虚、滞则是导致筋骨衰败、废痿不用最为直接的病因，故其治"须扶正，必通络，扶正以助通络"。扶正者易解，乃补益先后天，助其精、气、血之意。如肝血不足，阳气偏衰，临床见腰背隐痛、肢节酸软、疲乏困顿、四末厥冷而爪甲不荣、左脉沉弱等，可以当归、桂枝、山茱萸等补血温阳；肾精不足，精气亏虚，临床可见腰背弯曲变形、耳轮皱缩、记忆减退或畏寒怕冷、脉沉细弱等，可以熟地黄、黄精、肉苁蓉、淫羊藿等益其精气；脾胃亏虚，临床见形体消瘦，四肢疼痛，行走、支撑时疼痛明显，甚至轻微外力即发生骨折，面色萎黄，身体困顿，体虚乏力，脉虚无力，可以小建中汤合黄芪、菟丝子、益智仁等酸甘敛藏。所谓通络者，应灵活理解"通"之含义，《医学真传·心腹痛》曰："通之之法各有不同，调气以和血，调血以和气，通也；下逆者使之上行，中结者使之旁达，亦通也；虚者助之使通，寒者温之使通，无非通之之法也。"故通络非仅活血祛滞之意，祛除病因，调和气血，通补虚实，均可使络脉自通。黄老师临床常用蜈蚣、全蝎、天南星等搜风通络药物透骨搜络、祛瘀散结。络脉虚损者，临床常表现为局部肌肉萎缩、疼痛隐隐及全身气血偏衰，黄老师常用黄芪大补元气、党参补气养血、鸡血藤补血活血通络、山茱萸补益肝肾等，其中山茱萸对于肝虚不足、络脉虚滞者尤效，《医学衷中参西录·山萸肉解》认为："山萸肉，收涩之中兼具条畅之性……治肝虚自汗，肝虚胁疼腰疼…逐寒湿痹也。"此外，黄老师亦善用辛香通络之品，如细辛，《临证指南医案·卷六·痹》曰："攻坚垒，佐以辛香，是络病大旨。"

四、王继先教授从燥证病机治疗绝经后骨质疏松症

王继先对骨质疏松症的防治强调"预防为主""未病早防"及"既病早治"的"治未病"思想，同时在选方用药中一定要兼顾新疆独特的地域气候、民族分布、饮食习惯形成的特殊的西北燥证病理基础，其特点决定了新疆女性绝经后骨质疏松症中医证型与危险因素的不同。肾精血不足，肝阴亏乏而致肾燥、肝燥等脏燥。新疆之地域、地势、气候、饮食、生活习惯与内地有很大差别，新疆地区居民受气候环境影响，部分人出现了与干燥有关的亚健康状态，多表现为口鼻、咽喉、肌肤干燥及干咳等症状，其中一些患者仅表现为外燥证，另一些则逐渐发展成为内燥证，多涉及肺、

胃、肾三脏。新疆居民嗜食肉酪浓厚之味，性情豪放，饮酒如喝，吸烟如抽，不知烟酒过度之害更甚于饮食，觥筹交错之间，常劫阴血，云雾吞吐之中，平添燥热，由此居民阴虚内热之体质，又成为燥邪为病的内因；少食蔬菜、水果，喜食辛辣、烤炙之品，烟雾缭绕，阴津内耗，加之寒气外束，阳气郁内，必发内热，暗伤阴液，故亦可致内燥；尤其女性一生操劳，历经经、孕、产、乳等数脱于血，屡伤于血，处于阴常不足，阳常有余之状；远在牧区的女性无经济来源，家庭地位卑微，常常情志抑郁，暗耗阴血等，诸多内外因素使得女性骨质疏松症患者在绝经后期这一特殊阶段进一步伤及阴津精血而致冲任血虚，肾精血不足，肝阴亏乏而致肾燥、肝燥等脏燥，且燥多夹虚，其虚为本，其燥为标。此为新疆女性骨质疏松患者在绝经后期这一特殊阶段多表现一派阴虚内燥之证候。

从中医理论分析，燥邪侵袭为新疆方域性病证的首要病因，新疆许多特高发疾病的发生均与其相关。而相反的线索中有关新疆和田长寿因素调查发现，在相同甚至更恶劣的干旱环境中，和田长寿老人和许多维吾尔族群众却保持了健康体魄，面泽肤润，终老无疾病之苦。初步认为这与他们保持了适宜当地环境的生活、饮食习惯和食用传统药食兼用的植物有关。西北燥证流调结果亦得出，由于生活习惯及防护措施的不同，即使在同样的气候及生活条件下，亦显示出不同民族、性别、年龄及城乡之间的燥证罹患率存在差别。这类研究结果提示，干旱环境对人体造成的不良影响是可以干预和防治的。认识和掌握新疆干旱环境下人体不适病症的发病规律，阐明其病因、特征、预后和分布情况，以及与新疆 PMOP 的相关关系，提出防治对策，将有利于从异病同治角度对新疆 PMOP 进行临床干预。

王继先认为对骨质疏松症亦可选用针灸、推拿方法，从肝、脾、肾经着手，通过手法激发和引导经络系统实现扶正祛邪、平衡阴阳、调节气血功能，使体内正气旺盛，免疫力增加。治疗时需注重阴阳经的选择、腧穴功能的阴阳搭配及补泻手法的有机配合。预防调护中要注意：一是强调运动与抗衰老的辨证关系，提倡通过运动调节体内气血功能，使血脉疏通，防治骨质疏松症；二是提倡食物疗法防治骨质疏松症，注意饮食调配，多吃蛋白质含量丰富的食物，戒烟戒酒，少喝含咖啡因类饮料，减少食盐摄入，以保存体内钙质，同时注意补充镁和锰。老年人如发现骨质疏松症，一定及早控制治疗，可使用中药补肾，滋阴壮骨，补充钙质和维生素 D；也可以在医生指导下，应用雌激素或二膦酸盐、降钙素、氟化钠等药物；还要多进行室外活动，接受新鲜空气和阳光的照射等。

五、庄洪教授从瘀论治骨质疏松症

1. 瘀与骨质疏松症的关系

庄教授从中医学整体观分析，认为骨质疏松症的发生为机体衰老或感受外邪，导致气血失运，血脉滞涩，经脉痹阻而催病。《灵枢·天年》曰："血气虚，脉不通，真邪相攻，乱而相引，故中寿而尽也。"《灵枢·营卫生会》曰："老者之气血衰，其肌肉枯，气道涩。"可见，潜在的血瘀是老年期生理状态的一种特质，是老年病重要的病理因素，而骨质疏松症属于骨衰老，发病与年龄密切相关，病因病机当与血瘀有着不可分割的关系。

2. 从瘀论治，贯穿始终

庄教授认为，骨质疏松症是一种慢性骨疾病，病程较长，久病必瘀，血瘀为骨质疏松症发生发展的必然阶段及重要环节，强调骨质疏松症血脉瘀阻的病机特点，其证与气血功能紊乱和失调有关。认为从瘀论治骨质疏松症应贯彻始终。临证多以叶天士久病入络和张锡纯活血化瘀理论为准绳，着重以活血化瘀、通络止痛为法，常用当归、丹参、郁金、川芎作为基础活血化瘀药，偏于气滞者加用白芍，偏于血瘀者加用赤芍。

3. 从瘀论治，善调气机

庄教授善于利用气与血的协同关系，提倡化瘀必先调气，气行则血流自畅，通过疏畅气机，达到活血化瘀的目的。

气是人体内活力很强、运行不息的极精微物质。肾中阳气为肾脏功能的主导，与肾藏精化气关系密切。故庄教授临证注重温肾壮阳气以化瘀，善用附子以温阳壮气，用黄芪益元气，使气血畅通。庄教授认为，激素性骨质疏松多属阳虚血瘀，临床用药重用黄芪、附子，辅以制川乌，屡获良效。

肝有协调脏腑之功，与气血运行关系密切，一旦肝功能失常，常引起气机失调而导致多种疾病发生。因女子以肝为先天，故庄教授强调绝经后骨质疏松症应注意肝气郁滞的病机特点，治疗应重视肝的疏泄功能对调节血液运行和气机升降的影响。临证化瘀常配合疏肝利湿法，旨在使气机通达，血行流畅，以利肢体功能恢复。庄教授临床常用香附、川芎、丹参等行气活血药与郁金、柴胡等疏肝药合用，还常将柴胡与桔梗、牛膝、枳壳巧为配伍，调畅气机，行气活血。临床随症加减，收效显著。

脾胃为气机升降枢纽，脾主升清，胃主通降，为生化之本。若脾气失健而不升，胃气失和而不降，则气机升降失常。庄教授临证化瘀多健脾胃，常用苍术配升麻，苍术气香而性燥，质重而味厚，泄浊降胃气，配升麻质轻而味薄，升发脾气，临床用治骨质疏松症所致的胸背痛，颇多效验。

（姜兆荣）

参考文献

[1] 刘海全，陈超.刘庆思教授治疗骨质疏松症经验介绍 [J].新中医杂志，2007，39（5）：14.

[2] 祖义志，孙丽莎，唐小妹，等.陈秋以肝为中心辨治骨质疏松症经验介绍 [J].新中医，2016，48（10）：172-174.

[3] 苑文超，马勇，闵文，等.黄桂成运用络病理论治疗骨质疏松症经验 [J].山东中医杂志，2018，37（4）：310-312.

[4] 吕刚，马丽，李凯利.王继先教授从燥证病机治疗绝经后骨质疏松症经验 [J].新疆中医药，2013，31（5）：57-59.

[5] 何铭涛，梁祖建.庄洪教授从瘀论治骨质疏松症经验介绍 [J].新中医杂志，2007，39（9）：18-19.

第十章

临床与实验研究

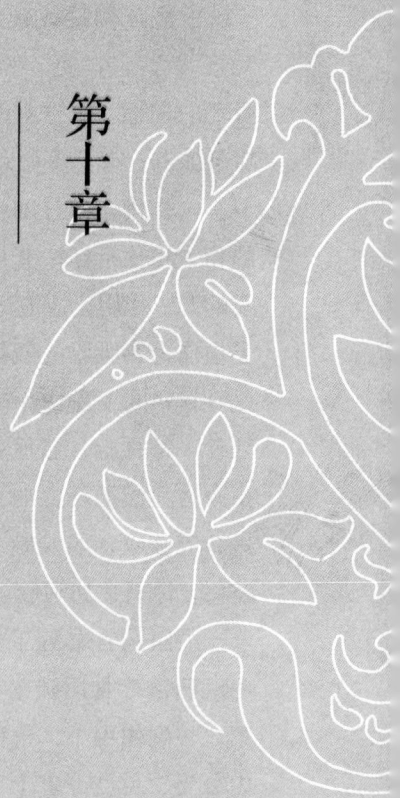

一、中药复方治疗

1. 中药复方治疗骨质疏松的特点

中医强调整体观念，骨质疏松为全身代谢性疾病，中药复方始终以"君、臣、佐、使"为组方原则，从整体调节机体代谢。根据中医"肾主骨"的理论，通过对该病证的分析，多采用补肾复方进行治疗。补肾复方对整体调控有"多位点相关集合作用"，主要体现在以下4个方面：①能调节影响骨代谢破骨细胞和成骨细胞平衡的激素，以及影响骨形成和骨吸收的相关生化指标；②具有提高骨量和改善骨质量的作用；③对性激素有一定的调节作用；④能促进 CaBpD9k mRNA 的基因表达和调控，提高钙结合蛋白作为钙吸收的载体，以利于钙的吸收。治疗骨质疏松方面，中医和西医有异曲同工之妙：补肝肾、强筋骨即指调节内分泌，如淫羊藿、骨碎补、杜仲、补骨脂、熟地黄、菟丝子、山茱萸、枸杞子等；畅气血、通血脉即指改善血液循环，如当归、三七、丹参、红花等；调脾胃、益气血即指促进营养吸收，如人参、黄芪、茯苓、大枣等；充胶原、补钙源即指提供骨骼修复原料，如阿胶、鹿角胶、牡蛎、珍珠等。

中医药有着五千年的用药和实践经验，结合中医药的发展趋势来看，中医药治疗骨质疏松有很大的潜力：第一，疗效高，能缓解或消除症状；第二，副作用小，价格便宜，可以长期服用；第三，作用全面，能够调节内分泌、免疫等多个系统的功能状态，起到综合治疗作用，并且远期疗效稳定；第四，符合中国老年人的养生和用药习惯。所以，无论从安全性还是有效性来讲，中医药治疗骨质疏松有其自身的特点和优势，是值得进一步研究、应用和推广的治疗手段。

2. 中药复方治疗骨质疏松临床研究

随着人们生活水平的提高，对中成药的选择也越来越多，《骨质疏松防治指南》关于中药推荐提到经临床证明有效的中成药亦可按病情选用，这也是中医药进一步发展和研究的需要，显然，中药复方制剂除了基础研究外，临床研究安全有效性的验证尤为重要。中医药治疗骨质疏松，补气养血要充分，滋补肝肾要适度，健脾和胃要平和，活血化瘀要保真元，舒筋通络要达微观。

迄今为止，中成药治疗骨质疏松最权威的数据报道，是由美国信纳克医学研究中心按照美国 FDA 标准进行临床验证的中药复方制剂——仙灵骨葆胶囊，研究结果显示：服药 6 个月，腰椎骨密度明显提高，达 2.11%，显著优于对照组 Ca^{2+} + 维生素 D 组（提高 0.67%）（$P<0.05$），能够维持髋部骨密度，而且该验证还通过测定相关骨生化指标 sCTX，得出仙灵骨葆胶囊通过调节骨代谢治疗骨质疏松的结论。

张秀珍等在临床中发现补肾复方（仙灵骨葆胶囊）能提高骨质疏松患者 AKP、BGP、IGF-I 的含量，反映成骨细胞活性增强，促进骨形成；降低 IL-6、TNF-α、NTX 的含量，反映破骨细胞活性受到抑制，抑制骨吸收，起到双向调节骨代谢的作用。王加谋等研究结果显示，中药骨康口服液（补骨脂、肉苁蓉、淫羊藿、菟丝子、熟地黄、白芍、黄芪、丹参、当归等组方）10mL，每日 3 次口服，连服 6 个月能明显改善肾阳虚症状，具有类雌激素样作用，有治疗骨质疏松的作用。李经华等研究显示强骨胶囊能抑制骨吸收，促进钙在骨内的沉积，提高患者的骨密度，增加骨强度，调节体内相关激素水平，有较好的临床疗效。陈宇帆等临床运用金天格胶囊治疗老年骨质疏松，显示其有效率达 92%，有较好的疗效。王莲莲等研究骨疏康颗粒（淫羊藿、生地黄、熟地黄、骨碎补、黄芪、丹参等）对绝经后骨质疏松患者骨密度和骨代谢指标的影响，发现骨疏康颗粒治疗绝经后骨质疏松总有效率为 87.7%，患者服药后骨密度和雌二醇浓度较服药前明显增加，但血钙、血磷、ALP、FSH 变化不明显。覃旭等运用骨松宝颗粒治疗原发性骨质疏松 120 例，临床分析显示骨松宝颗粒组的症状缓解情况明显优于对照组，总有效率为 95%，疗效确切，无明显毒副作用及不良反应。魏力利等仙灵骨葆胶囊临床观察结果显示：50 例老年男性骨质疏松患者经仙灵骨葆胶囊治疗后，骨疼痛症状明显改善，根据患者个体差异和病情不同，药物一般在 2 周内起效，一个月左右病情控制或缓解，总有效率为 89%；治疗半年，腰椎骨密度明显增加，服药期间未发现不良反应，证实了相关药物的有效性和安全性。

3. 中药复方治疗骨质疏松实验研究

中医认为肾虚是骨质疏松发生的主要原因，随着以补肾为主治疗骨质疏松的研究不断深化，发现并证实补肾药特别是温肾阳药具有促进骨形成的作用。研究表明，温阳药能提高成骨细胞增殖、分化和矿化功能。近年来，对中药复方的基础研究也比较深入。

张戈等研究证明，仙灵骨葆中淫羊藿黄酮类成分能显著预防大鼠去势引起的骨强度和骨质结构成分的退化。秦岭等研究首次证明了临床应用的草药制剂仙灵骨葆有预防卵巢切除大鼠引起的髋部肌肉骨骼组织退化的作用，同时不会引起子宫肥大。孙平等报道补肾复方（仙灵骨葆胶囊）可减少模拟失重状态下大鼠骨量丢失，能使骨小梁保持较正常的立体空间结构，迅速增加骨量，提高骨密度，改善骨质量。帅波等研究发现，阿胶强骨口服液（阿胶、黄芪、熟地黄、枸杞子等）在雌激素缺失早期即可在蛋白水平上调节 25-（OH）D_3 和 25-（OH）$_2D_3$ 的表达，激活骨代谢，提高骨密度，增强骨质量，起到预防骨质疏松的作用。张立苹等报道仙贞汤（淫羊藿 20g、黄芪 15g、女贞子 20g、熟大黄 5g）等能提高去卵巢大鼠骨质疏松模型的 BMD，在中剂量时能提高卵巢骨质疏松模型的骨生物力学性能，增加骨组织承载能力，提高骨骼抵抗外力冲击的能力。史晓林等对自制复方制剂强骨饮（鹿角霜 20g、忍冬藤 25g、鸡血藤 25g、秦艽 15g、防风 15g、露蜂房 20g、肉桂 10g、川芎 20g、黄芪 30g、骨碎补 20g、杜仲 15g、川断 30g）研究显示，强骨饮可较好地改善去势大鼠的骨形态计量学指标，可能是通过刺激成骨细胞生长，抑制破骨细胞活性，并抑制高骨转换趋势来实现的。代洪宾等研究结果显示，自拟健骨汤（女贞子、生白术、楮实子、鹿含草、党参、鹿角粉、淫羊藿、木芙蓉、茜草等）能明显改善去势大鼠骨微结构，增加骨强度和骨密度，防止骨量丢失。杨林等研究显示，补肾益骨方（山药、熟地黄、枸杞子、骨碎补、补骨脂、续断、淫羊藿、丹参）能促进成骨细胞分化和增殖，加速骨形成，具有治疗骨质疏松的作用，推测骨中 BMP-2 含量的增加是其重要的治疗机理之一。戴娟秀等研究显示，仙灵骨葆可使骨小梁面积百分比增加，骨梁厚度增加，骨小梁数目增加，骨小梁分离度减少，单位骨小梁破骨细胞数减少及矿化沉积率增加，能有效防治 D- 半乳糖致雄性大鼠骨质疏松。姚新苗等对自拟复方益骨汤（补骨脂 10g、骨碎补 15g、生地黄 15g、仙灵脾 15g、怀山药 15g、丹参 30g 等）研究显示，其含药血清能明显增加成骨细胞 BMP-mRNA 的表达量，促进成骨细胞表达 BMP，从而提高对骨吸收环节的抑制作用。王力等研究显示，治疗组壮筋续骨汤（当归 10g、菟丝子 20g、西党 20g、补骨脂 20g、刘寄奴 20g、川芎 10g、白芍 10g、杜仲 10g、桂枝 10g、三七 10g、煅狗骨 10g、木瓜 310g、熟地黄 40g、川断 15g、五加皮 15g、骨碎补 30g、黄芪 30g、䗪虫 10g）的 ALP 活性、BGP 含量及核心结合因子 al（Cbfal）基因强于对照组，从而促进成骨细胞功能态的发挥。

由此看来，很多专家学者对中医药治疗骨质疏松的基础研究是比较深入的，有的甚至探讨了一些治疗的机理，为今后中医药的发展奠定了一定基础。

二、外治疗法

中医外治方法治疗骨质疏松有一定的优势。

首先，剂型优势：①外治法避免了长期服用药物引起的胃肠刺激等副作用。②避免了又黑又苦的中药汤水不堪入口。

其次，药理药代学优势：外治法不经胃肠道破坏和肝脏的"首过消除效应"，避免了肝毒过程，保证药物治疗活性成分不受损失；皮肤间层对药物有储存作用，使药物浓度曲线平缓，避免了峰谷现象，可较长时间维持稳定持久的血药浓度，起到缓释作用。在经皮给药时，还可以相对减少患者个体间差异和个体内差异，人体皮肤之间的差异远比胃肠道生理差异小得多。

此外，还具有药穴双重疗效优势：经络穴位经皮给药系统具有药物的经皮吸收及经络穴位效应的双重治疗特性。现代医学研究发现，经穴对药物具有外敏性和放大效应，经络系统是低电阻的运行通路，因此，药物贴敷于特殊经穴，迅速在相应组织器官产生较强的药理效应，起到单相或双相调节作用。

1. 针灸治疗骨质疏松

（1）针刺疗法　针刺治疗以补肾健脾、温阳通脉为治疗原则，从肾论治为本，健脾生精为纲。从临床所选用经脉、穴位来看，治疗与膀胱经、肾经、脾经、胃经、胆经、督脉等经脉相关，但最常用经脉是膀胱经、胃经、督脉。所选穴位以肾经、脾经表里经穴位应用为多，肾俞、脾俞、足三里使用频率最高。以缓解疼痛为目的的取穴多以疼痛好发部位局部取穴，配合循经取穴。

吴明霞等针刺治疗 18 例女性骨质疏松患者，主穴取大杼、大椎、命门，配穴取悬钟、膈俞、足三里，施提插捻转平补平泻法，10 次为 1 个疗程，共 6 个疗程，85 天后腰椎及股骨、胫骨密度均有提高。欧阳钢等采用补脾健胃腧穴（足三里、三阴交）、李祥炜等采用健脾补肾腧穴（足三里、三阴交、关元、肾俞、太溪）针灸治疗原发性骨质疏松，均取得了很好的治疗效果，不仅能明显改善原发性骨质疏松患者的临床症状，提高雌激素、睾酮、血钙等水平，而且还能显著提高患者腰椎的骨密度。王东岩等治疗 30 例原发性骨质疏松，取背俞穴：脾俞、胃俞、肾俞及气海补肾壮骨、健脾和胃，使用呼吸开阖补法，结果针刺组腰椎骨密度明显提高。

研究证实针灸治疗骨质疏松通过提高男性血中睾酮含量，降低血中雌二醇含量，提高女性血中雌二醇含量，促进骨形成，抑制骨吸收，防止骨丢失，增加骨质疏松患者的骨密度。针灸可以提高机体抵抗力和免疫功能，促使机体内环境趋于保健状态的平衡稳定。

（2）艾灸疗法　张丽用当归、熟地黄、蛇床子等补肾温阳通络中药制成药饼覆穴位，用艾绒隔药灸治疗 30 例原发性骨质疏松患者，结果患者腰膝酸痛、疲劳等症状明显好转；证实药灸具有温肾壮骨之功，能调节老年骨密度，有助于骨质疏松保健。居贤水等观察发现艾灸后腰脊板滞、足膝酸软、足跟疼痛、头晕耳鸣、神疲乏力等诸症均明显好转；尺骨茎突上 3～8cm 间桡尺骨段骨密度也有所提高。卿多舜等用补肾药条（陈艾绒、淫羊藿、补骨脂、五加皮、黄芪、当归尾、杜仲、桂枝、怀牛膝等）灸原发性骨质疏松患者，结果骨密度有所提高，但尚未达正常水平。

（3）耳针疗法　熊芳丽等取耳穴子宫、肾、内分泌、卵巢、脾，采用埋针法，留针2天，两耳交替治疗，实埋30天1疗程，3疗程后，60例中老年女性骨质疏松合并骨折患者症状、体征、X线片、骨密度、尿钙改善总有效率达95%。

（4）针灸并用疗法　刘广霞等针刺督脉后加艾条温和灸百会、大椎等2～3穴，或加用皮肤针轻叩痛处，3～6疗程后，28例老年性OP患者中18例骨密度达到正常值，有效率78.6%。陈丽仪等治疗绝经后骨质疏松患者21例，取大椎、肾俞、足三里、关元俞，施紧按慢提，小幅度捻转补法后留针，继以温针治疗，联合口服钙尔奇D1片，治疗后总有效率达90.48%。

（5）推拿配合针罐　熊周清采用先轻揉肾俞穴，然后掌振、对挤对按、交替缓揉、左右慢拨两侧背腰部，再按压、掌擦相关腧穴，循经从督脉向膀胱经方向推，手法持续25分钟，然后先针刺肾俞、志室、太溪以弱刺激补法，后针腰阳关、膈俞、三阴交以强刺激泻法补虚泻实。起针后立即拔火罐，再行抚摩局部数分钟，20天后测得17例OP患者中65%腰痛症状消失。

（6）穴位埋线　嘉士健等通过对明确诊断为骨量减少的120例骨质疏松高危人群研究发现，偶刺穴位埋线治疗可以明显提高骨密度值（$P <0.05$），并且安全性较高，不良反应较少。彭农建等将70例骨质疏松症患者随机分为2组各35例，对照组采用碳酸钙D$_3$及阿仑膦酸钠治疗，治疗组碳酸钙D$_3$＋阿仑膦酸钠＋穴位埋线治疗，结果表明在西医常规治疗基础上配合穴位埋线治疗骨质疏松症，具有显著临床疗效。

（7）小针刀　王立强的研究结果表明，对骨质疏松性脊柱骨折老年患者采取小针刀进行治疗，疗效显著，可明显改善患者的疼痛症状，值得实践推广。杨成的研究结果表明，老年骨质疏松性脊柱骨折腰背疼痛患者在常规治疗基础上加用小针刀治疗，效果显著，能促进患者腰背功能恢复，缓解疼痛程度，安全性高，值得推广使用。张洪杰对 41 例原发性骨质疏松患者的临床资料进行回顾性研究发现，用小针刀疗法治疗原发性骨质疏松，可以剥离受累脊柱的关节及其周围粘连、挛缩的瘢痕组织，破坏受累脊柱上阻碍血液循环及药物进入的伪膜，故可迅速改善骨质疏松患者腰背疼痛的症状，不易引起不良反应。梁健用视觉模拟评分法（VAS）、日常生活活动能力（ADL）评价疗效，发现小针刀疗法对老年性骨质疏松症腰背痛有明确的缓解疼痛、改善症状的作用，且见效快、创伤小、不良反应少、操作简单。

2. 中药熏蒸治疗骨质疏松

沈文华观察骨质疏松所致腰背部疼痛患者 68 例，治疗组在对照组密盖息治疗的基础上加用中药熏蒸治疗。治疗后，治疗组 L2-4、右股骨颈（Neck）和 Wards 三角的 BMD 明显增加，对照组较治疗前骨小梁密度稍有改变，治疗组骨小梁密度增加，治疗组 VAS、ODI 评分下降程度均高于对照组。席世珍等对 180 例骨质疏松患者根据症状体征辨证分型为肾阳虚血瘀证、肝肾阴虚血瘀证、脾肾气虚血瘀证 3 型，对各证型随机分为高温组和低温组，结果不同熏蒸温度对 3 组患者的疗效均有影响。其中，肾阳虚血瘀组、肝肾阴虚血瘀组，高温组疗效均优于低温组，脾肾气虚血瘀组，低温组疗效优于高温组。梅群超等对符合原发性骨质疏松腰背部疼痛诊断的 30 例患者采用常规的治疗护理，并在此基础上采用自拟中药熏蒸方法，参照国家中医药管理局发布的《中医病证诊断疗效标准》拟定疗效评定标准，结果治愈 18 例，好转 10 例，无效 2 例，总有效率93.3%。陈轶腾将58 例首次接受唑来膦酸治疗的原发性骨质疏松症性腰背、全身骨性疼痛患者随机分为治疗组（唑来膦酸＋中药熏蒸）和对照组（唑来膦酸）进行研究，结果 58 例患者经治 3 个月后 VAS 疼痛指数均得到改善（$P < 0.05$）；其中治疗组患者在 30 天时 VAS 疼痛指数较前有明显降低，与治疗前及对照组比较差异有统计学意义，对照组患者在 3 天时 VAS 疼痛指数较前无明显降低。结论：唑来膦酸治疗骨质疏松骨痛是有效的，但是中药熏蒸联合唑来膦酸治疗能够更加迅速地缓解骨痛。施翔等对 37 例骨质疏松症患者用中药

熏蒸配合降钙素、钙剂治疗，患者疼痛的缓解多于治疗 3 ～ 4 天后起效，经过 2 个疗程后，治愈 12 例，显效 21 例，有效 3 例，无效 1 例，总有效率达到 97.3%。

3. 中药药浴治疗骨质疏松

石新棉等应用中药药浴治疗骨折制动后期引起失用性骨质疏松 40 例，并与西医常规治疗 40 例对照观察，结果 2 组治疗后骨密度均较治疗前提高，且治疗组提高更明显，治疗组疗效优于对照组（$P < 0.05$）。在络病理论指导下，应用中药药浴治疗骨折制动后期引起的失用性骨质疏松，疗效明显，值得临床推广。

4. 穴位贴敷治疗骨质疏松

马俊义等的研究结果表明，应用穴位贴敷疗法能有效缓解疼痛、肌痉挛等症状；穴位贴敷使中药在局部发挥作用，加速髋部骨密度增长，提高血清 OPG 含量，促进骨骼成骨作用，提高髋部骨量，从而达到防治骨质疏松性髋部骨折的目的。高静等进行的研究结果表明，子午流注纳支法穴位贴敷治疗肝肾不足型老年性骨质疏松症患者在改善疼痛、功能障碍、中医证候、生活质量方面优于传统穴位贴敷，临床疗效显著。吕文静选取原发性骨质疏松性腰背疼痛患者 62 例，对照组采用常规护理方式，观察组采用穴位贴敷疗法，结果治疗后，观察组的疼痛缓解时间显著短于对照组，且观察组的疼痛积分显著低于对照组（$P < 0.05$）。

5. 中药外敷治疗骨质疏松

李国帅等将 134 例骨质疏松性椎体压缩骨折患者分为两组，对照组采取一般手段，研究组常规治疗基础上配合外敷何氏骨科中药（脊柱骨折部外敷何氏续断接骨散，脊柱两侧腰肌外敷何氏止痛壮骨散）（何氏续断接骨散：当归、川芎、杜仲、续断、土鳖虫、乳香、血竭等；何氏止痛壮骨散：杜仲、三七、续断、木瓜、天麻、五加皮、肉桂等）。结果：疗程结束后，研究组患者的临床疗效与对照组患者比较，存在明显的优势，通过随访得知，治疗后 3 个月及 6 个月，研究组患者日本骨科协会评估治疗分数（Joa 评分）与 VAS 评分明显优于对照组患者（$P < 0.05$）。华英将 60 例老年性

骨质疏松症患者随机分成 2 组，治疗组予中药内服结合湿热外敷治疗，对照组予密钙息肌注治疗。结果：治疗后 1、2、3 个月 2 组腰背痛疼痛视觉模拟（VAS）评分均较治疗前有不同程度下降，治疗后 2 组腰椎 L2～L4 BMD 值均较治疗前显著升高（$P < 0.01$）。治疗组血钙、血磷治疗前后变化不大（$P > 0.05$）；对照组血磷治疗前后变化不大（$P > 0.05$），血钙治疗后较治疗前明显下降（$P < 0.05$）。

6. 中药塌渍治疗骨质疏松

赵振等选择 48 例老年性骨质疏松症患者，随机分为治疗组和对照组，2 组均给予钙尔奇 D 片，治疗组同时给予中药塌渍疗法，2 组连续治疗 12 周后评定疗效。结果治疗组和对照组总有效率分别为 79.17% 和 50%，治疗组治疗后疼痛症状积分明显下降，骨密度值提高（$P < 0.05$）。邢林波对 38 例骨质疏松性胸腰段椎体压缩性骨折患者采用抗骨质疏松药物联合患处中药塌渍治疗，经治 2～3 天后，患者胸腰部疼痛即有明显减轻；5～7 天后，18 位患者胸腰椎活动受限改善，可在床上活动；10～14 天后，29 位患者的胸腰部疼痛基本消失，可佩戴支具下床活动，逐渐恢复正常生活；经过 1 疗程治疗后，29 位患者疼痛消失，胸腰椎功能明显改善，占 76.3%。

7. 中药离子导入治疗骨质疏松

崔贺平等采用自制骨疏康胶囊合中药离子导入治疗骨质疏松症 100 例，并与钙剂、激素等治疗 50 例进行对照，疗效确切（$P < 0.05$）。罗文娟等的研究结果表明，中药离子导入在治疗骨质疏松症疼痛中具有良好的疗效。孙军强等用中药熏洗配合离子导入治疗 Sudeck 外伤性骨质疏松症，X 线显示骨质疏松明显改善（骨皮质增厚，骨小梁纹理增强、密集等），9 例中 5 例疗效优良，4 例好转。

（王霖）

参考文献

[1] 李恩，薛延，王洪复，等 . 骨质疏松鉴别诊断与治疗 [M]. 北京：人民卫生出版社，2005.

[2] 刘立庄，金瑞江，刘洪宇，等 . 中医药治疗骨质疏松的研究与进展 [J]. 中国骨科，2007，6（3）:29.

[3] 张秀珍，韩俊峰，钱国峰，等 . 仙灵骨葆对 PMO 骨密度及 IL-6，TNF-α，IGF-I 的影响 [J]. 中国骨质疏松杂志，2004，10（2）:90-93.

[4] 王加谋，刘彤鸥 . 中药骨康对绝经后骨质疏松骨质量改善的临床观察 [J]. 中国中医骨伤科杂志，2008，16（11）:8-9.

[5] 李经华，赵广利 . 强骨胶囊治疗绝经后骨质疏松的临床研究 [J]. 实用中西医结合临床，2008，8（6）:19-20.

[6] 陈宇帆，邹爱民 . 金天格胶囊治疗老年骨质疏松的临床体会 [J]. 首都医药，2007，14（10）:42.

[7] 王莲莲，栾英宇，吴步钧 . 骨疏康颗粒对绝经后骨质疏松患者骨密度和骨代谢指标的影响 [J]. 临床研究，2006（6）:34-35.

[8] 覃旭，易洪城，唐良华，等 . 骨松宝颗粒治疗原发性骨质疏松 120 例临床分析 [J]. 中华实用中西医杂志，2006（10）:1196-1198.

[9] 魏力利，谢凯 . 中药复方治疗骨质疏松研究 [J]. 中国中医骨伤科杂志，2009，17（6）:68-69.

[10] 程伟，郭明冬，周文泉 . 骨质疏松中医临床研究探讨 [J]. 中国骨伤，2008，21（6）:443-444.

[11]GE ZHANG, LING QIN, WING-YIN HUNG, et al.Flavonoids derived from herbal Epimedium Brevicornum Maxim prevent OVX-induced osteoporosis in rats independent of its enhancement in intestinal calcium absorption[J].Bone, 2006, 38：818-825.

[12]LING QIN, GE ZHANG, WING-YIN HUNG, et al. Phytoestrogen-rich herb from "XLGB" prevents OVX-induced deterioration of

musculoskeletal tissues at the hip in old rats[J].J Bone Miner Metab，2005，23（Suppl）:55-61.

[13] 孙平，黄震，蔡德鸿，等．补肾壮骨中药（仙灵骨葆胶囊）对模拟失重大鼠股骨远端松质骨的扫描电镜观察 [J]. 南方医科大学学报，2007，27（9）:1458-1460.

[14] 帅波，沈霖，杨艳萍，等．阿胶强骨口服液对去卵巢骨质疏松大鼠骨密度、生物力学、25-（OH）D$_3$ 和 25-（OH）$_2$D$_3$ 的影响 [J]. 中国骨伤，2008，21（11）:850-853.

[15] 张立苹，王文霞，刘磊，等．仙贞汤对去卵巢大鼠骨密度及生物力学影响的实验研究 [J]. 中国骨伤，2008，21（5）:393-394.

[16] 史晓林，吴连国，徐建春．强骨饮对去卵巢大鼠腰椎骨形态计量学的影响 [J]. 中国骨伤，2008，21（4）:287-288.

[17] 代洪宾，李飞跃，罗仕华，等．健骨汤对去睾丸大鼠松质骨的影响 [J]. 中国中医骨伤科杂志，2008，16（11）:16-18.

[18] 杨林，姚新苗，卢建华，等．补肾益骨方对去势大鼠成骨细胞增殖及 BMP-2 表达的影响 [J]. 中国中医骨伤科杂志，2007，15（6）:6-8.

[19] 戴娟秀，吴铁．仙灵骨葆对 d- 半乳糖致雄性大鼠骨质疏松骨量的影响 [J]. 中国中医骨伤科杂志，2008，16（8）:32-34.

[20] 姚新苗，陈于东，方芳，等．益骨汤含药血清对大鼠成骨细胞骨保护蛋白 mRNA 表达的影响 [J]. 中国中医骨伤科杂志，2007，15（5）:30-32.

[21] 王力，郑更生，杨凤云，等．壮筋续骨汤对大鼠成骨细胞 ALP 比活性、BGP 含量和 Cbfal 基因表达影响 [J]. 中国中医骨伤科杂志，2008，16（12）:24-26.

[22] 吴明霞，吴炳煌，钱松涛，等．针灸对骨质疏松患者骨密度作用的临床研究 [J]. 福建中医学院学报，2000，10（4）：33.

[23] 欧阳钢，王玲玲，周德祥，等．补脾健胃法针刺治疗对原发性骨质疏松骨密度的影响 [A]. 见：项平．传统医学与健康老龄化研究 [C]. 南京：东南大学出版社,2000.

[24] 李祥炜，王玲玲，刘跃光，等.针灸对绝经后骨质疏松及骨密度影响的临床研究 [A]. 见：项平.传统医学与继康老龄化研究 [C].南京：东南大学出版社 .2000.

[25] 王东岩，蔡红，卓铁军.针刺背俞穴对原发性骨质疏松腰椎骨密度的影响 [J].安徽中医临床杂志，2001，13（1）：26-27.

[26] 王东岩，蔡红，卓铁军.针刺背部俞穴对骨质疏松腰椎骨密度的影响 [J].湖北中医杂志，2001，23（2）：6.

[27] 艾双春.电热隔药灸对老年人性激素的影响 [J].中国针灸，2002，22（3）：169-170.

[28] 吴成长.骨质疏松针灸辨治探析 [J].现代中西医结合杂志，2004，13（1）：77-78.

[29] 张丽.隔药灸调节老年骨密度的研究 [J].中医函授通讯，1997，16(1)：35.

[30] 居贤水，丁菊英，王彩虹.试论艾灸对老年骨密度的调节作用 [J].针灸临床杂志，1995，11（9）:37-38.

[31] 卿多舜，匡高峰，彭明华，等.中西医结合治疗骨质疏松的临床研究 [J].中国骨质疏松杂志，1999，5（1）:59-61.

[32] 熊芳丽，肖亚平.耳针治疗中老年女性骨质疏松 60 例临床观察 [J].贵阳中医学院学报，2000，22（2）：33-34.

[33] 刘广霞，张道宗.针灸督脉为主治疗老年性骨质疏松 28 例临床报道 [J].中国针灸，2000，20（9）：529-530.

[34] 陈丽仪，郭元琦.温针为主治疗绝经后骨质疏松临床观察 [J].针灸临床杂志，2000，16（8）：35.

[35] 熊周清.推拿配合针罐疗法治疗骨质疏松的临床观察 [J].按摩与导引，1996，4（1）:18-19.

[36] 嘉士健，陈娟，雷行华，等.偶刺穴位埋线对骨质疏松高危人群骨密度的影响 [J].中医学报，2018，33（236）：166-170.

[37] 彭农建，钟鹏程，赵新红.穴位埋线治疗原发性骨质疏松症 35 例

疗效观察 [J]. 湖南中医杂志，2017，33（10）：101-102.

[38] 王立强.小针刀治疗 80 岁以上骨质疏松性脊柱骨折腰背疼痛患者的疗效观察 [J]. 中医中药，2017，15（35）：202-203.

[39] 杨成.小针刀治疗老年骨质疏松性脊柱骨折腰背疼痛的临床疗效 [J]. 按摩与康复医学，2017，（6）：1008-1879.

[40] 张洪杰.用小针刀疗法治疗原发性骨质疏松的疗效观察 [J]. 当代医药论丛，2014，12（1）：74-75.

[41] 梁健.小针刀疗法干预治疗老年性骨质疏松症的疗效观察 [J]. 中国骨质疏松杂志，2013，19（11）：1174-1176.

[42] 沈文华，何伟涛，黄磊.中药熏蒸配合密盖息治疗骨质疏松性腰背痛的疗效分析 [J]. 浙江创伤外科，2016，21（5）：846-848.

[43] 席世珍，李海婷，邢林波.中药熏蒸对不同证型骨质疏松所致下腰痛护理研究 [J]. 中医药临床杂志，2016，28（04）:565-567.

[44] 梅群超，张林英.中药熏蒸治疗老年骨质疏松症腰背疼痛的治疗效果及护理 [J]. 当代护士（中旬刊），2016（4）:79-80.

[45] 国家中医药管理局.中医病证诊断疗效标准 [S]. 南京：南京大学出版社，1994.

[46] 孙军强，盛太平，朱式仪.中药熏洗配合离子导入治疗 Sudeck 外伤性骨质疏松症 [J]. 中国骨伤，2007（7）:436.

[47] 施翔，王敏，张峰，等.中药熏蒸配合降钙素、钙剂治疗骨质疏松症 37 例疗效观察 [J]. 浙江中医杂志，2014，49（12）:910.

[48] 石新棉，赵琳，吴丽君，等.中药浴治疗骨折制动后期引起失用性骨质疏松 40 例临床观察 [J]. 河北中医，2014，36（7）:1005-1006.

[49] 马俊义，施振宇，史晓林.穴位贴敷疗法对绝经后骨质疏松患者血清 OPG、RANKL 和髋部骨密度的影响 [J]. 中国骨质疏松杂志，2017，23（7）:921-925.

[50] 高静，叶艳，吴晨曦，等.子午流注纳支法穴位贴敷治疗老年性骨质疏松症：随机对照研究 [J]. 中国针灸，2017，37（4）:349-354.

[51] 吕文静 . 穴位贴敷缓解骨质疏松性疼痛的护理 [J]. 中西医结合护理（中英文），2015，1（1）:16-17.

[52] 李国帅，袁海升，周跃辉，等 . 外敷中药治疗骨质疏松性椎体压缩骨折的中长期疗效 [J]. 世界最新医学信息文摘，2016，16（51）:5-6.

[53] 华英 . 中药内服外敷治疗老年性骨质疏松症疼痛临床观察 [J]. 新中医，2015，47（3）:125-126.

[54] 赵振，马琳，赵丽华 . 温经助阳中药塌渍疗法治疗老年性骨质疏松症 48 例疗效评价分析 [J]. 中国中医药现代远程教育，2016，14（8）:74-75.

[55] 邢林波，席世珍，刘怡芳 . 中药塌渍治疗老年骨质疏松压缩性骨折的临床护理研究 [J]. 中医临床研究，2014，6（6）:105-106.

[56] 崔贺平，薛艳慧，江彩平，等 . 骨疏康胶囊合中药离子导入治疗骨质疏松症 100 例 [J]. 河北中医，2005（11）:816-817.

[57] 罗文娟，张小红，陈敏 . 中药离子导入治疗骨质疏松症疼痛效果观察及护理 [J]. 护理学杂志，2004（8）:65-66.